国家卫生健康委员会"十三五"规划教材

全国高等学历继续教育规划教材

供护理学类专业用

社区护理学

第3版

主　编　涂　英　沈翠珍

副主编　张小燕　刘国莲

人民卫生出版社

图书在版编目（CIP）数据

社区护理学/涂英,沈翠珍主编.—3 版.—北京:人民卫生出版社,2018

全国高等学历继续教育"十三五"（护理专本共用）规划教材

ISBN 978-7-117-26263-7

Ⅰ.①社⋯　Ⅱ.①涂⋯②沈⋯　Ⅲ.①社区-护理学-教材　Ⅳ.①R473.2

中国版本图书馆 CIP 数据核字（2018）第 116170 号

人卫智网　　www.ipmph.com	医学教育、学术、考试、健康，购书智慧智能综合服务平台
人卫官网　　www.pmph.com	人卫官方资讯发布平台

社区护理学

第 3 版

主　　编：涂　英　沈翠珍

出版发行：人民卫生出版社（中继线 010-59780011）

地　　址：北京市朝阳区潘家园南里 19 号

邮　　编：100021

E - mail：pmph @ pmph. com

购书热线：010-59787592　010-59787584　010-65264830

印　　刷：北京铭成印刷有限公司

经　　销：新华书店

开　　本：850×1168　1/16　　印张：16

字　　数：399 千字

版　　次：2007 年 8 月第 1 版　2018 年 7 月第 3 版
　　　　　2020 年 5 月第 3 版第 2 次印刷（总第 11 次印刷）

标准书号：ISBN 978-7-117-26263-7

定　　价：45.00 元

打击盗版举报电话：010-59787491　E-mail：WQ @ pmph. com

（凡属印装质量问题请与本社市场营销中心联系退换）

纸质版编者名单

数字负责人 涂 英

编　　者（以姓氏笔画为序）

卜小丽 / 兰州大学护理学院	**宋　梅** / 西安医学院护理学院
毛智慧 / 辽宁中医药大学护理学院	**张　锋** / 长治医学院护理学系
刘国莲 / 宁夏医科大学护理学院	**张小燕** / 中山大学附属第一医院
闫贵明 / 天津医科大学护理学院	**涂　英** / 广州医科大学护理学院
李　强 / 齐齐哈尔医学院护理学院	**程　蕾** / 广州医科大学护理学院
沈翠珍 / 浙江中医药大学护理学院	**臧　爽** / 中国医科大学护理学院

编写秘书 **程　蕾** / 广州医科大学护理学院
数字秘书 **程　蕾** / 广州医科大学护理学院

在线课程编者名单

在线课程负责人 沈翠珍

编　　者（以姓氏笔画为序）

卜小丽 / 兰州大学护理学院	**张　锋** / 长治医学院护理学系
毛智慧 / 辽宁中医药大学护理学院	**张小燕** / 中山大学附属第一医院
刘国莲 / 宁夏医科大学护理学院	**邵　加** / 浙江中医药大学护理学院
闫贵明 / 天津医科大学护理学院	**周艳华** / 浙江中医药大学护理学院
李　玲 / 浙江中医药大学护理学院	**涂　英** / 广州医科大学护理学院
应立英 / 浙江中医药大学护理学院	**程　蕾** / 广州医科大学护理学院
沈　勤 / 浙江中医药大学护理学院	**楼数慧** / 浙江中医药大学护理学院
沈翠珍 / 浙江中医药大学护理学院	**臧　爽** / 中国医科大学护理学院
宋　梅 / 西安医学院护理学院	

在线课程秘书 **张　锋** / 长治医学院护理学系
　　　　　　　　 周艳华 / 浙江中医药大学护理学院

第四轮修订说明

　　随着我国医疗卫生体制改革和医学教育改革的深入推进,我国高等学历继续教育迎来了前所未有的发展和机遇。为了全面贯彻党的十九大报告中提到的"健康中国战略""人才强国战略"和中共中央、国务院发布的《"健康中国2030"规划纲要》,深入实施《国家中长期教育改革和发展规划纲要(2010-2020年)》《中共中央国务院关于深化医药卫生体制改革的意见》,落实教育部等六部门联合印发《关于医教协同深化临床医学人才培养改革的意见》等相关文件精神,推进高等学历继续教育的专业课程体系及教材体系的改革和创新,探索高等学历继续教育教材建设新模式,经全国高等学历继续教育规划教材评审委员会、人民卫生出版社共同决定,于2017年3月正式启动本套教材护理学专业第四轮修订工作,确定修订原则和要求。

　　为了深入解读《国家教育事业发展"十三五"规划》中"大力发展继续教育"的精神,创新教学课程、教材编写方法,并贯彻教育部印发《高等学历继续教育专业设置管理办法》文件,经评审委员会讨论决定,将"成人学历教育"的名称更替为"高等学历继续教育",并且就相关联盟的更新和定位、多渠道教学模式、融合教材的具体制作和实施等重要问题进行了探讨并达成共识。

　　本次修订和编写的特点如下:

　　1. 坚持国家级规划教材顶层设计、全程规划、全程质控和"三基、五性、三特定"的编写原则。

　　2. 教材体现了高等学历继续教育的专业培养目标和专业特点。坚持了高等学历继续教育的非零起点性、学历需求性、职业需求性、模式多样性的特点,教材的编写贴近了高等学历继续教育的教学实际,适应了高等学历继续教育的社会需要,满足了高等学历继续教育的岗位胜任力需求,达到了教师好教、学生好学、实践好用的"三好"教材目标。

　　3. 本轮教材从内容和形式上进行了创新。内容上增加案例及解析,突出临床思维及技能的培养。形式上采用纸数一体的融合编写模式,在传统纸质版教材的基础上配数字化内容,以一书一码的形式展现,包括在线课程、PPT、同步练习、图片等。

4. 整体优化,本轮修订增加 3 个品种,包含我国新兴学科以及护理临床操作技能,以满足新形势下的教学培养目标与需求。

本次修订全国高等学历继续教育"十三五"规划教材护理学专业专科起点升本科教材 19 种,于 2018 年出版。

第四轮教材目录

序号	教材品种	主编	副主编
1	护理研究(第3版)	陈代娣	肖惠敏 邹海欧
2	护理管理学(第3版)	张振香	刘彦慧 陈翠萍
3	护理心理学(第3版)	史宝欣	唐峥华 孙慧敏
4	护理教育学(第3版)	李小寒 罗艳华	周 芸 马小琴
5	健康评估(第3版)	张彩虹	赵 莉 李雪萍 李雪莉 余丽君
6	内科护理学(第3版)	胡 荣 史铁英	李健芝 游兆媛 朱小平
7	外科护理学(第3版)	张美芬 孙田杰	王爱敏 尹 兵 牟绍玉
8	妇产科护理学(第3版)	张秀平	王爱华 陈 洁 周小兰
9	儿科护理学(第3版)	范 玲 沙丽艳	杨秀玲 李智英
10	急危重症护理学(第3版)	成守珍	桑文凤 甘秀妮 郝春艳
11	老年护理学(第3版)	王艳梅	尹安春 童 莉 石 蕾
12	精神科护理学(第3版)	吕春明	刘麦仙 王秀清 魏钦令
13	临床营养学(第3版)	让蔚清 于 康	施万英 焦凌梅
14	护理伦理学(第3版)	崔香淑 翟晓梅	张 旋 范宇莹
15	护理人际沟通	刘均娥 孟庆慧	付菊芳 王 涛
16	助产学	蔡文智	丁艳萍
17*	基础护理学(第2版)	杨立群 高国贞	崔慧霞 龙 霖
18*	社区护理学(第3版)	涂 英 沈翠珍	张小燕 刘国莲
19*	临床护理技能实训	李 丹	李保刚 朱雪梅 谢培豪

注:1. * 为护理学专业专科、专科起点升本科共用教材
    2. 本套书部分配有在线课程,激活教材增值服务,通过内附的人卫慕课平台课程链接或二维码免费观看学习

评审委员会名单

前　言

《社区护理学》(第3版)是全国高等学历继续教育规划教材,适用于专科或专科起点升本科的护理学专业学生。在过去4年多时间里,《社区护理学》(第2版)教材得到国内护理院校教师及学生的高度评价,极大地鼓励着我们进行第3版教材的修订。

随着我国医疗卫生改革不断深入,政府出台了各项促进基层医疗卫生服务的政策,推动了社区医护人员开展更加便捷、可行的公共卫生服务,满足社区居民的健康需求,社区医疗卫生服务的发展前景广阔。《社区护理学》(第3版)教材正是在此背景下进行修订的。

本教材的编写严格遵循继承性与创新性相结合、理论与实践相结合的原则。继承上版教材中较为成熟的内容,参考国内外同类教材中先进的部分,结合现行的社区护理实践,同时,认真听取教材使用者的意见,经过精心的准备,对《社区护理学》(第2版)进行修订,提高新版教材内容的先进性和实用性。

本教材共分十二章,与上一版教材相比,有三大变化:一是结构的变化,为了体现各章节之间的逻辑关系,将第2版教材中的第二章"公共卫生与社区护理理论"分解为健康教育与健康促进、社区健康管理、社区人群健康研究的流行病学方法等独立章节,以便突出公共卫生服务的实践环节;将第四章中的"居家护理"归入"家庭访视"之中,以便突出社区护士在基本医疗与基本公共卫生服务中的作用。二是内容的变化,紧紧围绕社区卫生工作实际编写教材,例如,增加了"社区中医护理",体现中医适宜技术在社区中的应用;介绍了家庭医生签约服务、慢性病的健康管理等新理念、新动态,探索社区医疗、卫生服务的模式。三是形式的变化,本教材采用纸数一体的融合教材形式编写,在纸质版教材的基础上配数字化内容(包括PPT、同步练习等),扫描二维码即可查看。同时配有在线课程,以适应成人学历教育的特点,有助于教师的教学指导和学生的自主学习。

在教材编写过程中,各位编委密切合作,以严谨求实、精益求精的态度积极投入、认真编写教材,在此向编委们表示深深的谢意。同时,向给予编委们大力支持和帮助的相关单位领导表示衷心感谢,向所有帮助和支持我们编写教材的朋友们表示由衷的敬意。

由于水平有限,教材中难免有不足或疏漏之处,真诚地希望使用本教材的教师、学生以及护理同仁提出宝贵意见,我们会不断改进,打造精品教材。

涂　英

2018 年 3 月

目 录

第一章　绪　论

1

01章

学习目标	
掌握	社区的定义、功能；社区卫生服务的定义、对象、内容；社区护理的定义、内容。
熟悉	社区的特点；社区卫生服务的策略、特点、组织与机构；社区护理的特点、工作方法与技术；社区护士的基本要求。
了解	健康社区的定义、发展；社区卫生服务的相关政策；社区护理的发展。

社区护理学是综合运用护理学与公共卫生学的理论与技术,适应社区内个人、家庭和群体健康需求的一门应用性学科。自 1997 年我国国务院发布《关于卫生改革与发展的决定》以来,社区卫生服务和社区护理工作得到巨大发展。随着我国医药卫生体制改革不断深入,基本公共卫生服务取得了显著进展和成效,提高了全民健康水平。社区护理作为社区卫生服务的组成部分,在社区公共卫生和基本医疗服务中起到非常重要的作用。

第一节 社区

社区是构成社会的基本单位,是人们在地域中的社会性集合和组织。它由许多的家庭、机构和团体组成,与人们的生活和健康息息相关。它是社区护士开展社区护理工作的场所。

一、社区的概念

社区(community)一词源于拉丁语,原意是亲密的关系和共同的东西。1881 年德国社会学家 F·Tonnies 最早提出“community”的概念,他认为,社区是由具有共同的习俗和价值观念的同质人口组成的、关系密切的社会团体或共同体。我国社会学家费孝通于 20 世纪 30 年代首次引入 community,并翻译成“社区”。费孝通认为:“社区是若干社会群体(家族、氏族)或社会组织(机关、团体)聚集在某一个地域里所形成的在生活上相互关联的大集体”。不同的国家和地区对社区的解释各有差异。1978 年在哈萨克斯坦的阿拉木图召开的初级卫生保健国际会议上,社区被定义为:“以某种形式的社会组织或团体结合在一起的一群人”。世界卫生组织(World Health Organization,WHO)认为,社区是由共同地域、共同价值或利益体系所决定的社会群体,其成员之间相互认识、相互沟通及影响,在一定的社会结构及范围内产生及表现其社会规范、社会利益、价值观念及社会体系,并完成其功能。

二、社区的特点

社区作为一种社会形式,具有以下四个特点:

1. **人口是构成社区的第一要素** 人口要素包括社区人口的数量、质量、结构和分布,体现出社区的风貌和特点。社区人口数量过多或过少都不利于社区的正常分工和协作。WHO 认为一个代表性的社区,人口数量在 10 万~30 万之间。在我国,社区人口一般为 3 万~10 万之间。社区人口的质量、结构以及分布反映了这个社区的人口关系和整体面貌。

2. **地域是社区存在的基本的自然环境条件** 社区是地理空间和社会空间的有机结合,这种结合决定了社区的性质和未来的发展前途,如文化社区、工业社区、商业社区等。WHO 的量化标准是:一个代表性的社区,面积在 5000~50000 平方公里。在我国,城市社区按街道办事处或居委会管辖范围设置,农村社区按乡镇和村划分。

3. **社区认同是社区性质的重要标志** 社区人群具有相似的文化背景、行为模式、价值观念,因共同利益、问题和需求而联系在一起,比较容易产生共同的社会意识、行为规范、生活方式、文化氛围等,从而形成了社区内在的同质性。这种同质性有利于增强社区居民的凝聚力和归属感,便于对社区进行管理。

4. **社区结构是衡量社区发达程度的标准** 社区结构是指社区内的各种社会群体和组织及其相互关系。社区有生产、教育、医疗、娱乐、商业、交通通讯等组织机构,能满足居民的物质和精神需要。同时,社区通过居委会、派出所等基层管理机构,联合管理户籍、治安、环境卫生、生活福利等居民面临的问题,制定和执行相应的行为规范和条例制度,以规范人们的行为,协调人际关系。

三、社区的功能

为了满足社区人群的需要,社区应具备以下五种功能:

1. **社会化功能** 社会化是个体融入现实社会的起点。个体的社会化过程就是在社会文化的熏陶下,自然人转变为社会人的过程。通过社区管理、社区教育活动、居民相互影响等方式,个体形成社区特有的风俗习惯、文化特征、价值观念和意识形态,从而完成了社区的社会化功能。

2. **生产、消费及分配的功能** 社区具有协调和利用资源的功能,以满足社区居民的需要。社区内有工厂生产产品,有商店销售产品,有居民购买产品,形成一个小社会。目前,由于社会的发展、交通和通讯设备的便利、生活圈的扩大,生产、消费及分配的需求已不局限于本社区内。

3. **社会参与和归属的功能** 社区内的组织和社团,通过举办活动,为社区居民提供自由参与和互相交流的机会,可以满足人们自我实现和社会化的需要,产生大家庭似的归属感,同时增强了社区居民的凝聚力。

4. **社会控制功能** 社区制定各种规章制度,规范人们的道德行为,如制订社区内防止污染、垃圾处理和治保安全等相关规定,以维持社区环境和社会秩序,有效地保障居民的权利与安全。我国城市的街道和居民委员会、农村的镇和村,是人民群众直接管理自己事务的组织形式。

5. **相互支持及福利功能** 是指社区邻里间的相互帮助和社区内的养老院、福利院、活动中心等福利机构对居民的援助。如社区居民,尤其是老、幼、妇、残(残疾人和慢性病患者)处于疾病或功能康复期,当经济困难时,社区能提供援助,满足其需求。

四、健康社区

(一)健康社区的概念

健康社区(healthy community)是指拥有健康的物质环境、人文环境和人群的社区。主要包括社区健康政策、健康管理、健康环境和健康人群。

健康社区强调个人所处的社区文化、社区环境和社区机构的健康,它是健康城市的基础,是执行健康城市最理想的场所。

(二)健康社区的发展

20世纪60年代末,美国最先提出"健康社区"的概念,要求政府、组织、企业与从事健康促进的部门进行沟通,提出满足群众健康需求的措施,从而解决当地的健康问题,提高人们的生活质量和健康水平。20世纪80年代,WHO启动"健康城市计划",倡导"健康社区"全球战略行动。通过社区建设,创造安全、舒适、满意、愉悦的生活、工作、休闲条件,获取一个可持续发展的、对健康支持的环境。以健康社区为载体,进行城市建设,是确保健康城市可持续发展的关键。

相关链接　　　　　健康社区运动

　　随着社会政治、经济、文化的发展,人们日益关注社区的健康问题。1985年,加拿大首先开展健康社区运动,并于1988年形成健康社区网络,覆盖了加拿大全国200多个社区。健康社区运动的目的是动员全社会力量参与,系统解决社区的健康问题,建立健康促进的长效机制,维护和促进社区居民的健康,为创建和谐社会、健康城市奠定基础。此后,在WHO的推动下,逐渐成为全球性运动,尤其在美国和欧洲,健康社区运动取得了长足的发展。21世纪初,我国已经有许多城市开展创建健康社区的活动,逐步认识到健康与城市可持续发展相辅相成、密不可分的关系,促进了健康城市的建设。社区卫生服务中心在其中所起到的作用非常重要。2016年,全球100多个城市的市长相聚于中国上海,达成《健康城市上海共识》,坚定不移地推进健康城市行动计划。

第二节　社区卫生服务

　　社区卫生服务是社区建设的重要内容,它以基层社区卫生服务机构为主体,开展社区定向的卫生服务,满足居民日益增长的医疗卫生服务需求。

一、社区卫生服务的概念

　　社区卫生服务(community health services)又称社区健康服务,是以基层卫生机构为主体,以全科医师为骨干,合理使用卫生资源和适宜技术,以健康为中心,家庭为单位,社区为范围,需求为导向,以妇女、儿童、老年人、慢性病患者、残疾人为重点,以解决社区主要问题、满足社区基本需求为目的,融预防、医疗、保健、康复、健康教育、计划生育技术指导为一体,为居民提供有效、经济、方便、综合、连续的基层卫生服务。

二、社区卫生服务的策略

(一)公共卫生

1. 公共卫生的概念　公共卫生(public health)是指通过组织社会力量,高效率地预防疾病、延长寿命、促进心理和身体健康的科学和艺术。公共卫生的宗旨是预防和控制疾病、保障和促进公众健康。

2. 公共卫生的功能　主要功能包括：①预防疾病的发生和传播；②保护环境免受破坏；③预防意外伤害；④促进和鼓励健康行为；⑤对灾害做出应急反应；⑥保证卫生服务的有效性和可及性。只有在政府主导下发挥公共卫生的功能，才能达到保障公众健康的目的。

3. 公共卫生的措施　公共卫生措施是以预防医学的基本观念和理论为基础，根据公共卫生的宗旨和功能所采取的社会性实践的总称，体现在以下几个方面：

（1）预防性卫生服务：包括免疫接种、计划生育、妇幼卫生、老年保健、健康体检、爱国卫生运动等。

（2）疾病预防与控制：包括环境中有害因素的控制、突发公共卫生事件的控制、传染性疾病和地方病的防治与监测、职业卫生与安全、意外伤害的预防与服务、食品安全的保障等。

（3）健康促进：包括传播健康知识、改变不良卫生习惯和行为、加强体育锻炼和社会适应、促进合理营养、减少精神紧张和社会压力等。

（4）卫生服务研究：包括制定卫生法规、合理使用卫生资源、改进医疗卫生服务、优化卫生机构管理、收集与分析卫生统计资料等。

（二）三级预防

疾病的自然发生可分为易感染期、临床前期、临床期、残障期、死亡。根据疾病发生发展过程以及健康影响因素的作用规律，在实施公共卫生服务时，将疾病预防策略按等级分类，称为三级预防（three levels of prevention）。三级预防是公共卫生的重要策略，在社区卫生服务中发挥着重要的作用。

1. 第一级预防（primary prevention）　亦称为病因预防，是在疾病尚未发生时针对致病因素（或危险因素）采取的综合性预防措施。其目的是保护健康人群，预防危险因素的发生和作用，尽可能减少疾病的发生，也是预防疾病和消灭疾病的根本措施。第一级预防的基本原则是合理膳食、适量运动、戒烟限酒、心理平衡。第一级预防主要内容包括以健康教育、自我保健、环境保护和监测为中心的健康促进，以及对病因（危险因素）明确或具备特异预防手段的疾病采取的健康保护。

2. 第二级预防（secondary prevention）　亦称临床前期预防，是在疾病的临床前期做好早期发现、早期诊断、早期治疗的"三早"预防措施。其目的是防止或减缓疾病发展。早发现主要方法有普查、定期体检、高危人群筛选及监护，提高人群自我保健能力；早诊断和早治疗则需通过提高医疗措施的水平来实现。

3. 第三级预防（tertiary prevention）　亦称临床期预防，是在发病期对患者采取对症治疗、康复治疗的措施。其目的是防止疾病恶化及残障、提高生存质量、延长寿命、降低死亡率。措施包括专科治疗、建立家庭病床、社区康复、心理咨询和指导。

相关链接　　　疾病的分期

　　　疾病的自然发生可分为五期：易感染期、临床前期、临床期、残障期、死亡。①易感染期：疾病尚未形成，但有某些易致病的危险因素，它们会增加个人患病的危险性；②临床前期：无临床症状出现，但人体已发生病理上的变化，其变化低于临床诊断水平，无法检查出症状和体征;③临床期:患者体内的结构和功能已有明显变化,已能查出疾病的症状或体征;④残障期:疾病完成其周期后自然复原,但给患者造成了不同程度的残障;⑤死亡:疾病恶化导致的结果,但不是必然结果。

(三)初级卫生保健

1. 初级卫生保健的概念 1977年5月,在第30届世界卫生大会上,WHO提出"2000年人人享有健康(health for all by the year 2000,HFA/2000)"的全球卫生战略目标。为推动全球卫生战略目标的实现,1978年9月,WHO和联合国儿童基金会在哈萨克斯坦的阿拉木图联合召开了国际初级卫生保健大会,通过了《阿拉木图宣言》,正式提出了"初级卫生保健"的概念,并指出初级卫生保健是实现"2000年人人享有健康"这一目标的基本策略和关键途径。

初级卫生保健(primary health care,PHC)是指最基本的、人人都能得到的、体现社会平等权利的、人民群众和政府都能负担得起的基本卫生保健服务,又称基层卫生保健。其核心是人人公平享有,手段是适宜技术和基本药物,筹资以公共财政为主,受益对象是社会全体成员。

2. 实施初级卫生保健的基本原则

(1)资源分配合理:把较多的卫生资源投放到基本的卫生保健服务中,使人们接受卫生服务的机会均等,尤其是给予弱势群体足够的医疗救助。

(2)社区参与:在政府统一领导下,社区居民积极主动地参与当地卫生保健活动,成为卫生保健机构的合作者和健康促进的倡导者。

(3)预防为主:这是初级卫生保健的显著特征。预防有利于充分利用卫生保健资源,满足大多数人的卫生保健需求。

(4)适宜技术:初级卫生保健工作者提供或使用既科学又易于推广、适合当地社会经济发展水平、能为广大群众所接受的技术和方法。

(5)综合利用:初级卫生保健的实施涉及卫生服务、营养、教育、住房等诸多方面,必须动员全社会各领域与相关部门密切配合,相互支持。

(6)转诊合理:建立健全双向转诊制度,做到小病在社区,大病在医院,康复回社区,以合理、有效利用卫生保健资源。

3. 初级卫生保健的基本内容

(1)促进健康:通过健康教育和各种政策、法规等社会环境支持,使人们养成良好的行为、生活方式,保持良好的身体和心理状态,提高自我保健能力。

(2)预防保健:在未发病或发病前期采取针对性的措施,预防各种疾病的发生、发展和流行,如开展预防接种、疾病筛查、慢性病管理等。

(3)合理诊疗:做到疾病的早发现、早诊断、早治疗,在发病初期即能采取适宜、有效的措施,防止疾病恶化或迁延,促进早日痊愈。

(4)康复防残:通过医学、教育、职业、社会等综合措施,加强失能者、残疾者的生理、心理和社会的康复治疗,最大限度恢复其功能。

三、社区卫生服务的对象

社区卫生服务的对象是社区内全体人群,按照其健康状况和卫生服务需求,可将社区卫服务对象分为五类人群。

1. **健康人群** 健康人群的特点有:①身体健康,即身体结构完好和功能正常;②心理健康,即正确地认识自我和适应环境;③良好的社会适应能力,即个人行为与社会规范相一致;④道德健康,即能按社会行为的规范准则来约束及支配自己的行为。随着人们对健康的重视,健康人群将成为社区卫生服务的主要对象。对于这类人群应以预防为主,给予健康指导,增强社会适应能力。

2. **亚健康人群** 亚健康指介于健康与疾病之间,机体出现结构和功能减退、心理失衡,可以向疾病发展或健康逆转的中间状态,有人称之为第三状态。其特点为机体活力降低、反应能力减退、适应能力下降以及工作效率低下等,同时,无临床检查证据。亚健康状态往往不被个人所意识,不为医学所确认。因此,应关注这类人群的健康需求,使他们得到及时的健康照顾。

3. **高危人群** 是指明显存在某些健康危险因素的人群,其疾病发生的概率明显高于其他人群。健康危险因素是指机体内、外环境中存在与疾病发生、发展以及与死亡有关的诱发因素,如不良生活方式、职业危险因素、家族危险因素等。对高危人群应开展健康检查,及时发现危险因素;给予疾病相关知识的指导和行为干预;定期体检,加强随访和管理。

4. **重点人群** 是指由于各种原因需要在社区得到特殊保健服务的人群,如0~6岁儿童、孕产妇、老年人以及残疾人等。根据重点人群的健康需求提供保健服务,例如,妇女保健侧重于婚前、孕前、孕产期及更年期保健,常见妇科疾病预防和筛查;儿童保健侧重于新生儿、婴幼儿及学龄前儿童保健,辖区内托幼机构的卫生保健指导;老年保健侧重于疾病预防和自我健康管理。

5. **患病人群** 是指患有各种疾病的人群,如慢性病患者、严重精神障碍患者等。对这类人群开展疾病管理、居家护理、健康教育等。

四、社区卫生服务的内容

我国社区卫生服务包括预防、保健、医疗、康复、健康教育、计划生育技术指导等"六位一体"的服务,主要内容有:

1. **基本公共卫生服务** 它是社区卫生服务的重要组成部分,致力于社区人群的健康保护。主要内容包括:健康档案管理、健康教育和健康促进、预防接种、重点人群健康管理、慢性病患者健康管理、严重精神障碍患者管理、中医药健康管理、传染病及突发公共卫生事件处理、卫生监督等。

2. **基本医疗保健服务** 它不仅是社区卫生服务的主要内容,也是其他工作的基础。以门诊和出诊等形式开展工作。主要内容包括:常见病、多发病以及慢性病的诊治、转诊和会诊,建立健康档案,为临终患者及家庭提供舒缓医疗。

3. **其他服务** 为满足社区人群的多层次、多方面需求,对未纳入基本医疗服务范围的项目可以提供相应的医疗和护理服务,如社区康复、养老、口腔牙齿正畸等。

五、社区卫生服务的组织与机构

我国社区卫生服务机构由政府统一规划设置,城市为社区卫生服务中心和社区卫生服务站,农村则为乡(镇)卫生院和村卫生室。原则上按照每个街道办事处所辖范围或3万~10万人口设置一个社区卫生服务中心,以乡(镇)为单位设置一所乡(镇)卫生院。对于辖区内距离服务中心或卫生院较远导致服务难以覆盖的区域,可由中心或卫生院相应下设数量不等的社区卫生服务站、村卫生室。社区卫生服务机构需要与当地医院、卫生防疫部门以及各级政府部门相互联系,密切合作,形成社区卫生服务网络。

社区卫生服务中心房屋建筑面积不应少于1000平方米,布局合理。至少设观察床5张。以护理康复为主要功能的病床不得超过50张。至少有临床科室(全科诊疗、中医、康复治疗、抢救、预检分诊)、预防保健、医技及信息资料处理等科室。

社区卫生服务中心按每万名居民配备1名公共卫生医师、2名全科医师、2名社区护士,其中,全科医师与社区护士是社区卫生服务工作的主要力量,配备比例为1∶1。设护理康复或日间观察床位的社区卫生服务中心,增配适量的医师和护士。每个社区卫生服务中心应在核定的医师总数内配备一定比例的中医类别执业医师,根据实际工作的需要,可配备药剂、检验、B超和放射人员各1名,其他人员按不超过医师、护士和医技人员编制总数的5%配备。

社区卫生服务中心要建立健全各项管理制度,包括:职业道德规范与行为准则;岗位责任制度;培训、管理、考核与奖惩制度;技术服务规范与工作制度;服务差错及事故防范制度;服务质量管理制度;医疗废物管理制度;档案、信息管理制度等。

相关链接　　　社区全科团队

为了提高社区卫生服务能力,我国社区卫生服务中心组建社区全科团队,实行社区责任医生制度,开展团队管理,形成社区卫生服务新模式。按照每万人口组建一个社区全科团队的原则,每个团队配备全科医师2名、公共卫生医师1名、社区护士2名,真正发挥社区卫生服务"健康守护者"的作用。

社区全科团队采用网格化管理模式开展工作,称为"社区全科团队网格化管理"。它是将城市成熟网格化管理的经验应用到社区慢性病管理工作中,通过各团队成员的专业互补,形成公共卫生、医疗、护理一体的便捷服务系统。

六、社区卫生服务的特点

与医院服务相比,社区卫生服务具有以下特点:

1. **基础性**　社区卫生服务包括基本公共卫生服务、基本医疗服务,为社区居民提供最基本的预防、医疗、保健、康复服务,满足他们的健康需求。在城市,社区卫生服务中心属于一级医疗机构,在农村属于二级转诊机构。

2. **综合性**　社区卫生保健人员必须具有内、外、妇、儿各专科及老年病学、康复医学、精神病学、营养学等多学科或跨学科的知识和技能,才能为居民提供优质的卫生保健服务。

3. **持续性**　社区卫生服务不因某一健康问题的解决而终止,而是覆盖了生命周期各阶段,提供针对性的卫生服务,是医院治疗后的补充和延续。社区卫生保健人员对其所管辖社区居民的健康负有相对固定的长期责任。

4. 可及性　社区卫生服务在时间安排、服务内容及地点、收费标准等方面能够满足社区居民的需求,服务及时、方便、经济,社区居民切实感受到实惠。

5. 协调性　许多互相关联的因素影响着人们的健康,需要社区卫生保健人员整合、利用社区内、外资源,与社区工作者、上级医疗机构工作人员等保持密切沟通,才能解决居民的健康问题。

七、社区卫生服务的相关政策

1996 年,全国卫生工作会议召开,提出积极发展社区卫生服务。1997 年,国家在山东济南召开了社区卫生服务工作会议,全面拉开了我国社区卫生服务的序幕。政府相继出台了一系列政策文件,推动了社区卫生服务及社区护理的发展,逐步形成适应我国医药卫生改革方向的社区卫生服务体系。

1999 年至 2005 年,国家主要针对城市社区卫生服务的发展目标、设置、内容等进行政策规划,建立社区卫生服务的框架。例如,1999 年 7 月,十部委联合在《关于发展城市社区卫生服务的若干意见》中提出发展社区卫生服务的总体目标,并规范了社区卫生服务的定义。其他相关政策包括《关于发展全科医学教育的意见》《城市社区卫生服务机构设置原则》《城市社区卫生服务基本工作内容(试行)》《社区护理管理的指导意见(试行)》《关于加快发展城市社区卫生服务的意见》等。

从 2006 年起,国家政策主要在于完善社区卫生机构运行机制和服务模式,特别是 2006 年 2 月 21 日,国务院发布了《国务院关于发展城市社区卫生服务的指导意见》(以下简称《指导意见》),目的在于优化城市卫生服务结构,方便群众就医,减轻医疗费用负担,建立和谐医患关系。《指导意见》明确了发展社区卫生服务的指导思想、基本原则、工作方法和政策方针,提出了社区卫生服务六项功能,即健康教育、预防、保健、康复、计划生育技术服务和一般常见病、慢性病的诊疗服务,制定了一系列行之有效的政策措施,表明了国家大力发展社区卫生服务的决心。2006 年,中央编制办公室、国家发展改革委员会、人事部、财政部、卫生部、劳动保障部、国家中医药管理局等部门先后制订了《关于促进医疗保险参保人员充分利用社区卫生服务的指导意见》《关于在城市社区卫生服务中充分发挥中医药作用的意见》《关于公立医院支援社区卫生服务工作的意见》《关于城市社区卫生服务补助政策的意见》《关于印发城市社区卫生服务中心、站基本标准的通知》《关于加强城市社区卫生人才队伍建设的指导意见》《关于印发〈城市社区卫生服务机构管理办法(试行)〉的通知》《关于加强城市社区卫生服务机构医疗服务和药品价格管理意见的通知》《关于印发〈城市社区卫生服务机构设置和编制标准指导意见〉的通知》等 9 个配套文件,进一步细化《指导意见》提出的有关政策措施,为加快推进城市社区卫生服务工作提供了有力的制度保障。

2009 年,中共中央、国务院《关于深化医药卫生体制改革的意见》颁布后,健全基层医疗卫生服务体系和促进基本公共卫生服务均等化成为重点工作。例如,相继颁布《关于卫生事业单位实施绩效考核的指导意见》《社区卫生服务机构绩效考核办法(试行)》《国家基本公共卫生服务规范》等,并参照城市社区卫生服务模式,规范农村的医疗卫生服务。政府出台的《关于建立全科医生制度的指导意见》(2011 年)《关于推进分级诊疗制度建设的指导意见》(2015 年)《关于推进家庭医生签约服务的指导意见》(2016 年)都是转变基层医疗卫生服务模式,实现公共卫生服务均等化的重要举措,通过基层医疗卫生机构综合改革和全科医生制度建设,加快推进家庭医生签约服务,促进基层首诊、分级诊疗,为群众提供综合、连续、协同的基本医疗卫生服务。2017年,在国家先后颁布的《"十三五"深化医药卫生体制改革规划》《"十三五"推进基本公共服务均等化规划》等文件中,进一步明确了开展以家庭医生签约服务为模式的基本公共卫生服务的方向。

相关链接　　　　家庭医生签约服务

　　　　家庭医生签约服务是以全科医生为核心的社区卫生服务团队,通过与居民建立相对稳定的自愿服务关系,为居民提供主动、连续的健康责任制管理。家庭医生签约服务是全科团队服务模式的深化。2016年5月起,全国各地落实国家有关部门制定的《关于推进家庭医生签约服务的指导意见》,要点如下:

　　　　1. 明确家庭医生为签约服务第一责任人　现阶段家庭医生主要是基层医疗卫生机构注册全科医生。

　　　　2. 实行团队签约服务　家庭医生团队主要由家庭医生、社区护士、公共卫生医师等组成。

　　　　3. 签订服务协议　合理划分签约服务责任区域,居民或家庭自愿选择1个家庭医生团队签订服务协议。

　　　　4. 明确签约服务内容　家庭医生团队为居民提供基本医疗、公共卫生和约定的健康管理服务。

　　　　5. 合理确定签约服务费　根据签约服务人数按年收取签约服务费,由医保基金、基本公共卫生服务经费和签约居民付费等分担。

第三节　社区护理

　　社区护理在社区卫生服务中发挥着重要的作用,其涉及的领域非常广泛。为了提高社区护理服务的质量和效率,社区护士发挥了多样化的角色功能,以满足社区人群的健康需求,促进了社区护理的发展。

一、社区护理的概念

　　社区护理(community health nursing)起源于公共卫生护理,20世纪70年代由美国护士Rose Eastman 首次提出。美国护理协会(American Nursing Association, ANA)将社区护理定义为:社区护理是将公共卫生学和护理学理论结合,用以促进和维护社区人群健康的一门综合性学科。

　　在我国,社区护理的定义为:社区护理是综合应用护理学与公共卫生学的理论与技术,以社区为范围,以人群为对象,以服务为中心,将医疗、预防、保健、康复、健康教育、计划生育等融于护理学中,并以促进和维护人群健康为最终目的,提供连续、动态和综合的护理服务。

二、社区护理的特点

1. **以公共卫生服务为主要内容** 社区护理服务侧重于积极主动的预防,通过运用公共卫生学及护理学的理论、技术和方法,促进社区健康,减少社区人群的发病率。

2. **以人群为主要服务对象** 社区护士关注人群的健康状况、人群与环境的关系,并运用护理程序的工作方法,解决社区人群现存的和潜在的健康问题,而不是只照顾一个人或一个家庭。社区护理的对象可以随人群健康需要而变化,护士角色可以相应调整。

3. **服务内容的综合性** 由于社区护理的服务对象广泛,人群健康的影响因素多种多样,社区护士必须以系统的观点,从卫生管理、社会支持、身心照护、咨询等方面为社区人群、家庭、个人提供综合服务。

4. **服务方式的长期性、连续性和可及性** 社区护士提供的是从健康、亚健康到疾病、伤残,从生命孕育到生命终结的连续性服务,因此,社区护理具有长期性。社区护理属于初级卫生保健范畴,当社区人群需要时就能得到相应的服务,体现出就近性、方便性和主动性,因此,社区护理具有可及性。

5. **社区护士的自主性和独立性** 社区护士往往独自到居民家中开展护理工作,需要单独解决居民的健康问题,因此,社区护士必须具有较强的独立工作能力和工作自主性。

6. **多部门的协调性** 社区护士除了与团队内的其他护士、全科医生、理疗师等医务人员密切合作外,还要与辖区行政部门、单位、机构协作,以协调、利用社区资源,动员公众参与,才能完成社区护理工作。

三、社区护理的内容

社区护理的实践范畴广泛,主要的工作内容如下:

1. **基本公共卫生服务** 社区护士作为实施基本公共卫生服务的主力军,应该充分认识我国基本公共卫生服务项目。主要服务项目如下:

(1)卫生信息管理:包括健康信息收集、健康档案管理、社区卫生诊断。

(2)健康教育:通过咨询、讲座、宣传日等活动,开展卫生知识普及、重点人群及重点场所健康教育。

(3)传染病、地方病、寄生虫病防治:包括疫情报告和监测、预防接种、结核病防治、性病与艾滋病防治、地方病与寄生虫病防治、其他常见传染病防治、爱国卫生教育,做好传染病及突发公共卫生事件的报告和处理。

(4)慢性病防治:主要工作是高危人群、重点慢性病的筛查与管理,特别是高血压、2型糖尿病患者的健康管理。

(5)精神卫生:开展严重精神障碍患者的管理,例如治疗、护理、督导、康复。

(6)妇女保健:包括孕前保健、孕产期保健、更年期保健、常见病筛查,重点是孕产妇管理。

(7)儿童保健:以新生儿家庭访视、生长发育监测等方式,开展新生儿及婴幼儿保健、预防接种,做好0~6岁儿童健康管理。

(8)老年保健:通过授课、示范、访视等加强健康管理,促进老年人的自我保健。

(9)康复:通过家庭和社区康复训练指导,促进残疾康复。

(10)计划生育技术指导:参与宣传教育与咨询。

2. 社区护理服务 社区护士提供的护理服务非常广泛,其中包括:个体或人群健康状况监测,常见病与多发病的治疗和护理,伤口护理、慢性病管理、产后照顾、临终关怀、应急救护等护理工作。

四、社区护理的工作方法与技术

1. 主要工作方法 社区护理工作方法是社区护士对社区中的个人、家庭和群体提供健康护理服务时使用的方法。常用工作方法有护理程序、健康教育、家庭访视、居家护理等。

社区护理程序是应用护理程序对生活在社区中存在或潜在健康问题的个人、家庭以及社区群体和组织进行健康护理。社区健康教育是指有目的、有计划地对社区中不同健康需求的个人、家庭和群体开展教育。家庭访视主要是协调、计划和指导社区中存在或潜在健康问题的个人或家庭进行家庭健康管理。居家护理是对社区中的老年人、慢性病患者以及需要特殊护理的患者提供生活护理、护理技术操作及护理指导。

2. 常用护理技术 主要有基础护理技术、专科护理技术两大类。常用基础护理技术有生命体征的监测、药物管理、个人卫生及饮食指导、雾化吸入、导尿、鼻饲、灌肠等;专科护理技术包括慢性病患者的家庭护理、产妇与婴儿的护理、造口护理、康复运动指导、临终关怀等。

五、社区护士的基本要求

社区护士(community health nurse)是指在社区卫生服务机构及其他有关机构从事社区护理工作的护理专业技术人员。社区护士往往在一个相对开放的环境中工作,其工作形式、工作内容以及服务对象都与临床护士有所不同,社区护士负责该社区与健康有关的问题。所以,社区护士必须在工作中扮演多种角色,具有全面、综合的护理能力。

(一)社区护士的角色

1. 照顾者(care provider) 是社区护士最基本的角色。社区护士既要熟练应用护理程序对患者进行整体护理,又要有流行病学的知识,随时发现致病因素并进行疾病预防。社区护理工作范畴要从照顾个体扩展到照顾群体,从治疗扩展到预防。

2. 教育者(educator) 是社区护士的重要角色。社区健康教育侧重在讲解疾病的预防、治疗、康复等方面。社区护士要认识到教育的重要性和长期性,能运用健康教育程序,持之以恒地开展健康教育,帮助服务对象建立健康的行为和生活方式。

3. 咨询者(consultant) 咨询者的角色与教育者角色不同,要求护士运用沟通技巧,提供相关信息,给予护理对象情绪支持及健康指导,解除护理对象的疑惑,使其清楚地认识自己的健康状况,正确选择解决问题的方法。在咨询过程中应重点培养护理对象独立决策的能力。

4. 管理者(manager) 由于社区护理工作涵盖的范围较广,社区护士往往承担了管理者的角色,例如,组织健康促进活动,进行社区健康管理、物资管理等。因此,社区护士必须具备一定的组织管理技能,包括沟通能力、分析问题和解决问题的能力、应变能力。

5. 协调者(coordinator)　由于社区护士既了解服务对象的社会文化背景、身体及心理状态,又了解卫生政策及法律,故能在服务对象与社区卫生服务团队中的其他成员、社区组织、家庭等之间的沟通中当好协调者,共同配合,执行卫生保健工作,提高居民对社区卫生保健工作的满意度。

6. 康复训练者(rehabilitation trainer)　护士依照专业知识和技能,开展康复教育,协助患者进行功能训练,最大程度恢复其身体功能,指导患者利用残肢或矫正用具工作或生活,提高患者自我照顾能力,减轻其对家庭、社会的依赖。

7. 研究者(researcher)　作为研究者,社区护士应具有敏锐的观察能力,早期发现个人、家庭、社区人群的健康问题,研究探讨相应的社区护理方法。积极参与疾病的致病因素、生活习惯与健康的关系、特殊人群的健康需求等专题研究,以探索科学依据,指导健康促进的实践。

(二)社区护士的任职条件

2002 年,我国出台了《社区护理管理的指导意见》,明确规定社区护士的任职条件为:

1. 具有国家护士执业资格并经注册。

2. 通过地(市)以上卫生行政部门规定的社区护士岗位培训。

3. 独立从事家庭访视或居家护理工作的护士,应具有在医疗机构从事临床护理工作 5 年以上的工作经历。

(三)社区护士应具备的能力

社区护士的能力直接影响社区护理服务质量。社区护士必备以下能力:

1. 分析评估能力　社区护士通过收集、分析资料,提出有价值的信息并加以利用,可以发现并解决社区居民的健康问题,协助社区进行健康相关研究。

2. 人际沟通能力　社区护士服务于不同年龄、文化、社会背景的社区居民、家庭,需要他们的理解和配合,同时,必须取得社区管理者及其他卫生工作人员的密切配合,因而,社区护士必须具有良好的人际沟通技能。

3. 综合护理能力　社区护士必须具备基础护理技能、专科护理技能,在工作中运用各种适宜技术,才能满足社区人群的健康需求。

4. 解决问题能力　社区护士经常独立完成社区护理服务,发现潜在危险因素后,有责任在问题发生之前采取措施,避免或减少问题的发生。因此,慎独精神、解决问题及应变能力非常重要。

5. 组织、管理能力　社区护士只有充分调动一切积极因素,才能有效地提供直接护理服务或应对突发卫生事件,因此,必须具备组织和管理能力。

6. 科研能力　社区护士应该不断获取与本专业发展有关的新知识,总结经验提出新观点,进行社区护理科研活动,推动我国社区护理事业的发展。

7. 自我防护能力　社区护士常常在非医疗场所提供有风险的医疗护理服务,应做好法律的、人身的自我防护。

六、社区护理的发展

（一）社区护理的发展过程

社区护理起源于西方国家,经历了家庭护理、地段护理、公共卫生护理和社区护理四个阶段(见表1-1)。

表1-1　社区护理发展史

发展阶段	护理对象	护理类型	护理内容
家庭护理	患者	以个体为导向	治疗护理
地段护理	患者	以个体为导向	治疗护理
公共卫生护理	有需要的群体和家庭	以家庭为导向	治疗护理及预防保健
社区护理	个人、家庭、社区	以人群为导向	治疗护理、疾病预防、健康促进

1. 家庭护理阶段（1859年以前）　19世纪中期前,卫生服务资源匮乏,医疗水平有限,护理专业的发展几乎空白,多数患者都在家中疗养,由家庭主妇看护。虽然家庭主妇们没有受过正规的护理技能训练,只能做一些简单的生活照顾和康复护理,但是,这些初步的家庭护理为早期的地段访视护理奠定了基础。

2. 地段护理阶段（1859—1900年）　此阶段主要针对个人的治疗,地段护士的主要来源是经过培训的志愿者,少数为护士。

从1854年起,英国流行病学会在部分社区贫困人群中挑选了一些妇女,经过培训后指派她们为社区贫困人群提供服务,以改善贫困人群健康状况。1859年,英国利物浦企业家William Rathbone因其妻子患慢性病卧床在家时,得到地段护士Mary Robinson的精心护理,他深深地体会到社区护理的重要性,于是,在英国利物浦市成立世界上第一所访视护理机构。之后,在现代护理奠基人Florence Nightingale的帮助下,William Rathbone创办护士学校,开始地段护理教育。此后,在美国,开始出现地段访视,并于1885年在纽约成立地段访视社,后统一命名为"访视护士学会"。护理的内容从照顾患者发展到预防和保健,地段护理的这一突出特点,为公共卫生护理的形成奠定了基础。

3. 公共卫生护理阶段（1900—1970年）　此阶段主要为群体和家庭进行治疗护理和预防保健工作。这个时期服务对象已经由贫困患者拓宽为地段居民,服务内容也由单纯的医疗护理扩展到预防保健、健康宣教、环境监测等公共卫生护理服务。

此阶段的公共卫生护理者被称为公共卫生护士,多数经过系统的专业学习,少数为志愿者。1912年,美国护士Lillian D. Wald正式提出公共卫生护理的概念,成立全国公共卫生护理学会,制定公共卫生护理的原则和标准,设置公共卫生护理教育课程,并在1944年纳入大学教学,作为护理学士学位必修课程。她积极推动社区护理运动,提倡妇幼卫生和全民的卫生保健,被认为是现代公共卫生护理的开创人。此阶段,护士获得了更多的自主权,公共卫生护理的范围从个人走向了社会,工作内容得到进一步扩展,公共卫生机构逐渐由政府进行监管。

4. 社区护理阶段（1970年至今）　这个时期的服务对象为个人、家庭和整个社区,工作内容主要为治疗、预防和健康促进。

1970年,美国护士Rose Eastman首次提出"社区护理"一词,将公共卫生与社区护理相结合。此后,越来越多的护士将公共卫生护理和医疗护理融为一体,在社区范围内提供服务。20

世纪 70 年代中期,美国护理协会将这种服务称为社区护理,将从事社区护理的护士都称为社区护士。1978 年,WHO 肯定了社区护理的作用,要求社区护理成为居民"可及的、可接受的、可负担得起的"卫生服务。从此,社区护理事业在世界各地迅速发展起来。1984 年以后,人们认识到,社区护理涉及范围广,包括社区中护士的所有工作,公共卫生护理是社区护理的一部分。

(二)我国社区护理的发展

在我国,公共卫生护理的发展起始于 1925 年。当时,北京协和医学院在护理教育中增设了预防医学课程,并由协和医院教授 Grant 发起,北京协和医学院与北京市卫生科联合创办了公共卫生教学区,称为"第一卫生事务所",以开展相关实践。1932 年,政府设立了中央卫生实训处,开始训练公共卫生护士。1945 年,北京协和医学院成立公共卫生护理系,公共卫生护理课程包括健康教育、心理卫生、家庭访视与护理技术指导。1950 年后,取消了高等护理教育及公共卫生护理的相关课程。1983 年恢复高等护理教育后,一些高校护理专业的课程设置中增加了护士预防保健知识和技能的训练。1994 年,国家所属的八所医科大学与泰国清迈大学联合举办了护理硕士班,开设了社区健康护理和家庭健康护理课程。1996 年 5 月,中华护理学会在北京举办了"全国首届社区护理学术会议",倡导发展和完善我国的社区护理,重点是社区中的老年人护理、母婴护理、慢性病及家庭护理等。1997 年起,护理本科教育中设置了社区护理课程,首都医科大学同年开始招收社区护理专科生。随后,北京、天津、上海、广州、深圳等大城市先后成立了社区卫生服务机构,社区护理工作逐步在全国开展。2000 年 7 月,卫生部科教司印发了《社区护士岗位培训大纲(试行)》,社区护士岗位培训随即展开。2002 年,卫生部出台《社区护理管理指导意见》规范社区护理管理工作。2005 年发布的《中国护理事业发展规划纲要(2005—2010 年)》中指出,要拓宽社区护理服务内容,促进社区护理的发展。2006 年以后,国家陆续出台了一系列社区卫生服务政策,社区护理工作得到进一步发展。2016 年 11 月发布的《全国护理事业发展规划(2016—2020 年)》中,强调通过社区护士队伍建设、发展家庭病床和居家护理等措施,提高基层护理服务水平,加快社区护理发展。我国社区护理实践将随着医疗卫生事业的蓬勃发展而不断完善,为人群的健康提供更加专业的服务。

(三)我国社区护理面临的挑战

1. **强化社区护理专业理念,构建多元服务模式** 随着社区老年人口不断增多,老年人群的保健、养老、慢性病长期照护等成为备受关注的问题。社区护士应该提升居家护理服务能力,开展压疮、人工造口、膀胱冲洗、外周中心静脉导管管理、糖尿病足等社区护理服务,满足老年人群的护理需求。通过社区卫生服务中心的安宁疗护、老年养护病床、家庭病床,开展老年护理、慢性病健康管理、临终护理等专科护理工作,让社区居民得到实实在在的高质量的护理服务。在家庭医生服务团队中,社区护士除协助医生做好签约工作外,应探索如何做好上门护理、护理咨询、健康教育、慢性病管理等专科护理工作,充分发挥专业角色作用。

2. **优化管理机制,建立社区护理服务规范及评价标准** 一直以来,社区护理的专业性不突出,社区护理专科护士的作用不能充分发挥出来,是社区护理管理者致力解决的问题。应该在政府卫生行政管理机构的主导下,组织社区护理专家,制定出社区护理服务项目、服务规范及评价标准,建立起专业特色突出的社区护理管理制度,才能不断提升社区护理管理水平,提高社区护理服务质量。

3. **细化培训内容,形成社区专科护士培养体系** 社区护士的培训形式包括学历教育、在职培训等,其中,成人学历教育所占比例较大,而社区护士专科护理技能培训较少,不利于社区护士岗位胜任力的提高。应该综合政府部门、高等院校、专业团体的资源,开展形式多样的社区专科护士规范化培训。培训内容包括公共卫生、预防、急救、中医、康复等知识和技能,为居家医疗、家庭护理夯实基础,提升社区护理服务能力,满足社区居民的健康需求。

(涂 英)

学习小结

本章分别从社区、社区卫生服务、社区护理的概念入手,深入分析了社区的特点、功能,社区卫生服务的策略、对象、内容、组织机构、相关政策,社区护理的特点、工作内容、工作方法与技术,社区护士的基本要求,进一步阐述了健康社区及社区卫生服务相关政策的意义,社区护理的发展过程及面临的挑战。

学生通过本章的学习,能识记社区、社区卫生服务、社区护理的定义,理解社区、社区卫生服务、社区护理的特点、功能、内容、方法,更重要的是,能够针对社区护理的不同对象,依照社区卫生服务的策略,发挥社区护士的能力,解决工作中的问题。

复习思考题

1. 某社区面积 1.24 平方公里,户籍人口 2.5 万,60 岁以上老人占 12.6%。按照政府规划,拟在此建设一家社区卫生服务中心。但部分业主非常担忧因此带来的传染病扩散、患者数量剧增等安全问题,而联名上诉反对建设社区卫生服务中心。于是,区政府组织专家再次进行评估。同时,为争取业主们的理解与支持,区政府对小区居民做了专题报告,进行正面宣传。请问:

(1)建立此社区卫生服务中心对维护居民健康有哪些好处?

(2)社区卫生服务中心的服务对象和服务内容有哪些?

(3)社区卫生服务中心实行家庭医生签约服务模式,其要点有哪些?

2. 2009 年,我国首次发布了《国家基本公共卫生服务规范》,后多次修订,逐步明确和规范了社区卫生服务的内容和要求。根据以上情况,结合社区护理实践,请回答:

(1)社区护士是实施社区卫生服务的主要力量,应该具备哪些能力?

(2)社区护理作为社区卫生服务的重要组成部分,面临哪些挑战?

第二章	以社区为中心的护理

2

学习目标

掌握	社区健康护理评估的内容及方法；社区健康护理诊断的优先顺序；社区健康护理计划、实施、评价的步骤。
熟悉	社区健康护理的概念；社区健康护理评估资料的整理与分析；社区健康护理诊断的陈述方式；社区健康护理评价的内容；奥马哈系统的结构框架、使用步骤。
了解	奥马哈系统的发展史。

以社区为中心的护理称为社区健康护理(community health nursing),是以社区为单位,以社会学、管理学、预防医学、人际交流与沟通等知识为基础,运用护理程序的方法,对社区的自然环境、社会环境以及社区人群的健康进行管理,以增进和恢复社区健康为目的而进行的一系列有计划的护理活动。

第一节　社区健康护理程序

社区健康护理程序包括社区健康护理评估、社区健康护理诊断、社区健康护理计划、社区健康护理实施和社区健康护理评价五个步骤,护理范畴涵盖个人、家庭、群体和社区整体,针对不同的护理对象侧重点也不尽相同。

一、社区健康护理评估

社区健康护理评估(community health nursing assessment)是社区健康护理程序的第一步,通过客观的科学方法收集与社区健康状况相关的资料,并对资料进行整理和分析。其目的是确定社区健康问题及健康需求,找出导致这些问题的相关因素,为社区健康护理诊断和计划提供依据。

(一)评估内容
1. 社区地理环境
(1)社区的基本情况:社区的地理位置、面积大小、与整体大环境的关系等,是社区护士了解社区时需掌握的最基本资料。

(2)自然环境:有无特殊的自然环境,如是否有山川河流,是否会引起洪水、泥石流等;对健康或生命有无威胁。

(3)气候:社区常年的气候特征,如温湿度的变化;气候变化对居民健康的影响;居民有无应对气候变化的能力等。

(4)动植物分布情况:社区内有无有毒、有害的动植物;有无外来物种;宠物有无接种疫苗;社区绿化等情况。

(5)人为环境:工厂排放废水、废气对水资源和空气的污染;化工厂的安全隐患;生活设施及医疗保健服务设施的分布及其便利情况等。

2. 社区人群
(1)人口分布:社区人口的性别、年龄、婚姻、职业、文化程度、籍贯、分娩及计划生育、教育程度等基本特征的构成情况。

(2)人口流动情况:城市化的加速造成社区人口可能在短时间内出现数量的变化,而流动人口的健康需求往往被忽视,因此,须对流动人口的情况进行了解,掌握其基本资料。

(3)健康水平:包括社区居民主要的死亡原因、死亡年龄、死亡率、出生率、急慢性疾病患病率、疾病谱的变化等。

(4)健康行为:包括基本卫生保健行为、不良生活方式、意外事件的自救和互救等。

3. 社会系统

（1）卫生保健系统：卫生保健系统是社会系统中最重要的内容。需要评估社区内提供健康服务的机构种类、功能、地理位置、服务范围、服务时间、卫生经费来源、收费情况、技术水平、就诊人员特征等。

（2）经济系统：社区经济发展水平影响社区卫生服务的经费和资源投入，社区居民的经济状况直接影响到健康行为和健康需求。应评估社区居民的生活水平、医疗保险、收入和职业特征等。

（3）交通与安全系统：评估居民生活中的交通便利情况、社区的治安状况、居民的安全感、社区内的消防设施等。

（4）通讯系统：通讯功能影响社区居民接受健康相关知识的便利程度。评估时应了解居民获取信息的途径、健康照顾或援助双方的沟通方式等。

（5）社会服务及福利系统：商店、旅馆、饭店、幼儿园、家政服务公司等的分布和利用率；政府福利政策申请条件、覆盖率；居民的接受程度和满意度等。

（6）娱乐系统：社区的娱乐设施、运动和休闲场所的类型、数量、分布以及利用情况；有无对健康有潜在威胁的娱乐场所，如 KTV、棋牌室和网吧等。

（7）教育系统：评估居民的文化程度；社区中正式与非正式教育机构的类型、数量、分布及利用情况等。

（8）政治系统：社区人群的健康保健相关政策、政府对居民健康的关心程度以及用于卫生服务的经费等。

（9）宗教系统：宗教信仰可影响到社区居民的价值观、生活方式和健康行为。应评估社区中的宗教组织、宗教类型、信徒人数、活动场地以及对居民健康的影响。

（二）评估方法

评估者根据不同的目的和对象，选择适合的评估方法（见表2-1）。

1. 社区调查 包括以下几种常用方法：

（1）社区访谈法：对社区内了解相关事项或起决定作用的人进行访谈，在了解社区情况的同时，也能了解他们对社区的看法，获得健康观和价值观方面的资料。通过访谈法可以获得社区居民认知、态度等有价值的资料，有助于发现社区健康问题的原因。

（2）现状调查法：以调查问卷的方式进行普查或抽样调查，如对社区慢性病患病率的普查等。

（3）回顾性调查：如对若干年来卫生系统人力资源情况、疾病情况进行调查。

（4）前瞻性调查：如对社会因素与疾病的相互关系进行预见性的调查。

2. 社区实地考察 是指护理人员通过到现场或实地的观察，主动收集社区的资料，如居民居住的环境、设施、交通手段、服务机构的种类和位置、居民的生活方式等。

3. 查阅文献 通过查阅国家或地方卫生统计报告及各种调查资料、国内外的文献等，分析社区整体状况。还应了解社区组织机构种类、数量、人口特征的资料，社区活动安排及居民的参与情况等。

4. 社区讨论 定期召集社区居民，共同讨论对社区健康问题的看法和态度，探讨社区居民最主要的健康需求，最终达成共识。

表 2-1　社区健康护理评估的方法与内容

评估项目		评估方法	收集资料内容
社区地理环境	社区基本情况	社区调查实地考察	社区的地理位置、面积、界限与整体大环境的关系
	自然环境		特殊环境如山川河流，是否会引起洪水、泥石流、传染病流行
	气候		气候特征、对居民健康的影响、居民应对能力
	动植物分布		社区绿化、有毒有害动植物、外来物种、宠物免疫接种
	人为环境		化工厂安全隐患、生活设施、医疗保健服务设施
社区人群	人口分布	社区调查查阅文献	性别、年龄、婚姻、职业、文化程度、籍贯、分娩及计划生育、教育程度
	人口流动		数量变化、健康需求
	健康水平		死亡原因、死亡年龄、死亡率、出生率、急慢性疾病患病率、疾病谱的变化
	健康行为		基本健康行为、预警行为、保健行为、不良生活方式、意外事件的自救和互救
社会系统	卫生保健系统	社区调查实地考察查阅文献社区讨论	数量、分布、质量
	经济系统		生活水平、医疗保险情况、收入和职业特征
	交通与安全系统		交通便利情况、治安状况、居民的安全感、社区内的消防设施
	通讯系统		获取信息的途径、沟通和联系渠道
	社会服务及福利系统		种类、数量、分布、利用率、居民的接受度和满意度
	娱乐系统		娱乐设施、种类、数量、利用情况、潜在危险
	教育系统		教育机构的类型、数量、分布、利用情况
	政治系统		健康保健政策、卫生服务经费
	宗教系统		宗教类型、信徒人数、活动场地、对居民健康的影响

（三）资料的整理与分析

1. **资料整理**　需对收集的资料进行分类，分类有多种方式，最常用的是按社区人群、社区地理环境和社会系统进行资料的分类。资料整理常采用文字描述法、表格法、图形法等形式。

2. **资料分析**　是对已归纳和分类整理出来的数据进行解释、确认和比较，分析社区存在的健康问题和影响因素，应遵循以下原则。

（1）原始数据资料要经过统计学处理分析，文字资料要进行含义的解释与分析：资料可分为定量资料和定性资料，对定量资料，如发病和死亡等指标，常按年龄、性别、年代和其他相关变量分组后进行分析，计算标化率，并与相类似地区进行比较；对定性资料，按内容进行分类，依据问题提出的频率确定问题的严重程度。

（2）去粗取精，去伪存真：在资料收集过程中，可能存在各种影响资料准确性和完整性的因素，需要通过分析消除这些影响因素，尽可能反映资料的客观性，真正找出本质的问题。

（3）进行不同区域的横向比较：当疾病的分布有地域性时，需要对该地区居民所具有的特征或该地区的生物、化学、物理、社会环境进行进一步的分析和解释，并与其他地区进行横向比较。

（4）立足于社区健康护理：确定的问题和诊断应是社区整体的健康问题，以社区环境和群体健康问题为主，而不是仅仅局限于个人或家庭的健康问题。

二、社区健康护理诊断

社区健康护理诊断(community health nursing diagnosis)是对收集的资料进行全面分析,客观判断社区现存的或潜在的健康问题的过程。社区健康护理诊断必须基于社区整体的健康,整理和分析资料,才能形成社区健康问题,确定问题的优先顺序,其步骤如下。

(一)列出护理问题

在对资料进行整理和分析的基础上,从公共设施、社区功能、环境危险因素、人群疾病发生情况及健康需求等方面,发现社区现状与其健康目标之间存在的差距、困难,从而找出社区健康护理问题。

(二)形成护理诊断

从分析的资料中找出社区现存的或潜在的健康问题,并明确产生该问题的主要原因,最终形成社区健康护理诊断,具体步骤如下。

1. 得出结论 通过对资料的分析,得出积极或消极的结论。对具体健康问题评估的结论应该是以下结论中的一个:①此时没有明显健康问题,不需提供促进健康的活动;②此时虽没有明显健康问题,但需要提供促进健康的活动;③有现存的、潜在的或是可能的健康问题。

2. 核实 进一步分析相关资料,核实上述结论的相关因素。

3. 社区健康护理诊断的陈述 采用 PES 公式或 PE 公式,即健康问题(problem,P)、原因(etiology,E)、症状和体征(sign & symptoms,S)。例如:P—学生缺乏安全知识;E—与学校未能提供安全的信息/家长对安全教育重视不够有关;S—社区小学生的安全知识测试成绩不理想。

(三)确定护理诊断的优先顺序

有多个护理诊断时,应根据其重要性进行排序。遵循的原则通常采用 Muecke(1984 年)与 Stanhope & Lancaster(1996 年)提出的优先顺序确定方法。

1. Muecke 法

(1)准则:包括①社区对问题的了解;②社区解决问题的动机;③问题的严重性;④可利用的资源;⑤预防的效果;⑥社区护士解决问题的能力;⑦健康政策与目标;⑧解决问题的迅速性与持续的效果等。每个准则有 0~2 分的分值,0 表示不太重要,不需优先处理;1 表示有些重要,可以处理;2 表示非常重要,必须优先处理。

(2)步骤:①列出所有社区健康护理诊断;②选择排定优先顺序的准则(8 项);③根据评分标准,评估者分别对每个诊断的重要性进行评估并赋分;④总和每个诊断所有准则的得分,分数越高表示越需优先处理(见表 2-2)。

2. Stanhope & Lancaster 法

(1)准则包括:①社区对问题的了解;②社区解决问题的动机;③问题的严重性;④预防的效果;⑤护理人员的能力;⑥健康政策;⑦解决问题的快速性与持续性的效果。对每项准则给予 1~10 分的分数,评定各自的比重,得分越高,表示越是急需解决的问题。Stanhope & Lancaster 法与 Muecke 法的区别在于,不将 Muecke 法中"可利用的资源"单独作为一项准则进行评估,而是分别评估其余 7 项准则的社区可利用资源情况,再用"资源"的分值乘以"比重"的分值,得到该准则的分数。该方法突出了社区可利用资源对实施护理计划的重要性。

（2）步骤：①列出所有的社区健康护理诊断；②选择排定优先顺序的准则（7 项）；③评估者分别对每个诊断的重要性进行评估并赋分（1～10 分）；④评估者再就每个诊断的每项准则,依据社区具有资源的多少给 1～10 分；⑤将每个诊断的每项准则所得的重要性得分与资源得分相乘；⑥总和每个诊断所有准则的得分,分数越高代表越需优先处理（见表 2-3）。

表 2-2　Muecke 优先顺序确定方法

社区诊断＼准则	社区对问题的了解	社区动机	问题的严重性	可利用的资源	预防效果	护理人员能力	政策	快速性及持续效果	总和
发生火灾的可能性	1	1	2	0	2	1	0	2	9
老人医疗保健缺乏	2	1	1	1	1	2	0	0	8
预防性的行为不足（子宫颈癌筛查）	0	0	1	2	2	2	2	2	11

表 2-3　Stanhope& Lancaster 优先顺序确定方法

准则＼比重诊断	社区对问题的了解		社区动机		问题的严重性		预防效果		护理人员能力		政策		快速性及持续性效果		总和
	比重	资源	比重	资源	比重	资源	比重	资源	比重	资源	比重	资源	比重	资源	
发生火灾的可能性	3	6	2	4	10	10	10	10	2	2	2	2	10	5	284
老人医疗保健缺乏	8	1	1	1	3	6	5	10	10	10	5	1	4	5	202
预防性的行为不足（子宫颈癌筛查）	1	5	1	5	5	8	10	10	10	10	10	10	10	10	450

三、社区健康护理计划

社区健康护理计划（community health nursing plan）是针对社区健康需求,为解决社区健康问题、提供连续的高质量护理服务所制订的活动方案。其目的是通过制订社区护理干预计划,明确护理目标、确定护理要点、提供评价标准、设计实施方案。

社区护理干预计划是社区护士针对整个社区的某一健康问题,帮助护理对象达到预定目标所采取的具体方法。它是一种多方合作、合理利用资源、体现优先顺序的行动方案,其步骤包括：

1. **制定护理目标**　根据 RUMBA 准则制订护理目标,确保目标的科学性、可行性。RUMBA 指真实的（realistic）、可理解的（understandable）、可测量的（measurable）、行为目标（behavioral）、可实现的（achievable）。制定目标时应注意以下几点：①针对护理诊断陈述目标,并将长期目标与短期目标相结合,简单明了；②一个护理诊断可制定多个目标,但一个目标只针对一个护理诊断；③目标陈述必须包括具体的评价日期和时间。

2. **选择合适的社区护理措施**　目标确定后,社区护士要与护理对象充分协商,共同选取适当干预措施。这些措施可以是第一级预防、第二级预防、第三级预防的措施,达到预防与治疗并重,提高群体健康水平的目的。

3. **对干预措施排序**　参照社区护理诊断的排序标准对社区护理措施进行排序,及早执行有效的、重要的措施,控制健康问题。

4. 确定所需的资源及其来源　参照4W1H原则确定每项社区护理措施的实施者及合作者、需要的仪器、场所、费用,分析相关资源的可能来源与获取途径。4W1H指参与者(who)、参与者的任务(what)、执行时间(when)、执行地点(where)、执行方法(how)。

5. 形成书面记录　完成护理计划的设计后,要与护理对象共同商讨,及时发现问题并修改,最后形成完整的方案。

四、社区健康护理实施

社区健康护理实施(community health nursing implementation)是指建立社区护理计划以后,社区护士根据计划的要求和具体措施开展护理实践活动。社区健康护理干预的对象是社区居民,而社区居民的积极参与是获得预期结果的必要条件。因此,社区护士应以社区动员为主要方式,结合其他适合的方法或策略,才能将计划付诸行动,保证各项措施的落实。社区健康护理实施的步骤如下。

1. 实施前的准备工作　实施计划前再次确认参与者对计划实施的时间、地点是否明确,实施者对于服务的方法、服务所需的知识和技能、所需承担的责任等是否知晓,并根据团队成员的能力及计划的实施内容进行合理分配和授权。

2. 实施计划　详细了解每天的活动,针对干扰因素进行评估,随时进行监测、调整和监督,及时发现和处理出现的各种问题或困难。

3. 完成护理计划　加强各方沟通,建立良好的关系,按照制订的计划,共同完成护理内容。

4. 计划实施的质量控制　通过评估发现实施过程中存在的问题,并利用各种方法和策略保证计划执行过程中的质量。例如,计划是否按时间表执行,实施的内容是否与计划相符,实施者的知识、技能是否满足计划需求等。

5. 记录护理实施情况　客观、及时、准确地记录计划实施情况、参与对象的反应及产生的新需求等,体现护理的动态性和连续性。记录格式常采用PIO格式,即"问题(problem)+护理措施(intervention)+结果(outcome)"的书写格式。

五、社区健康护理评价

社区健康护理评价(community health nursing evaluation)是社区健康护理程序五个步骤中的最后一步,主要评价实施护理活动后的效果,将护理对象的实际状态与护理目标做比较,确定达标的程度。

护理评价分为过程评价和结果评价。过程评价可以在实施干预措施的过程中,对服务对象健康状态随时进行评价,也可以对社区护理程序中的各个阶段加以评价。结果评价是对执行护理干预措施后的近期、中期和远期结果进行评价。

(一)评价内容

1. 健康目标达标程度　将护理结果与预期目标进行比较,以明确健康目标达标程度。在目标未达标时,要重新评估,即对资料收集方法、计划可及性、社区居民参与度等因素进行分析,寻找原因及改进办法。

2. 护理活动的效果　效果评价通常是在护理干预后进行,主要针对护理干预的目的,分析护理活动对社区居民健康状况、维持健康、预防疾病的实际效果。

3. 护理活动的效率　效率评价注重判断实施结果的价值程度,即分析护理活动的投入与产出是否值得,并对影响护理活动效率的因素进行分析。

4. 护理活动的影响力　评价护理活动为社区居民带来的社会效益,可从效益的持久性、影响程度及受益人群的广泛性来判断。

(二)评价步骤

1. 建立评价标准　参考计划阶段所确定的护理目标制订社区护理评价标准。

2. 收集资料　通过直接观察、交谈、问卷调查、按质量标准检查等方法收集资料。

3. 分析资料　检查、核对所收集的资料后,根据评价标准对资料进行分析、解释、总结,评定预期目标是否实现。

4. 做出结论　评价所完成的社区护理工作,提出经验教训。尤其对部分实现或未实现的目标,要分析原因,找出问题,书写评价报告。

第二节　奥马哈系统

奥马哈(Omaha)系统是一种基于研究和实践的标准化护理用语系统,旨在全面地找出健康问题、严重程度和干预方案。该系统的设计相对简单,具有多层级和多面向的特点,并且能够与计算机兼容进行电子信息交换,主要由问题分类表、干预方案及成效评分量表组成,不仅指导了护理实践,还增强了对文档和信息的管理。目前,已被广泛应用于多个国家和地区的社区及家庭护理机构。

一、奥马哈系统的发展史

Omaha 系统最初是 20 世纪 70 年代由美国内布拉斯加州的奥马哈访视护士协会的护理专家根据社区护理的实际研究制定的,旨在为社区护士和其他社区卫生工作人员全面评估患者、及时发现护理问题提供指引,同时为社区护士提供一个结果评价标准。另外,他们还通过计算机信息系统实时管理患者的医疗信息。Omaha 系统的发展过程大体分为 3 个阶段。

1. 问题分类系统形成期(1975—1980 年)　多个研究机构用前瞻性和描述性的研究方法,从无数案例中归纳总结出 36 个常见问题,初步形成问题分类系统。

2. 干预系统形成期(1984—1986 年)　居家照护和公众保健等机构进行多中心临床研究,补充了问题分类系统并对干预措施进行分类,形成了干预系统及结局的评价尺度。

3. 系统完善期(1989—1993 年)　多家护理机构联合对 Omaha 系统进行信度与效度的检测,最终提出了干预结果评定系统,改进和完善了 Omaha 系统。

目前,运用 Omaha 系统的人数不断增加,用户代表着来自不同健康延续线上的照护人员。Omaha 系统主要应用于社区护理领域,也可以延伸至其他领域。

二、奥马哈系统的结构框架

Omaha 系统由问题分类系统、干预分类系统及结果评定系统三部分构成。

(一)护理问题分类系统

护理问题分类系统以层级或分类形式呈现不同患者的健康相关问题。该分类系统依次包括 4 个层级(levels):领域;问题;修饰因子;症状和体征。第 1 层级"领域"是指对评估出的问题划分范畴,有环境、心理社会、生理和健康相关行为四类问题领域;第 2 层级"问题"是不同问题领域的 42 个问题术语,表示可能影响患者健康状态的具体问题,同时,每个领域的问题又给出"其他"项,以体现患者的特殊性和多样性;第 3 层级"修饰因子"包括两组修饰语,一组用个人的、家庭的、社区的来描述问题的对象,另一组用健康促进的、潜在的、现存的来描述问题的属性;第 4 层级"症状和体征"是描述现存问题的症状和体征群。该分类系统常用的问题分类表展示了第一层级和第二层级的内容(见表 2-4)。

使用问题分类表的步骤:①选择问题所属领域;②从该领域所陈列出的问题中选择适合的问题名称;③以两组修饰语来描述问题的现况;④详细描述现存问题的症状和体征,并判断问题的优先处理程度。使用问题分类表的注意事项:①需全面评估患者;②对护理问题进行描述时,既要描述问题的程度,即该问题是促进健康的、有潜在健康危害的或是已经出现了健康问题的;又要说明问题是属于个人问题或是家庭的,还是社区的公共问题;③只有当评估对象有现存的健康问题时才需描述症状和体征,并给出问题优先处理程度。

表 2-4　问题分类表

领域分类	问题目录
环境	收入、卫生、住宅、邻居/工作场所的安全、其他
心理社会	联络社区资源、社交、角色改变、人际关系、灵性、哀伤、精神健康、性、照顾/育儿、疏忽、虐待、成长和发育、其他
生理	听觉、视觉、说话与语言、口腔卫生、认知、疼痛、意识、皮肤、神经-肌肉-骨骼功能、呼吸、循环、消化-水合、排便功能、泌尿功能、生殖功能、怀孕、产后、传染/感染情况、其他
健康相关行为	营养、睡眠和休息型态、身体活动、个人照顾、物质滥用、计划生育、健康照顾督导、药物治疗方案、其他

(二)护理干预分类系统

护理干预分类系统是有 3 个层级的干预方案,用来帮助护士在提供护理服务时进行描述、量化、交流和实践,确立实践标准,为制订护理计划、临床路径和服务措施提供了一个组织结构(见表 2-5)。

第 1 层级包括四大干预类别:教育、指导和咨询;治疗和程序;个案管理;监测。第 2 层级包括 76 个导向,其中 1 个"其他",由护理人员按实际情况填写。第 3 层级是服务对象的特殊资料,即按服务对象特定情况给出的措施,由护士开放书写。

使用干预方案的步骤:①选择干预类别;②在导向中选择干预目标;③针对服务对象的具体情况,列出不同干预目标下的护理措施。

表2-5 干预方案

项目	内容
类别	教育、指导和咨询；治疗和程序；个案管理；监测
导向	解剖/生理、愤怒管理、行为修正、膀胱护理、联结/依附、排便护理、心脏护理、照护/育儿技巧、石膏护理、沟通、社区外展工作者服务、连续护理、应对技巧、日间护理/暂托、饮食管理、训导、换药/伤口护理、耐用医疗物品、教育、就业、临终关怀、环境、运动、计划生育护理、喂食程序、财务管理、步态训练、遗传、生长/发育护理、住宅、家政/家务、感染预防、互动、传译员/翻译服务、实验室结果、法律制度、医疗/牙科保健、药物作用/副作用、服用药物、药物协调/订购、药物处方、药物设置、身体活动/转移、护理照顾、营养师护理、职业治疗护理、造口护理、其他社区资源、辅助性专业人员/助理服务、个人卫生、物理治疗护理、体位、娱乐治疗护理、放松/呼吸技巧、呼吸护理、呼吸治疗护理、休息/睡眠、安全、筛检程序、疾病/创伤护理、症状/体征-精神性/情感性、症状/体征-生理性、皮肤护理、社会工作/咨询服务、标本采集、说话和语言治疗护理、灵性护理、刺激/培育、压力管理、终止物质滥用、补给、支持小组、支持系统、交通运送、保健、其他

（三）护理结果评定系统

护理结果评定系统是运用成效的问题评分量表来监测和量化服务对象在接受服务期间的进展程度，为定期或预期评价具体问题的成效提供了一个构架，可以作为评定护理质量的参考。成效的问题评分量表采用5分记分法测量服务对象在认知（knowledge）、行为（behavior）及状态（status）三个方面的严重程度和优先顺序（见表2-6）。测量得分越高，说明患者健康状况越佳，护理干预效果越好。

表2-6 成效评分量表

概念	含义	1分	2分	3分	4分	5分
认知	服务对象记忆与理解信息的能力	缺乏认知	少许认知	基本认知	足够认知	充分认知
行为	服务对象表现出的可观察的反应或行为	不恰当	甚少恰当	间有恰当	通常恰当	一贯恰当
状态	服务对象呈现的主、客观症状、体征	极严重	严重	中度	轻微	没有

理论与实践　　　　　　　奥马哈系统在我国社区护理中的应用

　　关于Omaha系统在我国社区护理应用的可行性探讨的文献研究中，考察了Omaha系统与访视护理记录之间概念的吻合程度，结果显示，Omaha系统可以描述被访视者存在的大部分症状、体征及访视护士采取的干预措施。在家庭访视中，按照Omaha系统的条目对被访视者存在的常见问题和社区护士常采取的干预措施进行归类，可以分析出家庭访视护理存在的问题，并可为护理计划的制订和标准化访视流程的形成提供依据。社区护士可灵活地应用Omaha系统解决多种研究问题，在社区护理研究和实践中推广应用。

三、奥马哈系统的使用步骤

Omaha系统已发展出一套完整的电脑记录系统，便于社区护士使用，其基本使用步骤如下：①记录服务对象的健康状况，建立资料库；②按照问题分类系统评估、收集资料，并输入资料库；③整理、分析资料，列出护理问题；④以结果评定系统确定护理问题的优先处理顺序；

⑤按照护理干预分类系统制订护理措施,并形成以问题为导向的护理计划;⑥实施护理计划;⑦以结果评定系统为标准,比较护理计划执行前后的效果,从而评定护理质量。

(毛智慧)

学习小结

本章从社区健康护理的概念入手,讲解了社区健康护理的程序,包括以社区整体为护理对象,发现社区人群的健康问题,提出护理诊断,形成护理计划,进行社区护理干预,并评价干预措施的效果。同时,介绍了奥马哈系统的发展史、结构框架和使用步骤。

学生通过本章的学习,能识记社区健康护理的概念,理解社区健康护理评估、诊断、计划、实施和评价的内容、步骤,能够灵活运用奥马哈系统开展社区护理实践。

复习思考题

1. 社区护士小张走访某社区,得知该社区有3325户居民,总人口9368人,其中老年人口数占17.9%,老年的中高血压患病率高,老年人很少识字的占13.15%,小学到初中文化程度占45.23%。该护士通过问卷调查及家庭访视,发现这些老年高血压患者服药的依从性很低,能基本上按医嘱服药的仅为33%。为此,该护士制定了该年度的护理目标:使该社区老年高血压患者的服药依从性达到50%以上。请问:

(1)依据上述描述可得出哪些护理诊断?

(2)为达成张护士制定的目标,请您帮助设计一份健康护理计划。

2. 小王是某市社区卫生服务中心的一名社区护士,她在进行家庭产后访视的过程中了解到很多产妇出现情绪不佳的现象。为更深入地了解情况,小王查阅了相关专业书籍和文献,她认为该社区中的某些产妇极易患产后抑郁症,而且产后抑郁症还会对她们产生更深的影响。请问:

(1)王护士为了解该社区产妇存在的产后抑郁问题,收集信息的内容应包括哪些?

(2)收集这些信息时可采用哪些方法?

(3)你认为王护士在拿到收集的信息后,应如何对资料进行整理和分析?

第三章　健康教育与健康促进

3

健康教育与健康促进是公共卫生工作的基础和核心,也是预防疾病的重要措施,而社区护理的中心任务就是预防疾病、维护和促进社区健康。由此可见,健康教育和健康促进是社区护理实践的基本方法,建立和完善适应社会发展需要的健康教育与健康促进工作体系具有重要意义。

第一节 健康教育

健康教育是医疗卫生工作的基础,在提高人们健康素养、促进人们养成健康的行为、改善疾病防治效果等方面都发挥着重要的作用,也是社区护理的基本工作方法。

一、相关概念

(一)健康教育

健康教育(health education)是通过有计划、有组织、有系统的社会或教育活动,促使人们自觉地采纳有益于健康的行为和生活方式,消除或减轻影响健康的危险因素,从而达到维护和促进健康、预防疾病的目的。健康教育的核心在于教育人们树立健康意识,改变不良行为和生活方式,促进个体和群体的健康。

(二)社区健康教育

社区健康教育(community health education)是以社区为基本单位,以人群为教育对象,以促进居民健康为目标,有目的、有计划、有组织、有评价的健康教育活动。

在社区针对不同人群开展健康教育,有利于提高社区人群的健康意识,使他们关心自身、家庭及社区的健康问题,自觉改变不良行为与生活方式;有利于推进健康促进和疾病预防工作,从而降低社区人群的发病率、残障率和死亡率,提高生活质量。

二、健康教育相关理论

健康相关行为的改变是一个极其复杂的过程,为了有效地改变人群的健康相关行为,国内外学者提出了许多行为改变的理论。目前应用较多的理论为知-信-行模式、健康信念模式、行为改变的阶段理论。

(一)知-信-行模式

知-信-行模式(knowledge-attitude-belief-practice,KABP)是认知理论在健康教育中的应用,"知"是指信息、知识,"信"是指信念、态度,"行"是指行为改变。该模式认为:人们在摄取信息的过程中获得了知识,通过对知识进行积极思考,产生强烈的责任感,才能激发人们产生信念、形成对事物的态度,从而引起行为改变。其中,各要素之间有着密切的关系,信息是关键,知识是基础,信念是动力,态度是行为转变的前奏,行为改变是目标。由此可见,只有当人们了解了有关的健康知识,建立起积极、正确的信念与态度,才有可能主动改变危害健康的行为,形成有益于健康的行为(见图3-1)。

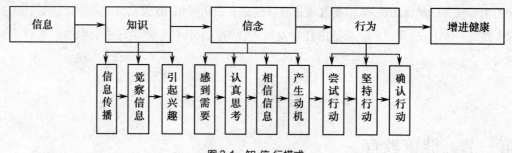

图3-1 知-信-行模式

在健康教育中运用知-信-行模式要注意两个关键环节,一是普及卫生保健知识,二是促进形成积极的态度。知识与行为之间不完全是因果关系,因为,一个人的知识、信念、长期的生活环境都可以影响其行为。只有在知识传播的基础上,产生接受转化的态度,才有可能引起行为改变。影响态度转变的因素包括信息的权威性、传播的效能、"恐惧因素"、行为效果和效益。同时,从接受转化到改变行为是一个非常复杂的过程(见图3-1)。因此,只有全面掌握知、信、行转变的复杂过程,才能及时、有效地减弱或消除不利因素,形成转变行为的有利环境。

(二)健康信念模式

1958年,美国社会心理学家Hochbaum提出了健康信念模式(health belief model,HBM),之后,美国心理学家Becker和Rosenstock进行了修订。健康信念模式包括个人认知、修正因素和行动的可能性三部分(见图3-2)。该模式认为健康信念是人们改变不良行为的关键,健康信念的形成是一个复杂的心理过程,受到众多因素的影响,主要涉及以下四方面:

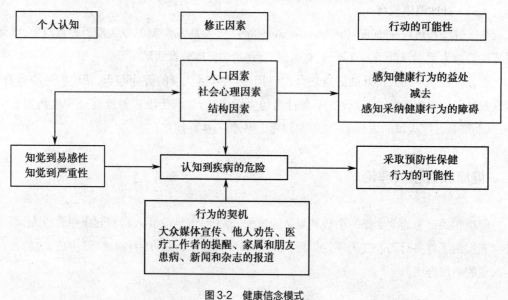

图3-2 健康信念模式

1. **感知疾病的威胁** 包括对疾病易感性和疾病严重性的感知。对疾病威胁的感知程度,是促使人们产生行为动机的直接原因。

(1)感知疾病的易感性:指个体对自身罹患某种疾病或出现某种健康问题可能性的判断。通常情况下,个体感到自己患某种疾病的可能性越大,就越有可能采取行动来避免疾病的发生。

(2)感知疾病的严重性:疾病的严重性既包括疾病对躯体健康的不良影响,如疼痛、伤残和死亡;还包括对心理健康的影响,如意识到疾病会影响到工作、家庭生活、人际关系等。

2. 感知健康行为的益处和采纳健康行为的障碍

(1)感知健康行为的益处:指个体对采纳健康行为后可能带来益处的主观判断,包括对保护和改善健康状况的益处和其他收益。当人们采纳健康行为后受益越多,就越愿意主动采纳该行为。

(2)感知采纳健康行为的障碍:指个体对采纳健康行为将会面临的障碍的主观判断,包括行为的复杂性、时间、经济负担等。个体感觉到的障碍越多,采纳健康行为的阻碍就越大。

3. 自我效能

是个体对自己能够成功地采取行为,并获得期望结果的信心,是对个人能力的评价和判断。自我效能感受性别、年龄、文化程度、个性等因素的影响。自我效能感高的人,更有可能采纳所建议的有益于健康的行为。主要通过以下四种途径产生和提高自我效能:

(1)自己成功完成过某种行为:一次成功的经历能帮助人们增加对熟练掌握某一行为的期望值,是表明自己有能力执行该行为最直接的证据。

(2)他人的经验:看到别人成功完成了某项行为,并且结果良好,就会增加信心,认为自己通过努力和坚持也可以完成该行为。

(3)口头劝说:通过他人的劝说和成功经验介绍,增加自己执行某些行为的自信。

(4)情感激发:焦虑、紧张、情绪低落等不良情绪会影响人们对自己能力的准确判断。因此,可以通过一些手段消除不良情绪,激发积极的情感,从而提高自信心。

4. 提示因素

主要指产生健康行为的诱发因素,如疾病预防与控制的宣传、医生建议采纳健康行为、家人或朋友患有此种疾病的情况等都有可能作为提示因素,诱发个体采纳健康行为。提示因素越多,个体采纳健康行为的可能性越大。

(三)行为转变阶段模式

1982年美国心理学家 Prochaska 和 Diclemente 首次提出了行为转变阶段模式(stages of behavior change model)。该模式的理论框架是:人们的行为发生改变是一个过程,这个行为改变的过程表现为不同的阶段。在每个阶段,人们有不同的需要和动机,只有针对性地提供相应的干预或帮助,才能推动人们向下一阶段转变,最终形成有益于健康的行为。这一行为转变过程分为五个阶段(见图3-3)。

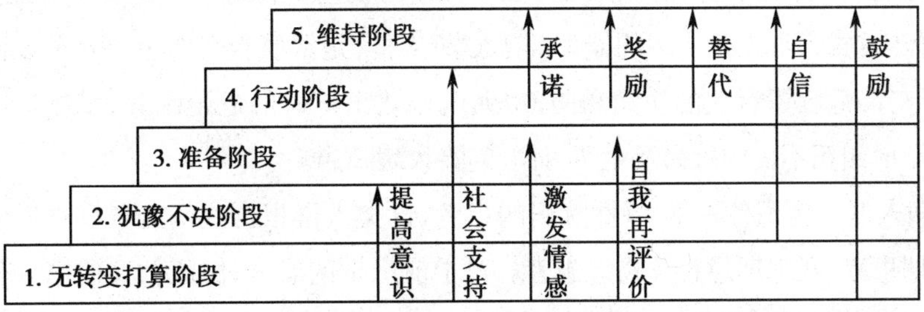

图3-3　行为转变阶段模式

1. 无转变打算阶段

人们对问题尚未了解,并没有改变行为的意向,即对行为转变毫无思想准备。这是由于人们不知道或者尚未意识到自己存在不健康的行为,或者多次尝试改变行为但最终失败。对于行为转变失去兴趣,常伴有抵触情绪。

应对策略是:提供建议,协助提高认识,推荐相关读物,消除负面情绪等。

2. 犹豫不决阶段

人们开始意识到存在的问题及其严重性,开始考虑转变行为,但仍犹豫不决。

应对策略是:帮助他们进行自我再评价,通过阅读专题文章或参加专题报告会等途径提高认识,协助拟定行为转变计划,提供转变行为的具体方法和步骤。

3. **准备阶段** 人们的态度发生转变,怀着必胜的信念提出行为转变的承诺,向家属或朋友宣布转变行为的决定,并开始行动,如向他人咨询、购买书籍自学、制订行为转变时间表等。

应对策略是:提供规范的行为转变指南,确定切实可行的目标,鼓励人们积极尝试。寻求家属、朋友和同事等社会关系的支持,尽可能克服在行为转变过程中可能出现的困难。

4. **行动阶段** 人们已经采取行动,尝试新的行为。但是,需要注意的是,多数人在行为转变过程中没有计划、没有具体目标、没有他人的帮助,这样往往会导致行动失败。

应对策略是:给予支持、鼓励、强化,如争取社会支持和环境支持、使用替代方法、请成功者现身说法、激励机制、家属支持等。

5. **维持阶段** 人们已维持健康行为在 6 个月以上,并已取得行为转变的成果。此阶段需要长期坚持,防止复发不健康的行为。许多人在行为转变成功之后因为放松警惕而造成复发,常见的原因有过分自信、精神或情绪困扰、难以抵制诱惑等。

应对策略是:通过创造支持性环境、建立互助组等方法不断增强人们的信心,预防复发,巩固已有成果。

三、社区健康教育的对象与内容

社区健康教育是面向社区全体居民的,因此,社区健康教育的对象不仅包括患病人群,还包括健康人群、高危人群及患者家属。

(一)社区健康教育的对象

1. **健康人群** 是社区中的主要群体,由各个年龄段的人群组成。这类人群对健康教育的需求最低。健康教育的内容侧重于促进健康与预防疾病知识,目的是帮助他们维持良好的生活方式,提高疾病预防及早期诊断重要性的认识,保持自身健康。

2. **高危人群** 是指那些目前尚健康,但本身存在某些致病的生物因素或不良行为及生活习惯的人群。这类人群发生疾病的概率高于健康人群,是健康教育的重点对象。健康教育的内容侧重于与高危因素有关的疾病预防,帮助他们认识疾病的危险因素,掌握自我保健的技能,从而自觉地纠正不良的行为及生活习惯,消除致病隐患。

3. **患病人群** 包括各种急、慢性疾病的患者,这类人群根据疾病的分期可以分为临床期患者、恢复期患者、残障期患者及临终患者。对于前三期的患者,健康教育的内容侧重于疾病治疗和康复的相关知识,帮助他们积极地配合治疗,自觉地进行康复,从而减少残障。对于临终患者的健康教育,实质上是死亡教育,重点是帮助他们正确面对死亡,减少对死亡的恐惧,尽可能平静地度过人生的最后阶段。

4. **患者家属或照顾者** 他们与患者生活环境相同,可能存在患同类疾病的高危因素,同时,因为长期照护患者,患者家属或照顾者易产生心理上的疲惫,甚至厌倦。对于这类人群,健康教育的内容侧重于自我监测技能、家庭照顾技巧和心理护理,使他们不仅掌握家庭护理的基本技能,还能维护和促进自身的身心健康。

（二）社区健康教育的内容

根据健康教育对象的需求,确定社区健康教育内容。

1. **一般性健康教育**　包括社区的公共卫生与环境保护、个人卫生保健、饮食与营养、疾病防治、家庭常用药品的使用和管理、计划生育、精神卫生、突发公共卫生事件应急处置、家庭急救等知识。帮助学习对象掌握增强个人和人群健康的基础知识。

2. **特殊性健康教育**　是针对青少年、妇女、老年人、残疾人、0~6岁儿童的家长等社区特殊人群常见健康问题进行的健康教育,帮助他们了解健康保健方面的知识和技能。

3. **卫生管理法规教育**　宣传普及医疗卫生法律法规及相关政策,帮助社区人群了解与社区健康有关的政策和法规,提高社区人群参与卫生管理的意识,自觉遵守卫生法律法规,以维护社区健康。

四、社区健康教育的形式

社区健康教育形式多种多样,社区护士在进行健康教育时应因地制宜,因人而异,用不同的方法传授教育内容给社区不同的人群。

1. **语言教育**　又称口头教育,是通过语言的交流和沟通,讲解和宣传健康教育知识,增加社区居民对健康知识的正确认识,是健康教育最基本、最主要的形式。语言教育不受客观条件的限制、无须特殊的设备、易于开展、具有较大的灵活性。主要方式包括交谈、健康咨询、专题讲座、小组讨论、同伴教育。

(1)交谈:根据社区居民已有的知识和经验,通过面对面的方式,传递信息,交流情感,实施行为指导,从而获得相关的健康知识。其特点是简便易行、针对性强、反馈及时,是个别教育和入户家访的基本形式。

(2)健康咨询:一种双向交流形式,以面对面或者电话形式解答社区居民有关疾病、健康方面的疑问,帮助他们做出行为决策,保持或促进身心健康。

(3)专题讲座:健康教育者通过组织集体听课或举办学习班,就某一专题进行讲课,是社区健康教育常用的一种群体教育方法,适用于社区重点人群的健康教育。这种方式目的明确、内容突出、针对性强。

(4)小组讨论:由健康教育者组织、引导与协调,以小组的形式,就健康教育对象共同的学习需求和相似的健康问题,进行集体讨论与沟通交流。小组成员一般在6~20人之间。

(5)同伴教育:由有过同样患病经历或同样健康问题的居民对健康教育对象进行现身说法,分享信息、观念或技能,是同伴之间有意识的互相学习。作为一种群体教育形式,已被广泛地运用于社区健康教育领域。

2. **文字教育**　针对有阅读能力的教育对象,以文字为传播媒介进行健康教育。它的特点是不受时间和空间限制,材料可以反复使用,经济可行。主要有以下几种形式:

(1)卫生标语:是一种适合各种场合的宣传形式,如条幅标语、招牌标语等。其内容简练、制作方便、意义明确,具有鼓动性和号召性。

(2)传单:针对某个社区健康问题,制作单页的文字或美术宣传品进行健康教育。其应急性强,内容较详细。

(3)手册:用大众化的语言编辑健康教育内容,印刷成册,帮助社区居民掌握有关健康保健知识和技能。其内容知识性强,便于保存,是卫生科普教育的好教材。

(4)墙报或专栏:结合季节性健康问题和社区卫生服务中心工作内容,将健康教育信息浓缩成短小精悍的科普文章,布置在黑板、展牌、灯箱等上面。其内容可读性强、形式多样、图文并茂,易于接受。

(5)报刊:定期出版发行,信息量大,综合性强,是社区居民学习健康知识的重要途径。

(6)宣传画:将文字与形象艺术相结合。图文并茂、印刷精美,极具感染力。

3. **形象化教育**　通过图片、照片、标本、实物、模型等形式展览和传递健康信息,其特点是形象生动、直观性强,经常与文字教育配合使用,以增强健康教育的效果。

4. **电化教育**　通过现代化的声光设备传递教育信息,包括广播、录音、电视、电影、幻灯、投影等手段,其内容覆盖面广、新颖有趣,为社区居民所喜闻乐见,易于普及。

5. **网络教育**　通过计算机网络进行健康信息传播。充分发挥了文字、声音、图像三者的优势,其信息丰富、互动性强,便于资源共享。

6. **综合教育方法**　将语言、文字、形象、电化等多种健康教育方法结合起来,综合应用的一种健康教育方法,例如举办健康教育展览或知识竞赛等。这种方法具有广泛的宣传性,适合大型的宣传活动。

信息传播方法多种多样,有计划地综合运用各种教育方法,才能达到健康教育目标。按照《国家基本公共卫生服务规范(第三版)》的要求,每个社区卫生服务中心每年提供不少于12种内容的印刷资料,播放音像资料不少于6种,宣传栏不少于2个,每2个月最少更换1次健康教育宣传栏内容,每年至少开展9次公众健康咨询活动,每月至少举办1次健康知识讲座。

五、社区健康教育的程序

社区健康教育是有组织、有计划、有目的的教育活动。社区健康教育的程序分为社区健康教育评估、社区健康教育诊断、制定社区健康教育计划、实施社区健康教育计划、社区健康教育评价五个步骤。

(一)社区健康教育评估

社区健康教育评估(assessment of community health education)是健康教育者通过各种方式收集有关教育对象和环境的资料,了解教育对象的健康教育需求,为健康教育诊断提供依据。资料收集主要包括以下四个方面。

1. **教育对象**　为明确教育对象的健康教育需求,社区护士应重点收集的资料包括:

(1)一般情况:包括性别、年龄、职业、健康状况、生物遗传因素等。

(2)生活方式:包括吸烟、酗酒、饮食、睡眠、性生活、体育运动习惯等。

(3)学习能力:包括文化程度、学习经历、学习兴趣、学习的愿望、态度及心理压力等。

(4)对健康知识的认识和掌握情况:包括常见疾病相关知识、疾病预防的方法、服用药物的注意事项、不健康生活方式和生活习惯对疾病的影响等。

2. **教育环境**　包括生活环境、学习环境和社会环境。需要收集职业、经济收入、住房状况、交通设施、学习条件等资料。

3. **医疗卫生服务资源** 包括医疗卫生机构的数量与地理位置、享受基本医疗卫生服务的状况、卫生立法与卫生政策、社会经济状况等。

4. **教育者** 包括教育能力、教育态度、教育经验、教育水平等。

评估方式可分为直接评估和间接评估。直接评估包括观察、面谈、问卷调查、召开座谈会等方法;间接评估包括分析文献资料、查阅档案、询问亲朋好友、开展流行病学调查等方法。

(二)社区健康教育诊断

社区健康教育诊断(diagnosis of community health education)是指根据评估阶段收集的资料,分析社区存在的健康问题和社区居民的学习需要,从而确定健康教育问题。社区健康教育诊断包括以下两个环节:

1. **确定健康教育诊断** 可以分五个步骤完成:

(1)分析资料,列出社区居民现存或潜在的健康问题。

(2)分析健康问题对教育对象健康构成威胁的程度。

(3)分析开展健康教育可利用的资源。

(4)列出可以通过健康教育解决或改善的健康问题。

(5)找出与健康问题相关的行为、环境以及促进行为改变的因素。

2. **确定健康教育的优先项目** 优先项目是指能够反映群众最迫切需要,并且通过干预能达到最佳效果的项目。教育者可以根据其重要性、可行性、有效性来确定优先项目。

(三)制订社区健康教育计划

确定了社区健康教育诊断之后,即可以制订社区健康教育计划(planning of community health education)。健康教育者应以教育对象为中心,与其他社区卫生服务人员、社区基层组织领导以及教育对象共同磋商制订。计划的内容应包括以下几点:①教育的内容、目的、目标;②教育实施的时间、地点;③培训方案;④教育资料的选择或编写;⑤教育的形式;⑥教育的评价方式。

(四)实施社区健康教育计划

社区健康教育实施(implementation of community health education)是将计划中的各项措施转变为实践的过程。实施的过程是连续的、动态的,要注意实施的策略和方法,才能保证实施的效果,例如,做好组织协调,动员社会各界力量;做好质量控制,从反馈的信息中及时发现问题,随时对细节进行修改或补充。

按照一定的流程开展健康教育,可以提高实施的效率,保证健康教育的服务质量。《国家基本公共卫生服务规范(第三版)》对健康教育资料及宣传栏、公众健康咨询、健康知识讲座、个体化健康教育这些常见的健康教育形式,给出了具体的服务流程(见图 3-4),可以参照实施。

(五)社区健康教育评价

社区健康教育评价(evaluation of community health education)是对健康教育活动进行全面的监测、核查和控制,是保证社区健康教育成功的关键措施,贯穿教育活动的全过程。

1. **评价内容** 在评估阶段,评价资料收集的全面性;在诊断阶段,评价主要健康问题的准确性;在计划阶段,评价计划实施的可行性;在实施阶段,评价健康教育的有效性。

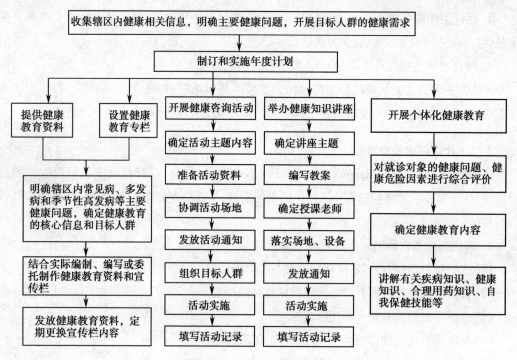

图 3-4 社区健康教育服务流程

2. 评价种类 社区健康教育评价包括过程评价和效果评价。①过程评价:包括对执行者、组织管理、制度和环境等的评价。其目的是评价社区健康教育活动是否按计划执行,及时发现问题,以便针对性地修正计划,保证目标的顺利实现;②效果评价:社区健康教育结束后,参照评价目标对教育活动进行全面回顾、检查、总结和改进,包括近期效果评价和远期效果评价。近期效果评价的重点在于参与者的知识、态度、行为的变化,远期效果评价着眼于目标人群健康状况乃至生活质量发生的变化。

3. 评价指标

(1)反映个体或群体卫生知识水平的指标:①卫生知识普及率=(社区内已达卫生知识普及要求人数/社区总人数)×100%;②卫生知识知晓率=(调查中对某种卫生知识回答正确人数/调查总人数)×100%。

(2)反映社区健康教育工作的指标:社区健康教育覆盖率=(社区内接收健康教育人数/社区总人数)×100%。

(3)反映个体或群体卫生习惯或卫生行为形成情况的指标:①健康行为形成率=(调查中形成某种健康行为的人数/调查总人数)×100%;②不良行为或习惯转变率=(某范围内已改变或纠正某种不良行为或习惯人数/该范围内原有某种不良行为或习惯人数)×100%。

(4)反映群体健康状况的指标:主要包括发病率、患病率、死亡率、人均期望寿命及儿童的生长发育指标等。

(5)工作指标:①发放健康教育印刷资料的种类和数量;②播放健康教育音像资料的种类、次数和时间;③健康教育宣传栏设置和内容更新情况;④举办健康教育讲座和健康教育咨询活动的次数和参加人数。

4. 评价方法 主要包括座谈会、家庭访问、问卷调查、流行病学调查、卫生知识小测验以及卫生统计方法等。

第二节　健康促进

健康促进主要是围绕重大卫生问题,针对重点场所、重点人群倡导健康的公共政策和支持性环境。自从 20 世纪 80 年代以来,世界各国纷纷把健康促进作为解决健康问题、改善全民健康的国家战略。

一、相关概念

（一）健康促进的概念

健康促进一词最早出现在 20 世纪 20 年代的公共卫生文献中,到了 20 世纪 80 年代,随着健康促进的不断发展,其概念也在逐步完善。

1986 年,在加拿大渥太华召开的第一届国际健康促进大会上,WHO 指出:"健康促进是促使人们维护和提高他们自身健康的过程,是协调人类与他们所处环境之间的战略,规定个人与社会对健康各自所负的责任"。美国健康教育学家 Lawrence W. Green 指出:"健康促进是指一切能促使行为和生活条件向有益于健康改变的教育与环境支持的综合体。"其中,教育是指健康教育,环境包括社会环境和自然环境等,而支持即指政策、立法、财政、组织、社会开发等各个系统。1995 年,WHO 西太区办事处发表的《健康新视野》(*New Horizons in Health*)中指出:"健康促进是指个人与其家庭、社区和国家一起采取措施,鼓励健康行为,增强人们改进和处理自身健康问题的能力"。2005 年,在曼谷举行的第六届全球健康促进大会上,《曼谷宪章》中指出:"健康促进是使人们能够对自身的健康及其决定因素加强控制,从而改善其健康的过程"。2013 年,在芬兰赫尔辛基召开的第八届全球健康促进大会上,明确提出"将健康融入所有政策",强调了人类的健康受社会、经济环境、个体因素和行为等的影响。

由此可见,健康促进(health promotion)是指运用行政或组织的手段,广泛协调社会相关部门以及社区、家庭和个人,使其履行各自对健康的责任,共同维护和促进健康的一种社会行为和社会策略。

相关链接	可持续发展中的健康促进
	2016 年 11 月 21 日~24 日,第九届全球健康促进大会在中国上海举行。大会由国家卫生计生委和 WHO 共同主办,上海市人民政府承办。大会主题为"可持续发展中的健康促进:人人享有健康,一切为了健康",顺应了世界健康发展新趋势。大会突出了健康促进与 2030 年可持续发展议程之间的重要关联,就如何将健康促进纳入国家可持续发展目标的政策,以及如何加快实现可持续发展目标,向各会员国提供指导。与会代表围绕"健康城市""跨部门行动""社会动员""健康素养"等主题进行研讨,通过了《上海宣言》《健康城市上海共识》等重要文件。其中,《上海宣言》将作为理论性文件指导下一阶段全球健康促进工作,推动健康促进理论和实践的发展。

（二）社区健康促进的概念

社区健康促进(community health promotion)是指在社区中,通过健康教育和环境支持等方式,改变个体、群体的行为和生活方式,降低发病率和死亡率,提高社区居民健康水平的活动。社区健康促进的两大构成要素是健康教育和环境支持系统。

（三）健康教育与健康促进的关系

健康教育和健康促进既紧密联系,相互影响,又各有目标,不能代替。两者的区别见表3-1。

表3-1 健康教育与健康促进的区别

比较项目	健康教育	健康促进
本质	通过教育,改变行为	强调行为改变,建立可持续的环境支持
内容	知识传播、技能训练	立法支持、政策支持、制度支持
方式	以教育为主的知识传播	全面整合,通过组织行为,营造支持性环境
特点	个人动员与社区参与 关注针对疾病危险因素的行为改变	社会动员,广泛的专业合作 关注针对健康危险因素的全方位干预措施
效果	个体健康水平的提高,但难以持久	个体、群体健康水平的提高,有持久性

二、健康促进相关理论

健康促进模式的理论有多种,其中应用最为广泛的当属美国著名健康教育学家 Lawrence W. Green 提出的格林模式。

格林模式又称 PRECEDE-PROCEED 模式,PRECEDE 是"predisposing, reinforcing, and enabling constructs in educational diagnosis and evaluation"的英文缩写,是指在教育诊断和评估过程中,运用倾向因素、强化因素及促成因素分析行为改变的影响因素,是健康教育干预前的阶段。PROCEED 是"policy, regulatory, and organizational constructs in educational and environmental development"的英文缩写,是指在执行教育和环境干预措施中运用政策、法规和组织手段,是实施和评价健康教育的阶段。

格林模式从结果入手追溯到最初起因,首先对影响健康的重要因素进行诊断,评估时注意把个体的行为改变和周围环境联系起来;然后,制订健康教育措施,此措施不仅强调教育对象的参与,而且将社会环境与教育对象的健康紧密联系起来,充分利用现有资源,改变教育对象的行为;最后,对健康教育的效果进行评价。因此,格林模式阐述了影响社区人群健康的诸多因素以及进行健康教育的基本步骤,已被广泛应用于健康教育项目的设计中。格林模式将健康促进计划分为两个阶段、九个步骤(见图3-5)。

（一）评估阶段（PRECEDE）

格林模式的第一阶段,也称诊断阶段,包括社会诊断、流行病学诊断、行为与环境诊断、教育与组织诊断、管理与政策诊断五个步骤。

1. 社会诊断 了解并确定社区人群的健康需求和生活质量,主要包括生活质量和社会环境评估两方面。生活质量受社会政策、社会服务、卫生政策和经济水平的影响。社会环境评估包括对社会政策、社会经济、社会文化、卫生服务等的评估。

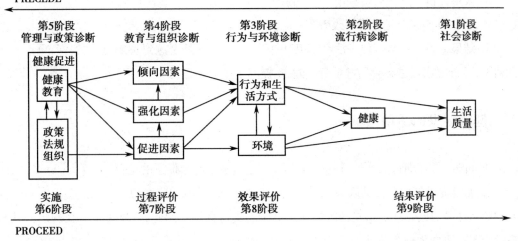

图 3-5　格林模式

2. 流行病学诊断　通过流行病学的调查,找出威胁社区人群生命与健康的主要问题及危险因素、健康问题的易感人群及其分布特征、疾病的三间分布规律、最敏感的干预措施、可能获得的预期效果等,为确定干预重点和目标人群提供依据。

3. 行为与环境诊断　明确区分导致健康问题的行为和环境因素,通过分析各因素的重要性和可变性,确定与健康问题相关的、可能成为干预目标的行为。

4. 教育与组织诊断　确定了要进行干预的行为后,分析其影响因素,从而制订健康促进干预策略。这些影响因素可以分为三类,即倾向因素、促成因素和强化因素,共同影响人们的健康行为。①倾向因素是产生某种行为的原因和动机,主要包括知识、态度、信念、价值观及对健康行为或生活习惯的看法;②促成因素是指促使某种行为的动机或愿望得以实现的因素,如技术和资源,包括保健设施、保健技术、交通工具、医务人员、政策法律、诊所、医疗费用等;③强化因素是激励或减弱某种行为发展和行为维持的因素,如通过奖励或惩罚使某种行为得以巩固或增强、淡化或消除,它强调的是卫生保健人员、同事、朋友、父母等重要人物的鼓励或反对。其中,倾向因素是内在动力,为行为改变提供理由或动机;促成因素是行为发生或改变的条件;强化因素是维持行为改变的重要手段。

5. 管理与政策诊断　判断、分析实施健康教育过程中行政管理方面的能力、相关资源和政策方面的优势与缺陷、实施计划的范围和组织形式等。如制订和执行计划的组织与管理能力、支持健康促进计划的资源以及条件(如人力、时间等)、有无进行健康促进的机构及其对健康促进的重视程度等。

（二）执行与评价阶段（PROCEED）

格林模式的第二阶段,包括健康促进计划的实施、过程评价、效果评价和结果评价四个步骤。

1. 健康促进计划的实施　在充分发挥政策、法规和组织的作用下,按照已经制订的计划来实施健康教育项目。

2. 过程评价　在实施过程中进行评价,着重于近期影响,主要包括:①知识、态度、信念等的倾向因素评价;②资源、技术等促成因素的评价;③行为的强化因素是否发生改变以及改变的程度;④是否制定改善环境的法规与政策。

3. 效果评价 对健康促进所产生的影响及短期效应进行及时的评价。主要评价行为目标是否达到、环境状况是否得到改善等。

4. 结果评价 当健康促进活动结束时,按照计划检查是否达到长期、短期目标,重点是长期目标,评价健康促进是否促进了身心健康,提高了生活质量。

三、健康促进的活动领域

首届国际健康促进大会通过的《渥太华宣言》确定了健康促进的主要活动领域。

1. 制定促进健康的公共政策 公共政策涉及多部门的政策、法规、制度,能创造有利于健康的政治环境、社会氛围,形成良好的促进健康的支持环境。因此,各级决策者在制定公共政策时应把健康作为一个重要考虑因素。卫生行政部门应评估政策可能带来的影响健康的后果。政府在实施公共政策时应投入必要的资金,广泛宣传,提高人们对政策的知晓率并促使其自觉执行。

2. 创造支持性环境 支持性环境包括社会、经济、文化、政治等环境。创造健康的支持性环境是改变不良健康行为的重要条件,将对健康产生良性影响。政府应做到:①改善社会环境,包括改善生活习惯、生活方式、文化传统、人际关系、工作环境等;②改善政治环境,包括民主决策、责任下放、维护人权与和平、合理分配资源等;③维持良好的经济保障,合理开发、利用健康促进资源等。

3. 强化社区行动 社区是开展健康促进的重要场所,社区参与行动是健康促进的主要内容。赋予社区居民当家做主、积极参与活动、主宰自己命运的权利,充分调动社区力量,挖掘社区资源,发现社区的健康问题,通过改善社区居民的生活、工作环境,增强自我保健意识和能力等措施,最终解决社区健康问题,提高社区居民的健康水平。

4. 发展个人技能 个人技能主要包括健康知识、生活技能、应对健康问题的能力等。通过健康教育等方式提高人们维持健康的责任感,强化采取健康促进行为的能力,使人们能更有效地维护自身的健康和生存环境,做出有利于健康的选择。

5. 调整卫生服务方向 调整卫生服务方向就是根据新的健康需求,调整卫生服务机构的结构和职能。改变以医院为基础、以医疗为中心的卫生服务体系,克服重治疗轻预防的状况,建立以健康为中心、以社区为基础、与居民密切联系的卫生服务体系,从而使有限的卫生资源得到合理利用,满足社区居民的健康需求。

四、健康促进的基本策略

1986 年发布的《渥太华宣言》明确提出健康促进活动的基本策略。

1. 倡导 是指提出有益的观点或主张,并尽力争取他人支持的一种社会活动。为了满足人们的健康需求,倡导卫生领域和非卫生部门共同制定政策,开展有利于健康的行动,并把健康作为政策与经济发展的一部分,建立支持性环境,使群众更容易做出选择,倡导群众关注健康。

2. 赋权 是指提高人们能力的过程,这些能力包括辨识健康影响因素的能力、做出正确选择的能力等。通过赋权,人们充分发挥各自健康的潜能,主动学习正确的健康观念、科学的知识和可行的技能,把健康权掌握在自己手里,这也是实现卫生服务资源合理分配的基础。

3. **协调** 即控制影响健康的相关因素。为了实现人人健康的目标,政府机构、卫生部门、社会其他部门、非政府和志愿者组织、地方权威机构、企业、社区、家庭和个人都应该参与进来,组成强大的健康联盟和社会支持体系,共同协作,实现健康目标。

五、社区健康促进的内容

社区健康促进的内容主要包括以下三个方面。

1. **健康教育** 通过传媒和教育的方法,向人们普及健康知识,强化人们的健康意识,促使人们采纳有益于健康的行为和生活方式,改善人们的健康状况。

2. **健康保护** 通过立法、制订政策等行政措施,消除和控制环境中的危险因素,保护个体和群体免受环境的危害,形成有利于健康的环境。

3. **预防性卫生服务** 通过提供疾病预防、健康保护的各种支持和服务,预防疾病的发生。

(张 锋)

学习小结

本章阐述了健康教育、社区健康教育、健康促进、社区健康促进的概念及相关内容,介绍了健康教育和健康促进的代表性理论:知-信-行模式、健康信念模式、行为改变阶段模式、格林模式,阐述了在社区开展健康教育的程序、内容和形式,以及健康促进的活动领域、基本策略和内容。

学生通过本章内容的学习,能够识记健康教育、社区健康教育、健康促进、社区健康促进的概念,社区健康教育的对象、内容、形式,健康促进的活动领域、基本策略,社区健康促进的内容。理解健康教育和健康促进的相关理论,并能够运用相关理论开展社区健康教育活动和健康促进。

复习思考题

1. 某社区 60 岁以上人口 1003 人,占社区总人口的 24.5%,他们的主要经济来源为工资和退休金。社区老干部活动中心提供台球、乒乓球、简单乐器等娱乐器材。社区内有两处露天体育锻炼设施,但部分设施陈旧,利用率低。60 岁以上居民中许多人患有慢性病,其中高血压患病率为 24%,冠心病为 13%,高血脂为 10%,糖尿病为 9%,脑卒中为 3%。社区卫生服务中心为慢性病患者建立了健康档案,记录了患者的就诊情况,追踪管理慢性病患者。社区卫生服务中心不定期举行讲座,向社区居民宣传健康保健知识,发盐勺和油勺等,但居民反映,很多人都不用。请问:

(1)如何在该社区对居民开展健康教育?

(2)社区护士进行健康教育的主要内容是什么?

2. 某市郊区一新建社区,部分工程尚未完工,生活配套设施尚不完善,菜市场正在建设中,环境质量较差。对该社区居民的普查结果显示:老年人和儿童缺钙现象严重。请以格林模式为理论基础,针对该社区的老年人和儿童缺钙问题制订一份健康促进计划。

第四章　社区健康管理

4

学习目标

掌握	健康管理的概念、内容；健康危险因素的概念、影响健康的危险因素；个人健康档案的内容。
熟悉	健康危险因素评价的概念、步骤；建立社区健康档案的目的；社区居民健康档案的建立、管理及应用。
了解	健康管理的特点、发展；社区健康档案的概念。

社区健康管理是以社区为范围,社区卫生服务机构为主体,社区医护人员为骨干,社区居民为服务对象,对健康危险因素进行全面监测、评估和干预的过程。社区护士通过建立居民健康档案、跟踪个人健康状况、提供健康教育、干预健康危险因素等方式,充分利用各种医疗卫生资源,为社区居民提供健康管理服务,提高社区居民的健康水平和生存质量。

第一节　健康管理

社区护士是社区健康管理的主要践行者,在社区居民健康管理工作中发挥着重要作用。因此,社区护士应了解健康管理的基本概念、特点、服务内容等相关知识,以便更好地为社区人群健康提供优质的护理服务。

一、相关概念

(一)健康管理的概念

健康管理(health management)是以现代健康概念和新的医学模式以及中医治未病的理念为指导,采用现代医学和现代管理学的理论、技术、方法和手段,对个体或群体的整体健康状况及影响健康的危险因素进行全面建档、监测、评估、有效干预与连续跟踪服务的管理过程。

由此可见,健康管理是一种医学服务,健康管理的实施者是医务工作者,服务对象包括健康人群、亚健康人群以及慢性非传染性疾病的患病人群,健康管理的重点是健康风险因素的干预和慢性非传染性疾病的管理。

(二)健康危险因素的概念

健康危险因素(health risk factors)是指能使疾病或死亡发生的可能性增加的诱发因素,或者能使健康不良后果发生概率增加的因素。健康管理的核心是对健康危险因素的管理,具体来说是对健康危险因素的识别、评估和干预。

健康危险因素包括:生物因素、心理因素、环境因素、行为与生活方式、医疗卫生服务体系。

1. **生物因素**　生物因素是影响机体健康的决定性因素。主要包括:①生物性致病因素,如病原性微生物感染引起传染性疾病、寄生虫病和感染性疾病;②遗传因素,如糖尿病、血友病、高血压等疾病均与家族遗传因素关系密切;③个体生物学特征,如年龄、种族、性别等因素与某些疾病的易感性有关。

2. **心理因素**　心理因素是个体通过情绪和情感的变化影响机体的健康。积极的情绪有助于机体增强抵抗力,促进健康;相反,个体长期处于消极的情绪状态会引起机体内分泌系统功能失调,免疫功能降低,组织器官的代谢功能下降,导致疾病或增加疾病发生的危险性。

3. **环境因素**　环境是人类赖以生存和发展的基础,人类很多健康问题都与自然环境和社会环境中某些因素有关。自然环境中的食品污染、水源污染、空气污染等威胁着人类的健康。社会环境中的政治制度、法律、经济、教育、科技发展等因素与健康密切相关,良好的社会环境有利于人类健康的维护和促进。

4. **行为与生活方式** 良好的行为与生活方式,如合理均衡膳食、适量运动等,可使机体处于良好的健康状态;不良的行为与生活方式,如缺乏锻炼、暴饮暴食、吸烟酗酒等,已成为危害现代人类健康的主要因素。

5. **医疗卫生服务体系** 医疗卫生服务体系中存在危害健康的因素,如初级卫生保健网络不健全、医疗卫生资源配置不合理、医疗保健制度不完善等因素,可以直接影响人的健康。

上述影响健康的危险因素之间相互关联、相互作用,共同影响人类的健康。WHO 对人类的主要死因调查结果显示:行为与生活方式占 60%、环境因素占 17%、生物遗传因素占 15%、医疗卫生服务因素占 8%。由此表明,行为与生活方式是影响人们健康的主要危险因素。行为与生活方式是可以改变的健康危险因素,是健康管理中健康教育和干预的重点。年龄、性别、种族和遗传等健康危险因素是不可改变的,不同的年龄、性别、民族、种族和家族中患病的风险存在很大的差异。因此,这些危险因素对疾病风险的预测有重要的临床指导意义。

二、健康管理的特点

1. **标准化** 健康管理服务的标准化是建立在循证医学、循证公共卫生标准,以及学术界已经公认的疾病预防和控制指南与规范上的。健康信息的标准化是对个体和群体健康进行科学管理的基础,是准确评估和有效干预健康问题的前提。

2. **量化** 量化是指健康监测指标和评价指标的客观化、具体化。健康管理的量化有助于准确评估个体和群体健康状况和健康危险因素之间的关联程度,从而合理归因,对症干预。

3. **个体化** 针对不同个体或群体开展不同的健康服务项目。健康管理过程中的健康干预是个性化的,根据个体或群体不同的健康危险因素,由健康管理师进行个性化指导,设定个体目标,并动态跟踪效果。

4. **系统化** 是对健康监测、健康危险因素评价和健康干预过程实施系统化管理,即对个体或群体的健康状况及其健康危险因素进行全面建档、整体监测、关联干预的连续性跟踪服务的管理过程。

三、健康管理的发展

(一)健康管理国际发展背景及趋势

健康管理最早出现于保险行业,在 20 世纪 50 年代末期,由美国最先提出此概念,其核心内容是医疗保险机构通过对其医疗保险客户(疾病患者或高危人群)开展系统的健康管理,达到有效控制疾病的发生和发展,显著降低出险概率和实际医疗支出,从而减少医疗保险赔付损失的目的。随后,英国、德国、日本等发达国家也积极效仿和实施。人口老龄化程度的日益加剧和慢性病疾病负担不断增长导致医疗费用持续上升,对国家经济和社会发展构成了威胁和挑战,20 世纪 90 年代,健康管理开始作为一种医疗保健消费战略在美国、德国、英国等国家实施。在学术方面,近几十年来公共卫生学和流行病学关于健康风险、循证医学及健康干预的大量研究,以及管理科学和健康教育学的发展,为健康管理的起步提供了理论和实践基础。此外,互联网的出现和信息产业的迅速发展,拓展了健康管理的发展空间。

（二）健康管理国内发展背景及趋势

受美国、日本等发达国家健康产业和健康管理发展的影响,2000年以后,我国从健康体检开始,逐渐兴起健康管理。随着国民健康意识和健康需求的进一步提高,发达国家的健康管理理念、模式、技术与手段的传入,相关产品技术的研发和应用迅速发展,我国健康管理逐渐成为健康服务领域的新兴朝阳产业。2005年,国家将健康管理师列为新职业;2007年,国家制订了健康管理师国家职业标准;2009年,卫生部职业技能鉴定指导中心组织专家编写健康管理师培训教材、组建试题库,并承担国家职业资格的鉴定和考核工作,这标志着我国健康管理专业人员的培训逐步走上正轨。在此期间,国内成立了健康管理相关学术机构,如中华医学会健康管理分会、中华预防医学会健康风险评估与控制专业委员会等;2007年,《中华健康管理学杂志》创刊发行;健康管理学教材陆续出版,国内部分高校成立健康管理学专业,为健康管理事业的发展提供人才保障。2013年10月,在《国务院关于促进健康服务业发展的若干意见》中,国家首次明确提出将健康管理与健康促进纳入健康服务体系,拟到2020年,基本建立覆盖全生命周期、内涵丰富、结构合理的健康服务体系。这是我国健康服务业发展的纲领性文件,明确了包括健康管理在内的健康服务业的未来发展方向和广阔前景。

四、健康管理的内容

健康管理包括三个基本内容:健康监测、健康危险因素评价、健康干预。

（一）健康监测

健康监测(health surveilance)是对个体或群体的健康危险因素进行不间断和定期的观察,及时掌握其健康状况和疾病发展进程。健康监测是开展健康管理工作的基础。健康监测的内容包括建立健康档案、动态健康监测、干预效果评价和专项健康管理服务。

1. 建立健康档案 个人健康档案的内容应与卫生行政部门制订的规范相统一,包括一般信息、健康状况、家族疾病史、疾病相关信息(就诊、诊断、体格检查、辅助检查)和生活方式等内容。

2. 动态健康监测 通过定期健康体检和健康咨询等形式对服务对象进行健康监测,确保健康管理师及时掌握服务对象的健康状况,进行有效沟通、指导,干预健康危险因素和控制疾病进展。

3. 干预效果评价 针对前一周期健康管理循环中的干预结果和预期目标进行比较,评价干预效果,不断完善健康指导计划。

4. 专项健康管理服务的健康监测 主要是针对社区中高血压、2型糖尿病等患者开展专项健康管理。这些特定患病人群的健康检测指标依据其专项内容或特定疾病特点设计,监测频率和形式也应根据管理的具体要求制订。

（二）健康危险因素评价
1. 健康危险因素评价的概念

健康危险因素评价(health risk factors appraisal)是研究健康危险因素与慢性非传染性疾病发病及死亡率之间数量依存关系及其规律性的一种技术方法。它是社会医学研究领域对个体和群体健康进行评价的一种方法,其目的是研究人们存在的健康危险因素对疾病发生发展的影响程度,从而有效干预人们不健康的生活行为方式,降低健康危险因素在疾病死亡中的作用,延长寿命,提高生活质量,促进健康。健康危险因素评价是健康管理的核心。

2. 健康危险因素评价的具体步骤

(1)收集当地年龄别、性别和疾病别、死亡率资料:通过死因报告和疾病监测获得有关资料,或通过回顾性调查获得人群患病率和死亡率资料。一般选择当地该年龄组最重要的具有确定危险因素的10~15种疾病列为评价对象。该资料用来作为当地同年龄、同性别死亡率的平均水平,评价时作为比较标准。

(2)收集个人危险因素资料:确定所要研究的疾病后,通过问卷调查、自填问卷等方式收集评估者存在的环境、生活行为方式、医疗卫生服务等方面危险因素的资料。还可以通过询问病史、体格检查和实验室检查提供相关信息资料。

(3)将危险因素转换成危险分数:是指危险因素与死亡率之间的数量依存关系,通过危险分数转换实现。只有将危险因素转换成危险分数,才能对危险因素进行定量分析。生物统计学家 H. Geller 和健康保险学家 N. Gesner 根据危险因素与死亡率之间存在的函数关系,通过多元回归分析计算两者之间的定量关系,编制成 Celler-Gesner 表。可以参考该表,并邀请专家结合具体情况给出经验指标。

危险分数=1,个体发生某种疾病死亡的概率相当于当地人群死亡率平均水平;

危险分数>1,个体发生某种疾病死亡的概率大于当地人群死亡率平均水平;

危险分数<1,个体发生某种疾病死亡的概率小于当地人群死亡率平均水平;

危险分数越高,发生某种疾病死亡的概率越大。

(4)计算组合危险分数:流行病学调查研究结果表明,一种危险因素可能对多种疾病产生作用;多种危险因素对同一种疾病产生联合作用,这种联合作用对疾病的影响程度更严重。因此,当多种危险因素并存时,需要计算组合危险分数。计算方法:①计算相加项:将危险因素大于1.0的值分别减去1.0后的剩余值作为相加项,然后相加;②计算相乘项:对等于或小于1.0的各项危险分数值作为相乘项,进行相乘;③计算组合危险分数:将相加项之和与相乘项之积相加,得到该疾病的组合危险分数。计算时应注意,当疾病的相关危险因素只有一项时,组合危险分数等于该危险因素的危险分数。

(5)计算存在死亡危险:是在某种组合危险分数下,患某病死亡的预期死亡率。存在死亡危险说明在危险因素单独或联合作用下,某种疾病可能发生死亡的危险程度。计算公式:存在死亡危险=平均死亡概率×该疾病组合危险分数。

(6)计算评价年龄:依据年龄和死亡率之间的函数关系,从死亡率推算得出的年龄值,就是评价年龄。计算方法:①将各种死亡原因的存在死亡危险因素相加,得出总的存在死亡危险;②用总的存在死亡危险的值去查健康评价年龄表,得出评价年龄。

(7)计算增长年龄:又称达到年龄,是指通过努力降低危险因素后可能达到的预期年龄。即根据存在的危险因素,提出可能降低危险因素的措施后按相同步骤计算出的评价年龄。计算方法:①根据评价对象存在危险因素的性质和程度,建议其改变可能降低的危险因素;②根据改变后的危险因素计算新的危险分数;③计算新的组合危险分数;④计算新的存在死亡危险;⑤计算新的总存在死亡危险;⑥计算新的评价年龄,即为增长年龄。

（8）计算危险因素降低程度：是指评价对象采纳医生的建议后消除了存在的危险因素，存在死亡危险可以降低的程度，用存在死亡危险降低的百分比表示。计算公式：存在死亡危险降低的百分比＝［（存在死亡危险－新存在死亡危险）／总存在死亡危险］×100%。

3. 健康危险因素评价的应用

（1）个体评价：是通过比较评价对象的实际年龄、评价年龄和增长年龄三者之间的差别，评价危险因素对寿命可能损害的程度，以及降低危险因素后寿命可能延长的程度。评价年龄大于实际年龄，则表示评价个体存在的危险因素高于平均水平，即死亡概率可能高于当地同年龄、同性别组人群的平均水平，反之则低。增长年龄和评价年龄的差数，表示评价个体接受医生建议并采取降低危险因素的措施后可能延长寿命的年数。

根据实际年龄、评价年龄和增长年龄三者之间不同的量值，个体评价结果分为四种类型：①健康型：个体评价年龄小于实际年龄，说明评价个体存在死亡危险低于当地的平均水平；②自创性危险因素型：个体评价年龄大于实际年龄，且评价年龄与增长年龄之差较大，说明评价个体存在死亡危险高于当地的平均水平，危险因素多是自创性的，通过纠正偏离行为，可以较大程度地延长预期寿命；③难以改变的危险因素型：个体的评价年龄大于实际年龄，但是评价年龄与增长年龄之差较小，说明评价个体存在死亡危险高于当地的平均水平，危险因素主要来自既往疾病或遗传因素，不易改变；④一般性危险型：个体的评价年龄接近实际年龄，说明评价个体存在死亡危险相当于当地的平均水平，危险因素接近于轻微危险程度，降低危险因素的可能性有限。

（2）群体评价：是在个体评价的基础上进行的，包括以下三方面：

1）人群的危险程度评价：在评价不同人群存在的危险程度时，根据不同人群危险程度的性质分为健康组、危险组和一般组三种类型。一般情况下，某人群处于危险组的人数越多，则危险程度越高。如果进一步对不同性别、年龄、文化、职业、经济水平的人群存在的危险程度进行分析，有助于找出疾病防治的重点对象。

2）危险因素的属性分析：危险因素分为难以消除的危险因素和可以消除的危险因素两类。与人们不良行为生活方式有关的危险因素，属于自创性的危险因素，个体通过建立健康的行为生活方式可以降低或消除。计算可以消除的危险因素和生物遗传等难以消除的危险因素之间的比例，可以估计健康促进等干预措施提高人群健康水平的预期效果。

3）分析危险因素对健康的影响：通过分析多种危险因素对预期寿命可能影响的程度，发现哪一种危险因素对人群健康的影响最大。分析方法是将评价对象在清除了某一项危险因素后算得的评价年龄与增长年龄的差值作为单项危险强度，将存在这一单项危险因素者在评价人群中所占的比重作为危险频率，进而得出危险程度指标，以反映该危险因素对人群健康可能产生的影响及其程度。值得注意的是，某一危险因素对人群健康的影响程度，不但取决于危险因素可能影响预期寿命的大小，而且与危险因素在人群中的分布范围密切相关。例如，有些危险因素虽然对预期寿命影响比较大，但这一因素在人群中的分布范围有限，其对人群总体的危险程度不严重；反之，有些危险因素虽然对预期寿命影响比较小，但是这一因素在人群中的分布范围广泛，其危险性更应值得重视。

（三）健康干预

健康干预（health intervention）是在明确服务对象患病的危险性和疾病危险因素分布的基

础上,制订健康行为指导计划,针对不同健康危险因素实施个性化的干预措施,以达到疾病控制和健康促进的目的。

1. **制订健康干预计划** 根据评价对象健康危险因素评价结果中存在的危险因素,制订降低危险因素的预期控制目标和具体干预措施。

2. **实施健康干预** 依据制订的健康管理干预计划和方案,通过多种形式指导和帮助个体或群体采取健康行为,纠正不良的行为生活方式,控制健康危险因素,实现健康管理计划的目标。健康干预措施包括:治疗性生活方式干预、膳食干预、药物干预、心理干预、运动干预、健康教育干预等。

3. **跟踪健康干预** 健康管理师通过电话、互联网、短信、微信平台、上门服务等形式定期与服务对象保持联系,及时掌握服务对象的健康状况和健康干预执行情况,以便调整和修改健康干预计划。

4. **评价健康干预效果** 经过一段时间健康管理后,对个体或群体开展阶段性和年度性效果评价,包括单项干预和综合性干预效果评价、干预前后生活方式改善评价和行为因素改善评价等。

健康管理是一个长期的、连续的、周而复始的过程,即在实施健康干预措施后,需要评价效果、调整计划和干预措施。健康管理可以通过互联网的服务平台及相应的用户端计算机系统实施,也可以通过手机等现代化通讯手段互动实现。

相关链接　　　　健康管理师

　　　　健康管理师是从事个体和群体健康的监测、分析、评估以及健康咨询、指导和危险因素干预等工作的专业人员。2005 年,我国劳动和社会保障部将健康管理师确定为新职业。健康管理师的工作内容包括采集和管理健康信息、评估健康状况和疾病危险性、进行健康咨询与指导、制订健康促进计划、进行健康维护、进行健康教育和推广、进行健康管理技术研究与开发、进行健康管理技术应用成效评估。按照国家职业资格等级标准,由低到高相应设置了健康管理师三级、二级、一级共三个职业等级。

第二节　社区居民健康档案的管理

　　社区居民健康档案的建立是国家基本公共卫生服务的重要内容,是社区医疗卫生服务机构为居民提供健康管理的依据。只有通过建立完整、翔实的健康档案,社区卫生工作者才能正确评估居民的健康状况,提供优质的、综合的、连续的社区卫生服务。

一、社区居民健康档案的概念

　　社区居民健康档案(community health record)是记录社区内居民个人、家庭及群体健康信息的系统性文件,是居民健康管理(疾病防治、健康保护、健康促进等)过程的规范、科学记录。建立社区居民健康档案并进行动态管理是社区护士的工作内容之一。

社区居民健康档案根据不同的范畴,分为个人健康档案、家庭健康档案和社区健康档案,其中,个人健康档案在社区卫生服务工作中的应用最为广泛;根据不同的形式,分为纸质健康档案和电子健康档案两种类型。

二、建立社区居民健康档案的目的

目前,社区居民健康档案以居民个人健康信息为核心,是居民健康管理的基础信息资源。建立居民健康档案是社区卫生服务的基础性工作。通过对社区健康信息的管理,医护人员可以掌握居民个人、家庭、群体的健康状况,开展有效的社区卫生服务。

1. 有利于掌握社区居民的健康现状和发展变化 社区居民健康档案的资料来自于社区卫生服务过程的记录,涵盖了各种健康相关因素,并动态记录了疾病或潜在健康问题的变化。通过健康档案,医护人员可以掌握社区居民健康一般状况、现状及健康发展变化趋势。

2. 为实施连续、综合、有效的社区医疗卫生服务提供基础 健康档案的建立为医护人员全面了解居民和家庭的健康问题,并做出正确临床决策提供重要基础,从而针对性开展社区卫生服务工作、及时诊断、正确处理并有效预防社区个人、家庭和群体的健康问题。

3. 为评价社区卫生服务的质量和水平提供依据 客观、全面的社区居民健康档案资料能够监测居民连续、动态的健康管理状态,在一定程度上反映出一个社区卫生服务机构医疗护理服务的质量和技术水平。

4. 为开展全科医学和社区护理学教学与科研提供资源 系统完整的健康档案记录涵盖了社区及其居民的健康信息,是社区护理教学与科研良好的素材和信息资料。

5. 作为社区卫生服务工作的医疗法律文书 规范的社区居民健康档案是处理社区医疗护理纠纷的法律依据。

三、社区居民健康档案的基本内容

在社区使用的居民健康档案包括个人健康档案、家庭健康档案和社区健康档案。2017 年,国家卫生计生委出台了新版《国家基本公共卫生服务规范》,明确了城乡居民个人健康档案的内容,并要求实施计算机网络化管理。

(一)个人健康档案

个人健康档案是记录一个人从出生到死亡整个过程中,其健康状况的发展变化情况以及所接受的各项卫生服务记录的总和。社区居民健康档案以个人健康档案为主,基本内容包括:居民健康档案封面、个人基本信息、健康体检、重点人群健康管理记录和其他医疗卫生服务记录。

1. 居民健康档案封面 编号、居民姓名、现住址、户籍住址、联系电话等信息。

2. 个人基本情况 ①人口学基础资料:姓名、性别、出生日期、婚姻状况、职业、医疗费用支付方式等;②基本健康信息:既往史、家族史、遗传病史、残疾情况等;③生活环境:厨房排风设施、燃料类型、饮水、厕所等。

3. **健康体检** 一般健康检查、生活方式、健康状况及疾病用药情况、健康评价等信息。

4. **重点人群健康管理记录** 0~6岁儿童、孕产妇、老年人、慢性病患者、严重精神障碍患者、肺结核患者等人群的健康管理记录。

(1)0~6岁儿童健康管理记录:①新生儿家庭访视记录;②1~8月龄儿童健康检查记录;③12~30月龄儿童健康检查记录;④3~6岁儿童健康检查记录。

(2)孕产妇健康管理记录:①第1次产前检查服务记录;②2~5次产前随访服务记录;③产后访视记录;④产后42天健康检查记录。

(3)老年人健康管理记录:老年人生活自理评估记录。

(4)慢性病患者健康管理记录:①高血压患者随访服务记录;②2型糖尿病患者随访服务记录。

(5)严重精神障碍患者健康管理记录:①严重精神障碍患者个人信息补充记录;②严重精神障碍患者随访服务记录。

(6)肺结核患者健康管理记录:①肺结核患者第一次入户随访记录;②肺结核患者随访服务记录。

(7)中医药健康管理记录:①老年人中医药健康管理记录;②儿童中医药健康管理记录,包括6~18月龄中医药健康管理记录、24~36月龄中医药健康管理记录。

5. **其他医疗卫生服务记录** 接诊、转诊、会诊记录等信息。

(二)家庭健康档案

家庭健康档案是以家庭为单位,记录家庭成员、家庭健康状态及其动态变化的系统性信息资料。家庭健康档案的内容包括家庭基本资料、家庭评估资料和家庭主要健康问题等。

1. **家庭基本资料** 家庭基本资料置于家庭健康档案的首页,主要包括一般资料和家庭环境资料两项内容。其中,一般资料包括家庭住址、家庭成员人数和家庭成员的个人基本资料;家庭环境资料包括居住环境、厨房及卫生设施、家用设施等物理环境资料(见表4-1)。

2. **家庭评估资料** 包括家庭功能、家庭结构、家庭内外资源、家庭生活周期等内容。应用家庭评估方法和工具可以收集、整理的资料可以作为家庭档案的基本资料保存。例如,家系图可以用绘图的方式简明地表示家庭结构、家庭疾病发生情况、家庭成员社会关系等。

3. **家庭主要健康问题** 包括发现健康问题的时间、出现健康问题的家庭成员姓名、主要健康问题、处理措施、问题进展情况等(见表4-2)。可用"SOAP"方式进行问题描述,其中,S表示主观资料(subjective data),O表示客观资料(objective data),A表示对健康问题的评估(assessment),P表示健康问题的处理计划(plan)。

2016年,国务院出台的《关于印发推进家庭医生签约服务指导意见的通知》提出要开展家庭医生签约服务,这将促进家庭健康档案的完善和规范。

(三)社区健康档案

社区健康档案是以社区为范围,记录社区卫生资源、社区主要健康问题、社区居民健康状态,评估社区特征及健康需求的信息资料。通过建立社区健康档案,掌握社区人群的疾病谱、患病率、健康危险因素等相关信息,做出社区卫生诊断,进而针对社区健康问题制订并实施相应的健康教育与健康促进计划。虽然目前社区健康档案没有统一的范本,但是,完整的社区健康档案的内容应包括以下四个部分:

表 4-1 家庭基本资料

建档日期			家庭档案编号				
建档单位			建档医生			建档护士	
户主姓名				户主电话			
家庭人口数		人		现住人口数		人	
家庭住址							
家庭总收入（元/年）				家庭总支出（元/年）			
房屋结构	楼房（___层___间___m² ） 平房（___间___m² ）		人均面积		___m²	环境（采光、通风、保暖）	
燃料类型	1 液化气 2 煤炉 3 天然气 4 沼气 5 柴火 6 其他						
厨房排风设施	1 无 2 油烟机 3 换气扇 4 烟囱						
饮水	1 自来水 2 经净化过滤的水 3 井水 4 河湖水 5 塘水 6 其他						
厕所	1 卫生厕所 2 一格或二格粪池式 3 马桶 4 露天粪坑 5 简易棚厕						
禽畜栏	1 无 2 单设 3 室内 4 室外						

家庭成员信息	序号	姓名	与户主关系	出生日期	性别	职业	文化程度	婚姻状况	备注
	1								
	2								
	3								
	4								

表 4-2 家庭主要健康问题

序号	姓名	发生日期	主要健康问题	处理措施	问题进展情况

1. **社区基本资料** 包括社区自然环境、人口数量与构成、经济、文化和组织状况等。

2. **社区卫生服务资源** 包括社区卫生服务机构的基本情况、社区卫生人力资源的数量和构成状况。

3. **社区卫生服务状况** 包括门诊、转诊、会诊、家庭访视、居家护理、住院等统计资料。

4. **社区居民健康状况** 包括社区居民患病资料、社区死亡资料、社区居民健康危险因素评估。

四、社区居民健康档案管理

为了使社区健康档案能够真实、完整地反映社区居民的健康状况,建立健全规范的社区居民健康档案管理制度非常必要。2017 年第三版《国家基本公共卫生服务规范》对社区居民健康档案的建立、使用、管理各环节提出了具体的要求(见图 4-1,图 4-2)。

电子健康档案是人们在健康相关活动中直接形成的具有保存备查价值的电子化历史记录。它是存储于计算机系统之中,面向个人提供服务,具有安全保密性能的终身个人健康档案。健康档案的信息主要来源于医疗卫生服务记录、健康体检记录和疾病调查记录,并将其进行数字化存储和管理。电子健康档案中的个人健康信息包括基本信息、主要疾病和健康问题摘要、主要卫生服务记录等内容。实行标准化管理的五类电子健康档案分别是:个人基本健康信息档案、疾病控制档案、妇幼保健档案、医疗服务档案、社区卫生档案。建立统一、规范的电子健康档案,有助于实现医疗机构间的信息互联互通,健康信息共享,方便群众看病就医。

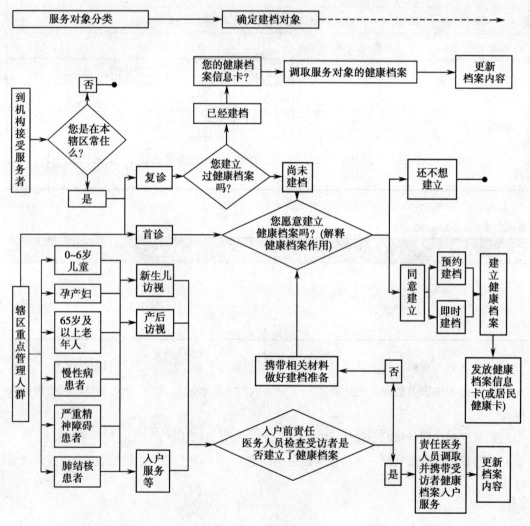

图 4-1　确定建档对象流程图

（一）健康档案的建立

我国社区居民健康档案的建立在卫生行政部门统一领导下由城乡基层医疗卫生机构具体负责实施。健康档案的建立内容包括以下四个方面:

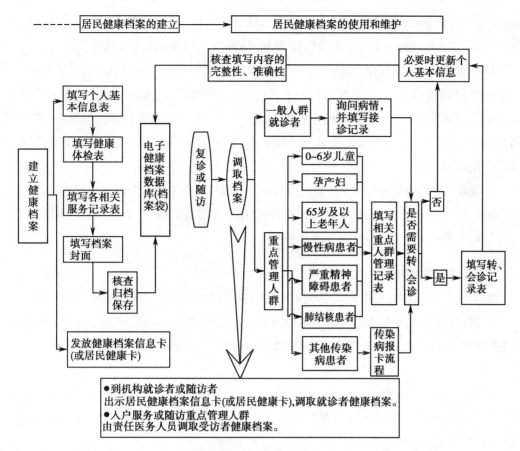

图4-2　居民健康档案管理流程图

1. 确定建档服务对象　辖区内常住居民(指居住半年以上的户籍及非户籍居民),以0~6岁儿童、孕产妇、老年人、慢性病患者、严重精神障碍患者和肺结核患者等人群作为重点建档对象。

2. 选择建档方式　建立健康档案的方式有两种:一是辖区居民到乡镇卫生院、村卫生室、社区卫生服务中心(站)接受服务时,由医务人员负责为其建立居民健康档案;二是乡镇卫生院、村卫生室、社区卫生服务中心(站)组织医务人员通过入户服务(调查)、疾病筛查、健康体检等多种方式为居民建立健康档案。

3. 填写健康档案信息　医护人员为同意建档的居民填写健康档案相关记录表单,装入居民健康档案袋统一存放。居民电子健康档案的数据存放在电子健康档案数据中心。

4. 发放健康档案信息卡　医护人员建立健康档案时填写并发放居民健康档案信息卡。建立电子健康档案的地区,为服务对象发放居民健康卡,代替居民健康档案信息卡,作为电子健康档案进行身份识别和调阅更新的凭证。

(二)健康档案的管理

社区卫生服务机构必须建立居民健康档案管理制度,以保证健康档案质量,确保及时整理归档和对健康档案进行动态维护及有效应用。

1. 健康档案的分级管理　乡镇卫生院、村卫生室、社区卫生服务中心(站)负责首次建立居民健康档案、更新信息、保存档案;其他医疗卫生机构负责将相关医疗卫生服务信息及时汇总、更新至健康档案;各级卫生计生行政部门负责健康档案的监督与管理。

2. 健康档案的规范使用　记录内容应齐全完整、真实准确、书写规范、基础内容无缺失。

各类检查报告单据和转诊会诊的相关记录应粘贴留存归档,如果服务对象需要可提供副本。已建立电子版化验和检查报告单据的机构,化验及检查的报告单据交居民留存。

3. 健康档案的归档保存 居民纸质健康档案装入档案袋按编码归档保存,电子档案存放在电子健康档案数据中心,指定专(兼)职人员负责健康档案管理、维护工作。编码采用17位编码制,以国家统一的行政区划编码为基础,以村(居)委会为单位,编制居民健康档案唯一编码。健康档案放置于专门的保管设施中,按照防盗、防晒、防高温、防火、防潮、防尘、防鼠和防虫等要求妥善保管。

4. 健康档案的质量管理 卫生计生行政部门定期对各地建档工作情况进行监督,对工作的完成度、档案的完整度和准确性进行评价,将健康档案建立的数量、质量和居民满意度纳入考核范围,科学核定建立健康档案经费补助标准等。

(三)健康档案的应用

2017年第三版《国家基本公共卫生服务规范》对居民健康档案的使用提出了具体的要求。

1. 居民到社区门诊复诊时健康档案的应用 已建档居民到乡镇卫生院、村卫生室、社区卫生服务中心(站)复诊时,在调取其健康档案后,由接诊医生根据复诊情况,及时更新、补充相应记录内容。

2. 医护人员入户随访时健康档案的应用 社区医护工作人员入户开展医疗卫生服务时,应事先查阅服务对象的健康档案并携带相应表单,在服务过程中记录、补充相应内容。已建立电子健康档案信息系统的机构应同时更新电子健康档案。

3. 居民转诊、会诊时健康档案的应用 对于需要转诊、会诊的服务对象,由接诊医生填写转诊、会诊记录。

4. 健康档案的记录 健康档案所有的服务记录由责任医护人员或档案管理人员统一汇总、及时归档。

(卜小丽)

本章从健康管理基本定义入手，陈述了健康管理、健康危险因素的基本概念，分析了影响健康的危险因素、健康管理的特点、发展历史、工作内容及流程；阐述了居民社区健康档案的概念、建立社区居民健康档案的目的、内容以及社区居民健康档案的建立、管理及应用。

学生通过本章的学习，能够识记健康管理、健康危险因素、健康危险因素评价、社区居民健康档案的定义；理解健康管理的内容、健康危险因素评价步骤、建立社区居民健康档案的目的、个人健康档案的内容；更重要的是，能够按照《国家基本公共卫生服务规范》的要求建立居民个人健康档案，并通过对个体或群体存在的健康危险因素进行监测、分析评估和干预实施健康管理。

复习思考题

1. 一位 45 岁男性居民到社区卫生服务中心就诊，主诉近期头痛、头晕。社区护士为其测量血压、身高、体重，得出血压 150/95mmHg、身高 173cm、体重 80kg。护士与其交谈中得知该居民为高级工程师，近期工作压力大，经常加班，睡眠质量差；喜欢吃肉食；由于工作忙，平时缺乏锻炼。请问：

（1）该居民可能患有什么疾病？

（2）请找出影响该居民健康的危险因素，并分析哪些因素是可以干预的？

（3）作为社区护士，如何帮助该居民进行健康管理？

2. 某社区卫生服务中心的张护士，在管辖社区开展入户随访时，发现 65 岁的王大爷没有建立社区居民个人健康档案。于是，张护士建议王大爷建立健康档案。请问：

（1）张护士通过什么方式帮助王大爷建立居民健康档案？

（2）张护士为王大爷建立居民健康档案需要填写哪些信息？

（3）社区卫生服务中心应如何管理王大爷的健康档案？

第五章　社区人群健康研究的流行病学方法

5

学习目标

掌握　流行病学在社区人群健康研究中的应用；疾病流行强度的概念；描述性研究的基本方法；社区常用的流行病学统计指标。

熟悉　流行病学的常用术语和概念；实验性研究的基本方法。

了解　流行病学的定义、特征；疾病分布的形式；分析性研究的基本方法。

社区护理以人群健康为中心,开展人群健康的研究是社区护士的职责,诸如收集与居民健康相关的资料,描述社区居民疾病的发生和流行的规律,探讨疾病病因,进行社区诊断及疾病的预防和控制等,而这些研究必须借助于流行病学的原理和方法。因此,社区护士应该掌握流行病学的基本知识和方法。

第一节 概述

流行病学是预防医学的重要组成部分,关注群体健康的维护和疾病的预防,通过评估社区居民的整体健康水平、疾病分布及其变化规律,掌握疾病传播与流行的特征,及时发现影响人群健康及疾病的因素,进而采取有针对性的预防和护理工作,并正确评价社区护理实施效果。

一、流行病学的概念

(一)定义

流行病学(epidemiology)是研究疾病(包括伤害)与健康状况在人群中的分布及其影响因素,并研究防治疾病及促进健康的策略与措施的科学。它是人类在与多种疾病做斗争的实践过程中逐渐形成和发展起来的一门重要学科,其研究对象是人群,关注的事件包括疾病与健康状况,研究任务是揭示现象、找出原因、提供措施、评价效果,研究目的是防治疾病、促进健康。

早期的流行病学以研究传染病的发生与流行规律为主。现代流行病学是一门从人群水平研究各种疾病和健康现象的方法学,其研究范围从传染病扩大到一切疾病和健康状态,包括传染病、寄生虫病、职业病、地方病、非传染性疾病、伤残等。流行病学又被视为是一门研究人类生理、病理、心理的群体现象的方法学。流行病学中的"群体"是指在一定范围内的人群,可以小到一个家庭,大到全人类,群体中既有患者,也有健康人、亚健康人。

(二)流行病学的常用术语

1. **观察对象** 观察对象(object of observation)也称为调查或研究对象,是指在一项调查或干预中被调查或被观察的群体或个体。如观察对象是群体,则是由若干个统计观察单位(即被研究的个体)组成。在确定观察对象时,要注意满足研究目的的需要,如观察单位的性质必须明确,数量也应保证足够等。

2. **变异** 观察对象都是生命体,机能非常复杂。一组性质相同(同质)的观察单位在相同条件下,对外界环境因素可以产生不同的反应;在临床治疗中,即使用同样的手段和方法治疗病情相同的患者,疗效也不尽相同,这种现象称为变异(variation)或个体差异。变异是生物界的基本特点。由于流行病学研究的对象具有变异特征,所以,不能仅仅通过对几例或少数观察单位的观察结果就对事物的一般规律做出判断或推论。

3. **总体和样本** 总体(population)是指根据研究目的确定的具有同质性观察单位的全体。有的研究对总体的时间或空间做了具体的限定,如了解某年某地7岁儿童的生长发育状况,这样的总体称为有限总体(finite population),因为它的个体的数量是有限的、可以确定的。但有的研究对总体没有时间和空间的限定,如研究某种药物对原发性高血压的治疗效果,其总体是指所有的原发性高血压患者,这样的总体称为无限总体(infinite population)。虽然许多调查研究针对的是总体,但在实际工作中多数情况下没有必要或不可能对总体中的每一个个体进行分析,只是从总体中抽取一部分能够代表总体的观察单位进行观察和研究,这些观察单位就构成了样本(sample)。从总体中抽样,用样本指标估计总体指标的方法称为抽样研究方法。在抽样过程中,为了使样本能够更好地代表和反映总体的情况,应遵循"随机"抽样和样本数量足够的原则。所谓随机(random),是指抽样时应使总体中每个观察单位都有同等被抽取到的机会。在统计中,将描述总体的指标称为参数(parameter),而将根据样本资料计算的样本指标称为统计量(statistic),包括描述统计量和检验统计量。

4. **变量** 根据研究目的,需要对研究对象某个或某些特征进行调查、观察或测量,这些特征(也叫观察指标或项目)称为变量(variable)。由于对这些变量观测记录结果(即变量值)的表现形式不同,可以将研究的资料分为以下三种类型。

(1)计量资料(measurement data):也称为数值资料,是指对每个观察单位某个变量用测量或其他定量方法获得的定量观察结果,如身高、体重、血压、体温、红细胞计数等。计量资料的变量值一般有计量单位。

(2)计数资料(count data):也称为无序分类资料,是指将观察单位的某个变量按某种属性分组计数的定性观察结果,如性别、民族、血型等。

(3)等级资料(ordinal data):也称为有序分类资料,是指将观察单位的某个变量按某种属性的不同程度或次序分成等级后分组计数的观察结果,等级资料具有半定量性质。例如进行矽肺诊断,其结果可分为 0 期、Ⅰ 期、Ⅱ 期、Ⅲ 期等不同级别;尿蛋白临床检验结果可分为-、±、+、++、+++等 5 级;临床治疗效果也可分为痊愈、显效、好转、无效、恶化等不同级别等。

5. **误差** 误差(error)是指测得值与真值或样本指标与总体指标之差别。常见的误差主要包括:

(1)系统误差(system error):在资料收集过程中,常由于仪器不准、标准试剂未经校正、资料收集者的结果判断标准掌握偏高或偏低等一些较确定的因素影响,观察结果呈倾向性地偏大或偏小,称为系统误差。在流行病学中系统误差也叫作"偏倚"。系统误差的结果可影响原始资料的准确性,不能用做统计分析,应力求避免,一旦出现,则要查明原因,予以校正。

(2)随机测量误差(random measurement error):是指对同一个观察对象某项指标多次重复测量的结果不一致所引起的测得值与真值之差。要将随机测量误差控制在一定的允许范围内,就必须做到仪器性能的稳定和操作方法的正确。

(3)抽样误差(sampling error):是指在抽样研究中,样本指标与总体指标之间的差别。抽样误差的产生主要是因为观察单位的个体变异,并非本质差别。

抽样误差和随机测量误差都属偶然误差(accidental error)。这类误差表现为测定的指标有时高于真值(或总体值),有时低于真值(或总体值),差值出现的方向呈双向性,差值的绝对值也相对较小,通常不可避免,并且服从一定的统计规律。抽样误差的大小通常取决于样本含量的大小以及观察单位的某种变量之间的变异程度的大小,因此,资料分析时不能只根据样本本身数据的大小进行结果判断,而应通过概率原理与数理统计推断方法来判断结果的实际意义。

6. 概率 概率(probability)是表示某事件发生的可能性大小的一个量度,用 P 表示。概率数值的大小可以用小数、百分数或分数来表示。概率 P 的大小一般在 $0\sim1$ 之间,在一定条件下,肯定发生的事件称为必然事件,即 $P=1$;肯定不发生的事件称为不可能事件,即 $P=0$;可能发生也可能不发生的事件称为随机事件,即 $0<P<1$。在统计学上,人们习惯将 $P\leqslant0.05$(或 0.01)的随机事件称为"小概率事件",并常在资料的统计分析中,根据"在一次抽样研究中,小概率事件可以认为不会发生"的原理,对分析的事物做出推断结论。

二、流行病学的特征

(一)群体特征

流行病学是从群体水平研究疾病和健康状况的,这是区别于其他医学学科最显著的特点。依据研究目的的不同,这个群体可大可小,小可至一个家庭、一个班级,大可至一个市、省、国家甚至全世界的人口。一般情况下,群体指在一定范围内具有某种共同特征的人群。年龄、性别、职业、居住地和暴露史等都常被作为规定人群范围的特征变量。例如:某市 $30\sim45$ 岁的男性、某市 $5\sim10$ 岁儿童、某次学校食堂的所有用餐者等。

(二)以分布为起点的特征

流行病学是以疾病的分布为起点来认识疾病的,研究疾病在人群中的表现形式即分布(distribution),通过收集、整理并考察疾病、健康状况或卫生事件在时间、空间和人群中的分布特征,揭示疾病发生和发展的规律,为疾病的预防对策或措施的制订提供依据。"疾病"包括所有疾病,如传染性疾病、非传染性疾病(如肿瘤、心脑血管病等),健康状况除是否罹患疾病之外,尚包括精神状况、心理状况、环境适应等;与健康有关的卫生事件如灾害、伤害以及卫生服务等。

(三)对比的特征

对比是流行病学研究方法的核心,没有对比就没有鉴别,如某地人群结核病的患病率为 13.6%,高低如何必须对比其他地区才可得知。只有通过对比分析,才能从中发现疾病发生的原因和线索。

(四)概率论和数理统计学的特征

在描述疾病发病或死亡发生的可能性大小时,通常是用概率来描述,如死亡率是 52%、发病率为 37% 等。概率不一定代表肯定发生或不发生,如吸烟的人患肺癌的可能性为 60%,并不意味着吸烟的人一定都是肺癌患者,只是患肺癌的可能性很高而已。

(五)社会医学的特征

疾病的发生不仅同人体的内环境有关,同时也受到自然环境和社会环境的影响。所以,在研究疾病的病因时应全面考虑研究对象的生物、心理和社会生活状况。

(六)预防为主的特征

流行病学是预防医学的一门分支学科,它以群体为对象,始终坚持"预防为主"的方针,特别关注疾病的一级预防,以促进人群健康。

三、流行病学在社区人群健康研究中的应用

在社区护理工作中,经常需要开展专题调查,以发现和解决问题,提高护理质量。例如,当社区短期内出现大量同类病例时,作为医护人员,不能就事论事,仅关注个体治疗与护理,而应及时报告并主动收集资料,对病例的分布特征进行描述,分析导致疾病的社区流行因素,协助开展防治并加以验证。流行病学在社区护理工作中有着多方面的应用,主要包括以下几方面:

(一)进行社区健康诊断

用流行病学的方法调查和分析社区整体存在的健康问题,以此为依据来确定社区卫生保健工作的重点,即针对社区存在的健康问题,开展相应的社区卫生服务项目,如对社区中发病率、死亡率、患病率等较高的疾病的高危人群进行护理干预。

(二)了解疾病病因与影响流行的因素

许多疾病特别是一些慢性非传染性疾病的病因未明,其发生与流行与许多因素有关。探讨疾病病因,阐明与疾病(或健康状况、卫生事件等)发生与流行有关的因素,是控制疾病、促进人类健康的关键所在。

应用流行病学方法探讨疾病病因与流行因素的范例有许多。20 世纪 60 年代海豹样畸形与母亲孕期服用反应停的关系研究;吸烟及被动吸烟与肺癌,HBV 感染与肝癌,高脂血症、高血压、吸烟与心脑血管病的关系等。在高危人群中进行流行病学筛检,运用病例-对照研究进行病因的初步探讨等,有助于疾病的早发现、早诊断和早治疗。近年来,我国许多学者对一些慢性非传染性疾病的病因或危险因素进行了大量研究,如肿瘤、高血压、脑卒中、糖尿病以及其他与人们健康有关的问题如伤害等,为这些疾病或卫生事件的预防与控制提供了大量的数据。

(三)疾病的监测

疾病的监测是长期地、连续地在一个地区某人群范围内收集并分析疾病及其影响因素的资料,以判断疾病及其影响因素的动态变化趋势,并评价预防措施的效果。监测地区可大可小,小到一个社区,大到全国,可以长期也可以短期,所监测的疾病可以是多种也可是一种。

(四)评价护理诊断、干预措施和卫生服务效果

疾病和健康受各种因素的影响,不同环境下疾病的致病因素也在不断变化,因此,在评价干预或服务效果时,应运用流行病学的方法正确判断并准确分析。常用的效果评价方法有:①比较疾病控制措施实施前后患病率或发病率的变化,如麻疹、甲肝等疾病的预防接种效果;②采用自然对照法,比较采取预防措施后某社区的患病率和与其环境因素接近的其他社区的患病率;③与文献报道的结果进行比较;④采用队列研究,追踪分析接受干预者和未干预者的发病率、死亡率的差异;⑤进行现场实验研究。

第二节 疾病分布

疾病分布(distribution of disease)是指疾病在不同时间、不同地区(空间)和不同人群

（人间）表现的数量或频率特征,简称三间分布,又称为疾病的流行病学特征或疾病的人群现象。通过对疾病分布的描述,可以帮助人们认识疾病的特征,研究疾病的流行规律和探索疾病病因,为临床诊断和治疗提供重要信息。对疾病分布规律及其决定因素的分析可为制定疾病的预防控制策略和措施提供科学依据,同时也为评价干预措施的实施效果提供依据。

一、疾病流行强度的相关概念

疾病流行强度(intensity of disease epidemic)是指某病在某地区某人群中一定时期内的发病数量多少,以及各病例之间的联系程度。常用散发、暴发、流行和大流行进行描述。

（一）散发

散发(sporadic)指某病在某地区人群中呈历年的一般发病率水平,病例在人群中散在发生,病例之间无明显联系。散发用于描述较大范围(如区、县以上)人群的某病流行强度。确定是否散发一般与同一地区、同一疾病前三年的发病率水平作比较,如当年的一般发病率水平未超过历年一般发病水平时为散发。

（二）暴发

暴发(outbreak)指在一个局部地区或集体单位的人群中,短时间内突然发生许多临床症状相似的患者。原因通常是具有共同的传播途径或者传染源。大多数患者的症状出现在该病的最长潜伏期内,如集体食堂的食物中毒、托幼机构的麻疹暴发等。

（三）流行

流行(epidemic)指某地区、某病在某时间的发病率显著超过历年该病的散发发病率水平。它是与散发相比较的流行强度指标,只能用于同一疾病在同一地区不同时间的历年发病率之间的比较。

（四）大流行

某病发病率显著超过该病历年发病率水平,疾病蔓延迅速,涉及地区广,在短期内跨越省界、国界甚至洲界形成世界性流行,称之为大流行(pandemic)。如1957年流行性感冒的世界大流行。

二、疾病分布的形式

（一）地区分布

疾病的地区分布是描述各地区某病的发病频率,了解疾病在空间分布上的特征,为探索病因及流行因素提供线索。

1. 地区划分的方法

(1)按行政区域划分:世界范围内可以按照国家、区域、洲或半球;国内范围可按省、市、区、县、乡(街道)、村或居民区等。该法容易获得完整人口、疾病监测、医疗卫生服务等资料,但不利于研究自然环境的作用。

（2）按自然环境划分：可以把地区分为山区、丘陵、平原和海岛。该法有利于揭示环境对疾病分布的影响，但资料收集困难。

（3）按城乡划分：可以把地区分为城市和农村。由于城乡之间经济、文化、卫生条件及环境、个人习惯等方面存在差别，因此，疾病的分布也存在着差异。

2. 描述疾病地区分布的术语

（1）疾病的地方性：由于自然环境和社会因素的影响，一些疾病，包括传染性和非传染病，常在某一地区发病率增高或只在该地区存在，这种状况称为地方性（endemicity）。疾病的地方性大体上存在三种情况：

1）自然疫源性：某些传染病如鼠疫、地方性斑疹伤寒、恙虫病、森林脑炎等，经常存在于某一地区，这是由于该地区存在本病的动物传染源、传染媒介及病原体生存传播的自然条件，致使病原体在自然界生存繁殖并在野生动物间传播，当人类进入这种地区时能被感染。这种疾病称为自然疫源性疾病，这类地区称为自然疫源地。

2）统计地方性：因为一些地区居民文化及卫生设施水平低，或存在一些特殊条件及风俗习惯，一些传染病长期存在，如伤寒、痢疾等。这些疾病只是在统计上经常高于其他地方，与当地自然条件无关，称为统计地方性疾病。

3）自然地方性：一些传染病因传播媒介受自然环境影响，只在一定地区生存，使该病分布呈地方性，称自然地方性疾病，如疟疾、血吸虫病、丝虫病等。

（2）地方病：地方病（endemic disease）是指局限于某些特定地区发生或流行的疾病，或是在某些地区经常发生并长期相对稳定的疾病。主要发生于广大农村、山区、牧区等偏僻地区，病区呈灶状分布。如大骨节病、地方性甲状腺肿、地方性氟中毒等是由于该地区的自然地理环境中一些微量元素缺乏或过剩造成的。

（3）外来性或输入性：凡本国或本地区不存在或已消灭的疾病，从国外或外地传入时，称为外来性或输入性疾病，如我国最初发生的艾滋病是由外国传入的。

（二）时间分布

疾病随时间不断变化的动态过程即时间分布。描述时间分布的常用术语有短期波动、季节性、周期性和长期变异等。

1. 短期波动 短期波动（rapid fluctuation）又称暴发或时点流行，指在一个小范围的人群中，如集体单位、居民社区或托幼所，短时间内某病的患病人数突然大量增多的现象。一般是因为短时间内大量人群暴露于同一致病因素引起，其流行曲线呈单峰。如果多次暴露则呈双峰或多峰，通常都在疾病的最短至最长潜伏期内发病。

2. 季节性 疾病的发生频率随季节变化的现象称为季节性（seasonality）。疾病的季节性反映某季节内一些自然和社会因素对致病因素的作用变化。其表现形式分为严格的季节性和季节性升高两种。严格的季节性指某种疾病的发生集中在一年中的某几个月份，如经虫媒传播的乙脑；季节性升高指一年四季均可发生，但在一定的季节发生频率明显升高，如呼吸道传染病。

3. 周期性 疾病的流行有规律的时间间隔称为周期性（periodicity）。在无有效疫苗使用之前，大多数呼吸道传染病表现出周期性流行的特点。如在未实施麻疹疫苗接种前，在大中城市几乎每隔一年就要发生一次麻疹流行；甲型流感每隔3~4年就有一次小流行，每隔

10~15年出现一次大流行。疾病呈现周期性的原因可能与该病传播机制可以实现、发病后人群形成较稳固的免疫、易感者数量增加、病原体抗原发生变异、免疫人群失去免疫力有关。

4. 长期趋势 长期趋势(secular trend)又称长期变异,是指在相当长的时间(几年或几十年)内,疾病临床特征、发病率、死亡率、病原体种类和宿主等随着人类生活方式的改变、医疗技术的进步、自然条件的变化而发生变化。

(三)人群分布

疾病的发生与人群的特征有关,如年龄、性别、职业、种族、社会阶层、婚姻状况、家庭和行为方式等,均可影响疾病的发生。研究疾病的人群分布有助于探讨病因和流行因素,确定高危人群。

1. 年龄 年龄是人群分布中最重要的因素,几乎所有疾病的发病率和死亡率都与年龄有关。这是因为不同年龄的免疫水平、生活习惯、行为方式与危险因素的接触机会是不同的。如慢性非传染性疾病随年龄的增加而增加,急性传染性疾病随年龄的增加而减少,不同年龄段的人群有不同的多发疾病。影响发病率年龄分布的重要因素有暴露方式、暴露机会和机体的免疫状况。研究疾病的年龄分布有助于了解人群的免疫状态,探索疾病的致病因素和不利因素,确定疾病的高危人群,从而采取相应的预防措施。

2. 性别 许多疾病的男女发病率和死亡的危险性有差异。这种差异有大有小,有些差异在不同地区可有不同表现。分析一种疾病发病的性别差异可用性别比(sex ratio)表示。男女发病差异的原因有:性染色体携带致病基因;接触致病因素的频率和强度不同;解剖生理特点不同;环境致病因素与机体因素的交互作用。恶性肿瘤除乳腺癌和宫颈癌外,男性发病率一般高于女性。但肿瘤在不同地区的性别比有可能不同,提示有不同的病因作用。另外,部分地方病(如甲状腺肿、克山病、胆囊炎、胆石症等)女性多于男性。

3. 职业 许多疾病的发生与职业密切关联。在工作、劳动生产环境中接触有害致病因子(包括物理的、化学的、生物的及社会心理的因素)从而导致职业病和职业相关疾病。

4. 种族与民族 造成不同种族和民族的疾病种类及发病率差异的原因主要有遗传因素、生活风俗习惯、民族定居点所处的自然和社会环境及经济文化的发展水平。

5. 不良行为与生活方式 慢性非传染性疾病大多数与不良行为、生活方式和社会因素有关,如高血压、糖尿病、心脑血管疾病多与不合理饮食、运动不足相关,这些疾病也称为生活方式关联疾病。

第三节 常用研究方法

流行病学的研究方法可分为观察法、实验法和理论法三大类,其中观察法又分为描述性研究和分析性研究,各种研究类型有其不同的研究方法、内容与应用范围(见表5-1)。本节主要介绍常用的描述性研究、分析性研究和实验性研究方法。

表 5-1 流行病学研究方法

	研究类型	研究方法	研究内容	应用
观察法	描述性研究	现况研究	时间分布	发现病因线索
		纵向研究	地区分布	寻找高危人群
		生态学研究	人群分布	疾病监测
		病例调查		社区卫生诊断
		筛检		评价干预效果
	分析性研究	病例-对照研究	流行因素	筛选主要危险因素
		成组病例-对照研究	危险因素	检验病因假设
		匹配病例-对照研究	病因	研究疾病的自然史
		队列研究		
		前瞻性队列研究		
		历史性队列研究		
实验法	实验性研究	临床实验	效果	验证病因假设
		现场试验	效益	防治措施效果评价
		个体试验	效应	卫生服务评价
		社区试验		
理论法	数理性研究	数学模型	数量关系	提供理论依据
		计算机仿真		
		方法研究		

一、描述性研究

描述性研究(descriptive study)是将专门调查或常规记录所获得的资料,按照不同地区、不同时间和不同人群特征分组,以展示该人群中疾病或健康状况分布特点的一种观察性研究。专门调查有:现况研究、生态学研究、个案调查以及暴发调查;常规记录有:死亡报告、出生登记、出生缺陷监测、药物不良反应监测和疾病监测等。描述性研究的流行病学作用有:①为病因研究提供线索;②掌握疾病和病因的分布状况,为疾病防治工作提供依据;③用来评价防治策略和措施的效果。主要包括现况研究和筛查。

(一)现况研究

现况研究(prevalence study)又称横断面研究(cross-sectional study),是在某一时点对某人群中的疾病或健康状况的分布及与分布有关情况进行的调查。由于现况研究主要使用患病率指标,故又称现患研究。现况研究是一种较常用的流行病学研究方法,是其他流行病学研究的基础和出发点。

1. 用途

(1)描述疾病或健康状况的分布,进行社区诊断。

(2)确定高危人群,实现早发现、早诊断、早治疗的目的。

(3)描述某些特征或变量与疾病的关系,如体质指数、血脂水平与高血压病的关系,形成病因假设,为分析流行病学研究提供线索。

(4)评价疾病防治措施的效果。

(5)用于疾病监测,可对所监测疾病的分布规律和长期变化趋势有更深的了解和认识。

2. 调查方法　按调查对象的范围分为普查和抽样调查。

(1)普查:普查(overall survey)是指为了了解某人群健康状况或某病的患病率,在一定时间内对一定范围(某一地区或具有某种特征)的人群中每一成员所做的调查或检查。小规模普查可在几天或几周内完成,大规模普查应在 2~3 个月内完成。

普查适用于目的明确、项目简单、疾病患病率较高、人力和物力充足的调查。

普查的优点是:①可早期发现病例,有利于早期诊断和治疗;②所获得的资料能够较全面地描述疾病或健康状况的分布特征,为病因及流行因素研究提供线索;③可以普及医学卫生知识。缺点是:①工作量大,耗费人力、物力、财力;②不适用于患病率很低和现场诊断技术比较复杂的疾病;③由于普查对象多,调查时间短,难免重复和遗漏,质量不易控制。而且调查员多,技术熟练程度不一,影响调查的准确性。

(2)抽样调查:抽样调查(sampling survey)是指在特定时点、特定范围内从某人群总体中随机抽取一部分有代表性的个体作为样本,通过对样本的调查来推论总体特征的一种调查方法。随机抽样是指总体中每个个体均有同等被抽取到的机会。

抽样调查的基本原则是调查样本必须来源于所反映的总体,抽样必须随机化以及样本含量必须足够大。抽样的方法有单纯随机抽样、系统抽样、分层抽样、整群抽样和多级抽样。

抽样调查的优点是:①节省人力、物力和时间;②调查范围小,调查工作易做得细致,调查精度较高。缺点是:①设计、实施及数据的处理较复杂;②重复和遗漏不易被发现;③不适用于患病率较低的疾病和变异程度较大的现象。

3. 设计与实施

(1)明确研究目的与方法:进行现况研究前首先要明确调查研究的目的,再根据研究目的和具体的条件要求确定调查方法(普查或抽样调查)。如要了解疾病早发现、早诊断、早治疗的落实情况,可以选择普查;要了解某疾病的患病率,可采用抽样调查。

(2)确定研究对象:根据研究目的选择恰当的研究对象。如要了解疾病早发现、早诊断、早治疗的情况,应选择高危人群;要评价疾病防治措施的效果,需选择已实施了干预措施的人群。

(3)确定抽样方法:在抽样研究中样本必须对总体有较好的代表性。为确保样本的代表性,抽样时必须遵循随机化原则。常用的随机抽样方法有:

1)单纯随机抽样(simple random sampling):这是最简单的随机抽样,具体方法有抽签、抓阄、随机数字表法等。单纯随机抽样的优点是简便易行。其缺点是当抽样范围较大时,工作量太大而难以采用;当因抽样比例小致样本含量较小时,所得样本代表性差。也可以采用 Excel 软件,利用"工具"下的"分析工具"中的"抽样"完成抽样。

2)系统抽样(systematic sampling):此法是按照一定顺序,机械地每隔若干个观察单位抽取一个观察单位组成样本。注意每次抽样的起点必须是随机的。此法较简单,可以均匀地从总体中抽取到所需的样本,抽样误差比单纯随机抽样要小,代表性较好,但抽样前必须对总体有一定的了解。

3)分层抽样(stratified sampling):是从分布不均匀的研究人群中抽取有代表性样本的方法。先将研究人群按照某种特征或标志(如年龄、性别、住址、职业、教育程度、民族等)分为若干组(统计学上称为层),然后在每层再做随机抽样。分层抽样要求层内变异越小越好,层间变异越大越好。一般情况下,分层抽样比前两种方法的抽样误差小。

4)整群抽样(cluster sampling):是从总体中随机抽取若干个群(如居民区、班级、连队、乡村、机关、工厂、学校等),然后对被抽中的每一个群内的所有个体进行调查的方法。此方法的抽样单位不是个体而是群体。

这种方法的优点是在实际工作中易为群众所接受,抽样和调查均较方便,可节约人力、物力和时间,适用于大规模调查。但整群抽样要求群间的变异越小越好,否则抽样误差较大。

(4)样本含量的估计:在抽样研究时为使样本有较好的代表性,样本含量要足够大。样本太小则代表性差,样本太大又会造成不必要的浪费。样本含量主要取决于以下几个因素:①预期患病率或阳性率:预期患病率高,则样本含量小,反之,则样本含量大;②允许误差:允许误差愈小即精确性要求愈高,则样本含量愈大;③显著性水平:显著性水平愈小则样本含量愈大;④观察单位间的变异程度:观察单位间的变异程度愈大则样本量愈大;⑤抽样组织方式:重复抽样需要的样本量高于不重复抽样。

1)计量资料的样本含量的估计:按照以下公式计算。

$$n = t_\alpha^2 s^2 / d^2 \qquad \text{(公式 5-1)}$$

式中 s 为样本标准差,α 为显著性水平,一般取 0.05,当 $\alpha = 0.05$ 时,$t_\alpha \approx 2$,d 为允许误差,是调查设计者根据实际情况规定的。

问题与思考　　　　欲调查某地某职业人群血红蛋白含量,据以往的经验,已知一般人群血红蛋白含量的标准差约为 3.0g/dl,要求误差不超过 0.3g/dl,并定 $\alpha = 0.05$。

思考:该调查样本含量为多少?

$$n = t_\alpha^2 s^2 / d^2 = (2 \times 3 \div 0.3)^2 = 400(\text{人})$$

---

2)计数资料的样本含量估计:按照以下公式计算。

$$n = t_\alpha^2 Pq / d^2 \qquad \text{(公式 5-2)}$$

P 为某病患病率或阳性率的估计值,$q = 1 - P$,d 为允许误差,$t_\alpha \approx 2$。

(5)确定研究变量:现况调查的目的确定后,需要进一步将待研究的问题转化成一系列研究变量。包括以下几项:

1)一般情况:如年龄、性别、民族、职业、文化程度、住址等。

2)疾病或健康状况:包括既往病史和现病史,如发病、现患、死亡、生活质量、疾病负担等。

3)暴露情况:是指与疾病有关的各种因素,如行为和生活方式、经济收入、家族史等。可根据研究目的确定需要调查的暴露因素,要明确暴露因素的定义,尽量采用客观、定量的方式收集暴露情况。

(6)资料的收集与分析:收集资料常用的方法有:①利用现有的记录资料,如临床病历、检验报告单、传染病报告卡、医疗卫生部门的各类报表等;②访问,包括面访、信访、电话访问等;③体格检查和实验室检查;④现场观察和环境因素检测。

分析资料常用的方法有:①描述分布:将资料按照不同的人口学特征、时间、地点进行分类及汇总,计算反映集中趋势的指标如均数、中位数、率、构成比或反映离散趋势的指标如方差、标准差、标准误等指标,观察和描述疾病或健康状态的时间、地区及人群分布,并可进行参数估计;②相关分析:适用于双变量正态分布资料或等级资料,描述一个变量随另一个变量变化而发生线性变化的关系;③单因素对比分析和多因素分析:单因素对比分析用于比较患病组与未患病组之间某因素阳性率的差异,或某因素在两组间某病患病率的差异,分析某因素与疾病间是否存在关联。

在分析资料时,如果是分类资料,最常用的分析指标是患病率,此外,感染率、病原携带率、抗体阳性率、某因素的流行率(如吸烟率)及构成比等指标较常用。如果是数值资料,如身高、体重、血压等,可计算平均数、标准差等指标。

4. 偏倚及控制措施 偏倚(bias)是指在研究的设计、实施和分析阶段,由于设计失误、资料失真、分析方法不正确或推断不符合逻辑而引起的调查研究结果与真实情况之间出现的差别。为了保证现况调查的质量,必须实施质量控制,主要措施有:①抽样必须随机化;②应答率一般应高于85%,未能查到或无应答者,不得随意以其他对象代替,应事先规定补救的方法;③调查方法及标准应一致;④统一培训调查员;⑤进行预调查。

(二)筛检

筛检(screening)是运用快速、简便的试验、检查或其他方法,将健康人群中那些可能有病或缺陷的人,同那些可能无病者鉴别开来。它是从健康人群中早期发现可疑患者的一种措施,不是对疾病做出诊断。筛检试验将受检人群分为两部分,结果阴性者为健康,结果阳性者为可疑患者,并建议做进一步的诊断和治疗。因此,筛检可以达到对疾病早发现、早诊断、早治疗(二级预防)的目的。如用检查尿糖水平筛检糖尿病患者,阳性者再作进一步检查,达到早期诊断与治疗的目的。筛检也可用于发现人群中某些疾病的高危个体,并从病因学的角度采取措施,以减少疾病的发生,达到一级预防的目的。如筛检高血压预防脑卒中,筛检高胆固醇血症预防冠心病。

筛检试验评价是将待评筛检试验与诊断目标疾病的标准方法("金标准")进行同步盲法比较,判定该方法对疾病"诊断"的真实性和价值。经金标准确诊的目标疾病患者和非患者,接受待评筛检试验检测后,可出现四种情况。即"金标准"确诊的患者,可能被筛检试验判为有病或无病,分别称为真阳性(A)和假阴性(C);而"金标准"确诊的非患者,也可能被筛检试验确认为有病或无病,分别称为假阳性(B)和真阴性(D)。将待评筛检试验的结果与金标准诊断的结果进行同步对比,整理成四格表(见表5-2)。

表 5-2 筛检试验评价

筛检试验	金标准		合计
	患者	非患者	
阳性	真阳性A	假阳性B	$A+B$
阴性	假阴性C	真阴性D	$C+D$
合计	$A+C$	$B+D$	$N=A+B+C+D$

筛检试验评价的指标有灵敏度、漏诊率、特异度、误诊率、阳性预测值、阴性预测值。

灵敏度,又称真阳性率(sensitivity,SEN),即实际有病而按该筛检试验的标准被正确地判为有病的百分比。它反映筛检试验发现患者的能力。用公式表达为:

$$SEN = \frac{A}{A+C} \times 100\%$$ (公式 5-3)

假阴性率(false negative rate,FNR),又称漏诊率或第 II 类错误,指实际有病,但根据筛检试验被定为无病的百分比。它反映的是筛检试验漏诊患者的情况。用公式表示为:

$$FNR = \frac{C}{A+C} \times 100\%$$ (公式 5-4)

特异度(specificity,SPE),又称真阴性率(true negative rate,TNR),即实际无病按该诊断标准被正确地判为无病的百分比。它反映筛检试验确定非患者的能力。用公式表示为:

$$SPE = \frac{D}{B+D} \times 100\%$$ （公式 5-5）

假阳性率(false positive rate,FPR),又称误诊率或第 I 类错误。即实际无病,但根据筛检试验被判为有病的百分比。用公式表示为:

$$FPR = \frac{B}{B+D} \times 100\%$$ （公式 5-6）

阳性预测值(positive predictive value,PPV)是指筛检试验阳性者患目标疾病的可能性。用公式表示为:

$$PPV = \frac{A}{A+B} \times 100\%$$ （公式 5-7）

阴性预测值(negative predictive value,NPV)是指筛检试验阴性者不患目标疾病的可能性。用公式表示为:

$$NPV = \frac{D}{C+D} \times 100\%$$ （公式 5-8）

二、分析性研究

分析性研究(analytical study)是进一步在有选择的人群中观察可疑病因与疾病和健康状况之间关联的一种研究方法。分析性研究主要有病例-对照研究和队列研究两种方法,目的都是检验病因假设,估计危险因素的作用程度。

(一)病例-对照研究

病例-对照研究(case-control study)是选择确诊患有某种疾病的患者组成病例组,选择不患有该病但与病例具有可比性的个体组成对照组,通过问卷调查与实验室检查等方式收集病例与对照既往各种危险因素的暴露史,比较两组人群过去暴露于某种危险因素的比例,判断暴露因素是否与疾病有关联及其关联程度大小的一种研究方法(见图5-1)。该研究由果索因,是探索罕见疾病危险因素中唯一实际可行的研究方法,在病因研究中有着广泛应用。

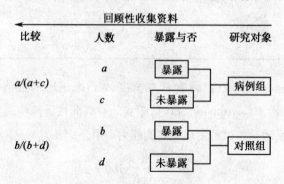

图 5-1 病例-对照研究示意图

1. **用途** 病例-对照研究的主要用途:①探索疾病的危险因素。如在高血压病因的研究中,可在描述性研究的基础上从环境因素、饮食、行为、嗜好等诸多方面用病例-对照研究的方法进行广泛探索;②检验病因假说。特别适合发病率极低的罕见疾病病因研究。

2. 资料整理和分析 病例-对照研究资料的分析,首先是将资料整理成四格表形式,比较病例组和对照组的暴露比例,由此估计暴露和疾病之间有无联系以及联系的程度。

(1)成组病例-对照研究

1)资料整理:成组病例-对照研究资料包括非匹配和成组匹配设计的资料,整理成四格表(见表5-3)。

表5-3 成组病例-对照研究资料整理表

暴露因素	病例组	对照组	合计
有	a	b	$a+b$
无	c	d	$c+d$
合计	$a+c$	$b+d$	$N=a+b+c+d$

2)分析疾病与暴露有无关联:一般利用四格表 χ^2(卡方)检验完成,若两组的暴露比例差异有统计学意义,说明该暴露因素与疾病存在统计学联系。

χ^2 检验公式如下:

$$\chi^2 = \frac{(ad-bc)^2 N}{(a+b)(c+d)(a+c)(b+d)} \quad (未校正) \qquad (公式5\text{-}9)$$

$$\chi^2 = \frac{(|ad-bc|-N/2)^2}{(a+b)(c+d)(a+c)(b+d)} \quad (校正) \qquad (公式5\text{-}10)$$

当 $N \geqslant 40$,最小理论频数 $\geqslant 5$ 时,用未校正公式;当 $N \geqslant 40$,$1 \leqslant$ 最小理论频数 <5 时用校正公式。

3)分析疾病与暴露之间的关联强度:若某因素与疾病存在联系,应进一步估计其联系强度。病例-对照研究中表示暴露与疾病之间联系强度的指标为比值比(odds ratio,OR),其计算公式为:

$$OR = \frac{病例组的暴露比值}{对照组的暴露比值} = \frac{a/c}{b/d} = \frac{ad}{bc} \qquad (公式5\text{-}11)$$

OR 的含义是指暴露组的疾病危险度为非暴露组的多少倍,取值在 $0 \sim \infty$ 之间。当 $OR>1$ 时,说明暴露因素使疾病的危险度增加,是疾病的危险因素,叫做"正关联"。OR 越大,该因素成为危险因素的可能性越大;当 $OR<1$ 时,说明暴露因素使疾病的危险度减少,叫做"负关联",暴露因素对疾病有保护作用。OR 越小,该因素成为保护因素的可能性越大;当 $OR=1$ 时,表示暴露因素与疾病无关联(见表5-4)。

表5-4 OR 值与疾病联系的强度

OR <1	OR >1	联系强度
0.9~1.0	1.0~1.1	无
0.7~0.8	1.2~1.4	弱
0.4~0.6	1.5~2.9	中等
0.1~0.3	3.0~9.9	强
<0.1	≥10.0	很强

4)计算 OR 的可信区间:由于比值比是对暴露和疾病联系强度的一个点估计值,此估计值未考虑抽样误差,有其变异性,计算出这个变异区间有助于进一步了解联系的性质和强度,即

按一定的概率(可信度)来估计本次研究总体的比值比在什么范围内,这个范围称比值比的可信区间,其上下限的数值为可信限,一般采用95%的可信限。

OR95%可信区间的估计常采用 Miettinen 法:

$$OR_L, OR_U = OR^{(1 \pm \frac{1.96}{\sqrt{\chi^2}})} \qquad \text{(公式 5-12)}$$

问题与思考　为了解吸烟与肺癌的关系,调查了709名肺癌病例与709名对照的吸烟史,结果见表5-5。

表5-5　肺癌与吸烟关系研究

吸烟史	病例组	对照组	合计
有	688 (a)	650 (b)	1338
无	21 (c)	59 (d)	80
合计	709	709	1418

思考：请计算 OR 值并进行显著性检验。

χ^2 检验：将数据代入公式 5-9 得：

$$\chi^2 = \frac{(688 \times 59 - 650 \times 21)^2 \times 1418}{1338 \times 80 \times 709 \times 709} = 19.13$$

查 χ^2 值表,得 $P<0.01$,结果表明差异有高度统计学意义,提示吸烟与肺癌有关联。

关联强度分析,将表5-5的数据代入公式5-11,其比值比为：

$$OR = \frac{688 \times 59}{650 \times 21} = 2.97$$

表明吸烟者发生肺癌的危险性是不吸烟者的2.97倍,提示吸烟是肺癌的危险因素。

代入公式5-12,得 OR95%可信区间为 1.82~4.84。

(2)匹配病例-对照研究:在1:1个体匹配病例-对照研究中,将病例和对照按照1:1配成对子,在调查或分析时均将此一对病例和对照作为一组而不拆开。资料的分析与成组资料相同,但整理和计算有其特点,要使用专用公式。

1)资料整理:将资料按表5-6进行整理。

表5-6　1:1个体匹配病例-对照研究资料整理表

对照组	病例组		合计
	有暴露史	无暴露史	
有暴露史	a	b	$a+b$
无暴露史	c	d	$c+d$
合计	$a+c$	$b+d$	$N=a+b+c+d$

2)统计学假设检验:检验暴露史与疾病是否有联系。McNemar 公式如下：

$$\chi^2 = (b-c)^2/(b+c) \qquad (b+c \geqslant 40) \qquad \text{(公式 5-13)}$$

$$\chi^2 = \frac{(|b-c|-1)^2}{b+c} \qquad (b+c<40) \qquad \text{(公式 5-14)}$$

3）计算比值比 OR

$$OR = \frac{c}{b} \qquad\qquad （公式5-15）$$

4）计算 OR 的95%可信区间

$$OR_L, OR_U = OR^{(1\pm\frac{1.96}{\sqrt{\chi^2}})} \qquad\qquad （公式5-16）$$

问题与思考　　为探讨绝经期妇女用雌激素治疗与患子宫内膜癌的关系,调查了317 对病例与对照,结果整理如下(见表5-7)。

表5-7　用雌激素与绝经期妇女患子宫内膜癌关系的病例-对照研究

对照组	病例组		合计
	用过雌激素	未用过雌激素	
用过雌激素	39	15	54
未用过雌激素	113	150	263
合计	152	165	317

思考: 请计算 OR 值,并进行显著性检验。

χ^2 检验:将表中数据代入公式5-13得:

$$\chi^2 = (b-c)^2/(b+c) = \frac{(113-15)^2}{113+15} = 75.46$$

查 χ^2 值表,得 $P<0.01$,暴露与疾病有联系。

计算 OR,按公式5-15得:

$$OR = \frac{c}{b} = \frac{113}{15} = 7.53$$

表明用过雌激素的妇女患子宫内膜癌的危险性是未用雌激素妇女的7.53 倍,提示绝经期使用雌激素治疗是妇女患子宫内膜癌的危险因素。

代入公式5-16得 OR 95%可信区间为 4.77~11.87,提示该项研究 $OR = 7.53$ 不是抽样误差造成的。

（二）队列研究

队列研究(cohort study)是指将某一特定人群按是否暴露于某可疑因素或按不同暴露水平分为亚组,追踪观察一定的时间,比较两组或各组发病率或死亡率的差异,以检验该因素与某疾病有无因果关联及关联强度大小的一种观察性研究方法。该方法可以直接观察暴露于不同危险因素下的人群或具有不同特征人群的结局,进而探讨危险因素与疾病或结局之间的关系。队列研究的结构模式见图5-2。

1. **用途**　队列研究的用途:①检验病因假设,由于是由"因"及"果"的研究,可深入检验一种暴露因素与一种或多种疾病的关系;②描述疾病的自然史;③评价自发的预防效果。

2. **资料整理与分析**

(1)资料的整理:根据统计分析的要求,可将队列研究的资料整理成表(见表5-8)。

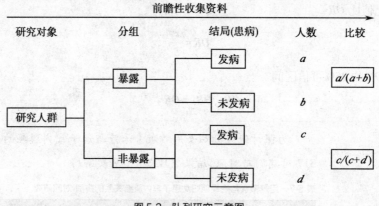

图 5-2　队列研究示意图

表 5-8　队列研究资料归纳整理表

组别	发病	未发病	合计	发病率
暴露组	a	b	$a+b$	$a/(a+b)$
非暴露组	c	d	$c+d$	$c/(c+d)$
合计	$a+c$	$b+d$	N	

（2）率的计算

1）累积发病率（cumulative incidence）：当研究人群的数量比较多且变动不大、比较稳定时，可用观察开始时的总人数作分母，用整个观察期内的发病（或死亡）人数作分子，即为某病的累积发病率（或累积死亡率）。

$$累积发病率 = \frac{某观察期内发病人数}{同期暴露人口数} \times K \qquad （公式 5\text{-}17）$$

$$K = 100\%, 1000‰, 10000/万 或 100000/10 万$$

2）发病密度（incidence density）：当研究的人群不稳定、变动较大时，如失访、死于他病、中途加入等使观察对象被观察的时间不一样，此时需用人时数代替人数作为分母来计算发病率，即发病密度。人时即观察人数与观察时间的乘积，常用的人时单位为人年，称人年发病率。

$$发病密度 = \frac{某人群在观察期内的发病人数}{同期观察的人年数} \times K \qquad （公式 5\text{-}18）$$

$$K = 100\%, 1000‰, 10000/万 或 100000/10 万$$

（3）率差异的显著性检验：暴露组与非暴露组率的比较需做显著性检验，检验方法因资料的不同可选用 u 检验、χ^2 检验、二项分布或泊松分布等。

（4）效应（联系）强度估计：研究某种暴露与疾病或死亡的联系的基本方法是比较暴露组与未暴露组的发病率或死亡率，也就是计算出这些率的差或比，即相对危险度和归因危险度。

1）相对危险度（relative risk，RR）：队列研究中暴露组与非暴露组的发病率（或死亡率）之比称为相对危险度，用 RR 表示。它是反映暴露与疾病关联强度最常用的指标，说明暴露组的发病率（或死亡率）是非暴露组发病率的多少倍。

$$RR = \frac{暴露组发病率}{非暴露组发病率} \qquad （公式 5\text{-}19）$$

相对危险度（RR）无单位，比值范围在 0 至 ∞ 之间。$RR = 1$，表明暴露与疾病无联系；$RR < 1$，表明其间存在负联系（提示该暴露因素是保护因子）；反之，$RR > 1$ 时，表明两者存在正联系（该暴露因素为危险因素)。比值离 1 越远,表明联系越强。

2)归因危险度(attributable risk,AR):是暴露组与非暴露组的发病率(或死亡率)之差。说明暴露组由于暴露而增加或降低的发病率或死亡率。

$$AR=暴露组发病率-非暴露组发病率 \qquad (公式5-20)$$

RR 与 AR 都是队列研究的重要指标,但其意义却不相同。RR 说明暴露者与非暴露者比较增加相应疾病危险的倍数,具有病因学意义。AR 一般是对人群而言,说明暴露人群与非暴露人群比较所增加的疾病发生数量,如果暴露因素消除,就可减少这个数量的疾病发生,具有疾病预防和公共卫生学上的意义。

问题与思考

为研究孕妇感染风疹与其子女先天性畸形的关系,美国一研究者将曾患过风疹的孕妇 578 人作为暴露组,将未患风疹的孕妇 5717 人作为非暴露组,追踪观察她们所生的婴儿至 2 岁,结果如下(见表 5-9):

表 5-9　孕妇感染风疹与子女先天畸形的队列研究

	畸形人数	正常人数	总人数	发生率(%)
暴露组	39 (a)	539 (b)	$a+b$	6.75
非暴露组	132 (c)	5585 (d)	$c+d$	2.31
合计	171 ($a+c$)	6124 ($b+d$)	6295 (N)	

思考:她们所生子女发生畸形的危险度如何?

χ^2 检验:将表中数据代入公式 5-9 得:

$$\chi^2=\frac{(ad-bc)^2 N}{(a+b)(c+d)(a+c)(b+d)}=38.91$$

查 χ^2 值表,得 $P<0.01$,两组先天畸形发生率差异具有显著的统计学意义,表明孕妇感染风疹与子女先天性畸形的发生存在统计学联系。

计算相对危险度 RR:

$$RR=\frac{暴露组发病率}{非暴露组发病率}=\frac{6.75\%}{2.31\%}=2.92$$

说明母亲暴露于风疹病毒感染其子女发生畸形的危险性是未暴露于风疹病毒感染者的 2.92 倍,联系强度属于中度。

计算特异危险度 AR:

$$AR=暴露组发病率-非暴露组发病率=4.44\%$$

说明暴露组完全因风疹病毒感染而引起的先天畸形的危险性为 4.44%。

三、实验性研究

实验性研究(experimental study)又称流行病学实验研究,是将来自同一总体的研究对象随机分为实验组与对照组,研究者对实验组给予实验因素,而对照组不给予该因素或给予安慰剂,然后前瞻性地随访观察一定时间,获得各组的发病情况或健康状况等结局指标,比较两组效应上的差别程度,从而评价该实验因素的效果。

(一)用途

不同类型的实验性研究的用途不同。

1. 临床试验(clinical trial):研究现场一般在医院。将临床患者随机分为试验组和对照组,试验组给予某临床干预措施,对照组不给予该干预措施,通过比较各组效应的差别来判断临床干预措施效果的一种前瞻性研究。研究对象的分组和接受处理的基本单位是个体。常用于对某种药物或治疗方法的检验和评价。

2. 现场试验(field trial):研究现场在社区。研究对象为社区人群或个体。现场试验分为个体试验和社区试验两类。①个体试验(individual trial)又叫人群预防实验,以尚未患病的人为研究对象,且研究对象的分组和接受处理的基本单位是个人,常用于人群中预防接种、药物预防等措施的效果评价。为了提高研究效率,通常选择高危人群作为研究人群;②社区试验(community trial)又叫社区干预试验、生活方式干预试验,是以社区为基础的公共卫生试验。研究对象是未患病的人群,研究对象的分组和接受干预的基本单位是整个社区,或某一人群的各个亚人群,常用于评价预防措施的效果或评估健康教育对健康或疾病的影响。

(二)基本特点

1. **有干预措施** 这是实验性研究的最重要特点。实验组需要施加一种或多种干预处理措施,可以是预防或治疗措施。

2. **属于前瞻性研究** 对研究对象进行随访观察,观察必须从一个确定的起点开始。

3. **实施随机化分组** 研究对象是来自同一总体的抽样人群,并在分组时严格遵循随机分配原则。通过随机化分组,使每个研究对象有同等的机会被分配到各组去,才能平衡实验组和对照组各种已知和未知的混杂因素,从而提高两组的可比性,避免造成偏倚。

4. **有平行的对照组** 在开始实验时,要求实验组和对照组在非处理因素方面相近或可比,这样实验结果的组间差别才能归之于干预处理的效应。

5. **盲法的应用** 在实验研究中,研究者或研究对象的主观因素常常会对实验效应的判断产生影响,为减少这种由主观因素导致的信息偏倚,在收集资料的过程中应根据实际情况采用盲法。盲法又分为:①单盲(single blind):只有研究对象不知道自己属于实验组还是对照组;②双盲(double blind):研究对象和研究的实施者都不了解分组情况,只有研究的设计者了解分组情况;③三盲(triple blind):研究对象、研究的实施者、资料收集与分析人员三方均不了解分组情况。

(三)实验效应的评价

临床试验常选用有效率、治愈率、存活率、病死率、不良事件发生率和复发率等指标。现场试验则常选用效果指数、保护率、抗体阳转率、结局是否有公共卫生意义等指标。

$$效果指数 = \frac{对照组发病率}{实验组发病率}$$

$$保护率 = \frac{对照组发病率 - 实验组发病率}{对照组发病率} \times 100\%$$

第四节 研究步骤

开展社区流行病学调查研究,基本步骤包括:拟定调查研究计划、编制调查表、培训工作人员、实施调查、总结。

（一）拟定调查研究计划

周密的设计是调查研究取得成功的关键。调查研究计划基本内容包括:

1. **明确调查目的** 社区流行病学调查的目的主要有:①了解社区面临的主要健康问题,居民健康需求及优先顺序;②探讨形成健康问题的深层次原因;③发现高危人群,确定卫生干预与预防保健的重点对象;④评价各类防治保健措施的效果。

2. **掌握社区背景资料** 掌握辖区基本资料有三种途径:①本地历年个人与单位积累的各类资料;②请教当地有关专家;③查阅历史文献资料。

3. **明确调查对象及调查范围** 社区流行病学调查的对象一般分为:①以社区为对象;②以家庭为对象;③以某一特定人群为对象;④以特定患者为对象。

4. **明确调查方法** 调查方法按调查时间可分为暴发调查、现况调查、病例-对照研究、队列研究;按调查对象可分为个案调查、普查、抽样调查等。各种方法各有优缺点,应根据调查目的选择适当的调查方法,注意各种方法的结合使用,取长补短。

5. **明确调查项目** 流行病学调查项目一般包括:①一般情况:如年龄、性别、民族、职业等;②疾病或健康状况:包括既往病史和现病史。要求有严格、统一的诊断及分类标准;③暴露因素:是指与疾病有关的各种因素。要根据研究目的确定需要调查的暴露因素,对暴露因素应有明确的定义,并尽量采用客观、定量的方式收集暴露情况。

6. **组织和经费的落实** 流行病学调查必须取得当地领导的支持和居民的配合。调查工作应有组织有计划地进行,做好任务的合理分工。还要做好各方面的宣传工作,使居民了解调查的意义,乐意合作。应结合当地交通、人力等实际情况进行科学的经费预算,确保调查工作顺利进行并取得预期收益。

（二）编制调查表

调查表是调查工作中收集资料的重要工具,是调查成功的主要环节。

1. **调查表的主要内容** 包括:①一般项目:包括姓名、性别、职业、文化程度、住址等;②研究项目:是根据调查目的拟定的、调查研究的实质部分;③备查项目:如调查员签名、调查日期、调查质量评价等。

2. **调查表编制注意事项** ①切题:即围绕调查目的,与本次调查有关的项目一项也不能缺,而与本次调查无关的项目一项也不应有;②准确:即定义准确,不使人产生误解;③可分析:指标应尽量采用可供统计分析的客观和定量的指标;④通俗易懂:即要考虑被调查对象的理解接受能力;⑤内容适量:对一个调查对象的访问时间控制在 60 分钟内,最好不超过 30 分钟;⑥排序问题:应按逻辑顺序排列,先易后难,先一般后隐私,不能遗漏可能的答案。

3. **调查表提问的方式** 可分为:①封闭式:即在问题后面附有备选答案供调查对象选择,此种方式获取的资料适宜作统计分析;②开放式:即在问题后面没有备选答案,由调查对象自由回答问题,获取的资料有一定的启发性,但统计分析困难。对于一些法定传染病等疾病的流行病学调查,国家有关部门设计有专用调查表。

（三）培训工作人员

实施调查前必须对调查员进行培训,以有效控制误差。培训的基本内容包括:①学习和掌握有关调查的基本知识及操作技术;②明确调查的目的、意义、调查设计的原则和方法;③统一指标含义和填写方式;④明确调查工作进程和注意事项;⑤确定对调查质量的考核办法。特别强调实事求是地开展调查,严防闭门造车、虚夸瞒报。

（四）实施调查

按照调查计划确定的调查目的、要求、方法正式开展调查。在第一次或大规模调查之前,应先作小范围的预调查并建库录入,包含现场调查是否可行,所建数据库是否便于录入和统计分析,以便检验调查设计是否合理,发现问题及时修改。

在调查中如遇到"无应答"的问题,应查明原因,及时纠正和补救。

调查资料的来源主要有:①经常性资料,包括死因和疾病登记报告、日常医疗卫生工作记录、卫生保健等部门的健康体检记录等;②一时性资料,即专题调查所获得的资料。

调查时资料收集的方法包括:①收集各种登记报告和统计报表(应注意及时、完整和准确);②信访(应对失访情况做出估计,尽量降低无应答率);③询问;④现场观察;⑤实验室检验。

（五）总结调查工作

调查结束后,要在原始资料的基础上对资料进行整理和分析,包括资料的核查、分类汇总、计算相应指标、涉及危险因素探索的要进行显著性检验等统计学处理。

第五节　常用统计指标

社区健康水平的评价高度重视流行病学的量化统计指标和分析,如疾病频率测量指标。正确描述社区内疾病分布,有助于认识疾病的群体现象、分布规律及影响因素,从而为临床诊断和治疗提供依据,为进一步探讨病因提供线索,并有助于政府确定卫生服务的工作重点,为合理制订疾病防治、保健策略和措施提供科学依据。因此,社区护士应了解相应的统计方法,尤其是熟知各项生命统计指标的含义和用法,以便在社区护理工作中用这些指标来反映社区健康水平和卫生服务的水平。常用的社区流行病学统计指标有:

一、人口统计指标

（一）出生率

出生率表示某地某年平均每千人口中的出生数,是反映一个国家或地区人口生育水平的基本指标。

$$出生率 = \frac{某地某年活产总数}{该地同年平均人口数} \times 1000‰$$

活产是指胎儿从母体分娩后,只要具有呼吸、心跳、脐带动脉搏动和明确的随意肌运动等四种生命现象任何之一,且不论这种生命现象持续多长时间者。平均人口数通常是取年初人口数和年末人口数之和的二分之一,亦可取该年 6 月 30 日的人口数。

(二)人口自然增长率

人口自然增长率表示每年平均每千人口中自然增加的人数。

$$人口自然增长率 = 出生率 - 死亡率$$

当全年出生人数超过死亡人数时,人口自然增长率为正值;当全年死亡人数超过出生人数时,则为负值。因此,人口自然增长水平取决于出生率和死亡率两者的相对水平。它是反映人口再生产活动的综合性指标。

(三)生育率

生育率反映人口的生育水平,通常用某地平均每千名 15～49 岁育龄妇女中的生育情况来表示。生育率受各年龄妇女生育水平、已婚比例、育龄群年龄结构等因素的影响。

$$生育率 = \frac{某地某年出生人数}{同年平均育龄妇女数} \times 1000‰$$

二、疾病统计指标

(一)发病率

发病率(incidence rate)又称某病发病率,表示在一定期间内,某人群中新发生某病的频率。其计算公式为:

$$某病发病率 = \frac{某人群观察期内新发生某病病例数}{该人群同期暴露人口数} \times K$$

$$K = 100\%,1000‰,10000/万 或 100000/10 万$$

发病率常用于描述疾病的分布,分析某种疾病对人群健康威胁的严重程度,探讨发病因素,提出病因假设和评价防疫措施效果。计算发病率时,分子为新发病例数,新病例的确定依据发病时间。对于发病时间清楚的疾病,如脑中风、心肌梗死之类,容易判定是否为新病例。对发病时间很难确定的一些疾病,如高血压、糖尿病、恶性肿瘤或精神病之类,可以初次诊断时间作为发病时间。

(二)患病率

患病率(prevalence rate)又称现患率或流行率,表示在特定时间一定人群中某病病例数所占比例。按照观察时间的不同患病率可分为时点患病率和期间患病率。

$$时点患病率 = \frac{某时点某人群中某病新旧病例数}{该时点平均人口数或受检人口数} \times K$$

$$期间患病率 = \frac{特定时间段内某人群中某病新旧病例数}{该期间平均人口数} \times K$$

$$K = 100\%,1000‰,10000/万 或 100000/10 万$$

患病率通常用于描述病程较长或发病时间不易明确的疾病的患病情况,但不适用于急性疾病。患病率可反映某病对社区居民健康的危害程度,或研究疾病的流行因素和控制效果,从而为制订社区卫生干预计划提供依据。时点患病率的"时点"一般不超过 1 个月。而期间患病率所指的"期间"是特定的一段时间,一般为 1 年。

(三)罹患率

罹患率(attack rate)表示某一局限范围内、短时间内发生新病例的频率。

$$罹患率 = \frac{观察期间某病新病例数}{同期暴露人口数} \times K$$

$$K = 100\% 或 1000\permil$$

罹患率主要用于描述局部地区如幼儿园、大学、工厂、社区等的疾病暴发,如食物中毒、职业中毒及传染病的暴发流行等。罹患率与发病率一样,是测量新发病例的频率指标,观察时间可以月、周、日或以一个流行期为单位,使用比较灵活。

(四)感染率

感染率(infectious rate)指平均每百名受检者中感染某种病原体的人数,常用于传染病和寄生虫病的统计。

$$某病感染率 = \frac{检出感染某病原体的人数}{受检人数} \times 100\%$$

计算时应注意,感染率的分子包括了病原携带者和患者,而患病率的分子不包括病原携带者,因此某病的感染率常高于该病的患病率。

(五)续发率

续发率(secondary attack rate)亦称二代发病率,是指一个家庭、病房、集体宿舍、托儿所、幼儿园班组中第一个病例发生后,在该病的最短潜伏期到最长潜伏期之间,易感接触者中因受其感染而发病的续发病例占所有易感接触者总数的百分率。

$$续发率 = \frac{易感接触者中的续发病例数}{易感接触者总数} \times 100\%$$

在计算续发率时应将原发病例从分子及分母中去除。对那些在同一家庭中来自家庭外感染、短于最短潜伏期或长于最长潜伏期者均不应计入续发病例。应收集的资料包括原发病例的发病日期、家庭内接触者中的易感者数、观察期间内发生的二代病例数。

续发率是反映传染病传染力强弱的指标,可用于分析传染病流行因素,包括不同因素对传染病传播的影响,如年龄、性别、家庭中儿童数、家庭人口数、经济条件等对传播的影响;也可用来评价预防措施的效果,如对计划免疫、隔离、消毒等措施的评价。

三、死亡统计指标

(一)死亡率

1. **死亡率** 死亡率(mortality rate)是表示一定期间内,在一定人群中发生死亡的频率。死亡率在一定程度上反映了一个国家或地区的居民死亡水平,是死亡统计中的一个重要指标。死亡率还可以反映一个地区居民健康状况改善的情况和社区卫生保健的工作水平,并用于计算人口增长率。一般均以年为时间计算单位,是一个国家或地区经济、文化、卫生水平的综合反映。

$$死亡率=\frac{某人群某时期总死亡人数}{同期该人群平均人口数}\times K$$

$$K=1000‰或10000/万$$

2. 死亡专率　死亡专率(specific death rate)是指按疾病的种类、年龄、性别、职业、种族等分类计算的死亡率。它可提供某病在时间、地区和人群上的死亡变化情况,常用于探讨疾病的病因和评价防治措施。

$$年龄死亡率=\frac{某年龄组死亡数}{同期同年龄组的年平均人口数}\times1000‰$$

$$死因死亡率=\frac{某年因某种原因死亡人数}{同年平均人口数}\times100000/10万$$

$$性别死亡率=\frac{男(或女)性死亡数}{同年男(或女)性平均人口数}\times1000‰$$

$$新生儿死亡率=\frac{某年28天内新生儿死亡数}{同年内活产数}\times1000‰$$

$$婴儿死亡率=\frac{某年1岁内婴儿死亡数}{同年内活产数}\times1000‰$$

$$孕产妇死亡率=\frac{某年孕产妇死亡数}{同年内活产数}\times1000‰$$

$$围生期死亡率=\frac{某年孕28周或以上胎儿死亡数+生后7天内新生儿死亡数}{同年孕28周或以上胎儿死亡数+活产数}\times1000‰$$

应用该指标时要注意:比较不同国家(或地区)、不同人群的死亡率时,因人口的年龄、性别等构成不同,不能直接比较,必须进行年龄或性别的调整,计算标准化死亡率再进行比较。

(二)病死率

病死率(fatality rate)也称某病病死率,表示一定时期内,患某种疾病的人群中因该病而死亡的频率。

$$病死率=\frac{一定时期内因某病死亡人数}{同期确诊的某病病例数}\times100\%$$

病死率常用于衡量某种疾病的预后情况,如心肌梗死、各种急性传染病等,反映疾病对人群生命的威胁程度。应用该指标时要注意:①病死率的高低与疾病的严重程度、医疗水平和病原体的毒力大小等有关;②不同等级的医院由于收治的患者病情轻重和所处的疾病时期不同,其病死率不可直接比较。

(三)生存率

生存率(survival rate)是指患某种疾病的人或接受某种治疗措施的患者经过 n 年的随访,到随访结束时仍存活的病例数占观察病例总数的比例。

$$生存率=\frac{生存满n年的病例数}{随访满n年的病例总数}\times100\%$$

生存率常用于评价某些慢性病,如癌症、心血管病的远期疗效。应用该指标时应确定随访开始日期和截止日期。开始日期一般为确诊日期、出院日期、手术日期，截止时间通常为 1 年、3 年、5 年或 10 年，即可计算 1 年、3 年、5 年或 10 年生存率。

（四）潜在减寿年数

潜在减寿年数（potential years of life lost，PYLL）是指某年龄组人群因某病死亡者的期望寿命与实际死亡年龄之差的总和，即死亡所造成的寿命损失，是人群中疾病负担测量的一个直接指标，也是评价人群健康水平的一个重要指标。潜在减寿年数是在考虑死亡数量的基础上，以期望寿命为基准，进一步衡量死亡造成的寿命损失，强调了早亡对健康的影响。该指标是根据"平均死亡年龄大时，对期望寿命影响较小；反之，平均死亡年龄小时，对期望寿命的影响较大"的原理提出的。用潜在减寿年数评价疾病对人群健康的影响，可衡量某种死因对一定年龄组人群的危害程度。

该指标的用途包括：①计算并比较不同原因所致的寿命减少年数；②某一地区（县）和另一标准地区（或省）间比较；③在卫生事业管理中，作为筛选确定重点卫生问题或重点疾病的指标，也适用于防治措施效果的评价和卫生政策的分析。

（五）伤残调整寿命年

伤残调整寿命年（disability adjusted life year，DALY）是指从发病到死亡所损失的全部健康寿命年，包括因早亡所致的寿命损失年（实际死亡年数与低死亡人群中该年龄的预期寿命之差）和疾病所致伤残引起的健康寿命损失年两部分。DALY 是生命数量和生命质量以时间为单位的综合度量，有助于宏观认识疾病和控制疾病，为目前应用最多的、最具代表性的疾病经济负担评价和测量指标。

该指标的用途包括：①跟踪全球或一个国家或者一个地区疾病负担的动态变化及检测其健康状况在一定期间的改进，还可以对已有的措施计划进行初步的评价，测定医疗卫生干预措施的有效性；②对不同地区、不同对象（性别、年龄）、不同病种进行 DALY 分布的分析，可以帮助确定危害严重的主要病种、重点人群、高发人群和高发地区，为确定防治重点及研究重点提供重要依据；③可进行成本效应分析，研究不同病种、不同干预措施挽回一个 DALY 所需的成本，以求采用最佳干预措施来防治重点疾病，使有限的资源发挥更大的挽回健康寿命年的效果。

（宋　梅）

学习小结

本章从流行病学定义、相关概念和流行病学特征着手，深入阐述了流行病学与社区护理学的共同点、相互联系和在社区人群健康研究中的应用；分别介绍了疾病的三间分布、常用流行病学研究方法和统计学指标及其在社区人群健康护理研究中的应用。

学生通过本章的学习要求，能够识记流行病学的常用术语和概念，如变量、误差、概率、抽样、样本、流行、暴发、地方病、描述性研究、现况研究、病例-对照研究、队列研究、实验研究等，理解流行病学在社区人群健康护理中的功能和应用范围，具备一定的社区护理科研能力，能够运用恰当的流行病学指标评价社区健康状况，配合全科医生和公共卫生医生选择正确的流行病学方法，开展调查分析研究，及时发现社区健康问题，必要时进行实验研究，为更好地提升社区居民健康水平服务。

复习思考题

1. 某社区老年人近年来体检资料显示糖尿病发病呈上升趋势，为做好糖尿病的防治工作，社区护士欲开展针对本社区老年人的社区护理干预工作，请问：

（1）此计划中可采取哪些统计学指标进行效果评价？

（2）调查发现本社区吸烟率较高，欲研究不同的吸烟水平与糖尿病发病率之间的关系，可以采取哪些研究方法？

（3）请根据所学知识制订一份针对社区老年人的糖尿病预防知识调查计划。

2. 某社区在 2017 年 8 月底突然出现大批腹泻患者，不少人需住院治疗，临床诊断为细菌性痢疾。社区医护人员立即进行流行病学调查，查了 3894 人，共查出病例 703 人，请问：

（1）调查中最好用哪种统计学指标？

（2）如何描述该疾病的分布特征？

（3）请根据所学知识制订一份关于细菌性痢疾的社区流行病学调查计划。

第六章　社区突发公共卫生事件的护理

6

06章

我国自 2003 年非典型性肺炎(severe acute respiratory syndrome,SARS)暴发流行后,愈发重视突发公共卫生事件的预防和应急处置,国务院依据《中华人民共和国传染病防治法》《中华人民共和国食品卫生法》《中华人民共和国职业病防治法》《中华人民共和国国境卫生检疫法》等法律法规,制定了《突发公共卫生事件应急条例》和《国家突发公共事件总体应急预案》,为及时有效地控制突发公共卫生事件提供了指导原则。

第一节　概述

突发公共卫生事件已经成为严重威胁公众健康的社会问题。社区护理人员必须掌握突发公共卫生事件的预防与应对的知识、技能,才能在突发公共卫生事件救援中发挥重要的作用。

一、突发公共卫生事件的概念、分类与分级

(一)突发公共卫生事件的概念

国务院颁布的《突发公共卫生事件应急条例》明确指出,突发公共卫生事件(public health emergency)是指突然发生,造成或者可能造成社会公众健康严重损害的重大传染病疫情、群体性不明原因疾病、重大食物和职业中毒以及其他严重影响公众健康的事件。

突发公共卫生事件通常具有突发性、群体性、社会危害性等特征,一旦发生,涉及范围广,需政府指挥、社会动员,快速有序地开展各项救援工作。

(二)突发公共卫生事件的分类

根据突发公共事件的发生过程、性质和机理,突发公共事件主要分为以下四类:

1. **自然灾害**　主要包括气象灾害、地质灾害、海洋灾害、生物灾害和森林草原火灾等。

2. **人为灾难**　主要包括安全事故、交通运输事故、爆炸事故、环境污染和生态破坏事件等。

3. **公共卫生事件**　主要包括传染病疫情、群体性不明原因疾病、食品安全、职业危害、动物疫情以及其他严重影响公众健康和生命安全的事件。

4. **社会安全事件**　主要包括恐怖袭击事件、经济安全事件、网络安全事件和涉外突发事件等。

(三)突发公共卫生事件的分级

突发公共卫生事件发生后,根据各级传染病、食物中毒、急性职业中毒或其他不明原因疾病的性质、危害程度、涉及范围、病例数量等不同情形,将突发公共卫生事件划分为特别重大(Ⅰ级)、重大(Ⅱ级)、较大(Ⅲ级)和一般(Ⅳ级)四个级别,分别用红色、橙色、黄色、蓝色代表。

二、国内外突发公共卫生事件的管理模式

(一)美国突发公共卫生事件的应急管理

美国一直高度重视卫生网络系统和应急协调体系的建设,经过近百年的疾病预防控制体

系建设,逐步完善公共卫生网络化管理模式,多层次与综合性的突发公共卫生事件应对机制成熟运转。

美国传统的公共卫生体系是以"国家-州-地方"三级公共卫生部门为基本构架,包括CDC(联邦疾病控制与预防系统)-HRSA(卫生资源和服务部)-MMRS(地方城市医疗应急系统)三个子系统。但随着各种突发公共卫生事件的发生,公共卫生部门必须与执法等其他相关部门横向联动,才能取得良好的应对效果。

美国特色鲜明的突发公共卫生事件的应急防范网络主要由以下五个系统构成:①公共卫生信息系统(应急决策指挥中心、疾病监测反馈系统、城市疾控症状预警系统、医疗临床信息系统);②公共卫生实验室快速诊断应急网络系统(检验检疫、临床试验);③现场流行病学调查控制及信息网络系统(疫情的综合调查和情报信息的及时传达);④全国城市医学应急网络系统;⑤全国医药器械应急物品救援快速反应系统。

(二)英国突发公共卫生事件的应急管理

从疯牛病的全球蔓延到口蹄疫的不断扩散,从猪瘟的疯狂传播再到流感的广泛传染,从SARS的波及到对畜牧业的严重损害等,英国从面临突发公共卫生事件频发的尴尬境地,不断吸取经验教训,调整应对模式和管理机构,2003年专门成立健康保护机构(HPA),减少突发公共卫生事件对国人的危害,保护国民健康,进一步巩固和完善从中央到地方的垂直公共卫生应对体系,构筑权威化、专业化、科学化的突发公共卫生事件应对体系的综合框架。

英国目前选择的是从中央到地方的垂直管理体系,应对卫生事件的管理层级设置为两个,一是中央层面(战略层),二是地方层面(执行层)。战略层级由卫生行政部门及其管理的"突发事件战略规划协调机构(EPCU)"组成,主要负责卫生政策的制定与终结、疫情的研究和判断、信息系统的构建和传达、应急协调和协作;执行层面由公民健康服务系统(NHS)及其授权机构组成,主要负责具体事件的应对,提供医疗服务与卫生保健职能。

(三)日本突发公共卫生事件的应急管理

自20世纪90年代开始,日本在原来的防灾管理体系的基础上建立了综合性应急管理体系,形成了全政府模式的危机管理体制和广域政府危机管理合作体系,充分发挥政府、市场、第三方部门各主体能动作用。日本的突发公共卫生事件应急管理体系由主管健康卫生、福利、劳动保障的厚生劳动省负责建立并以之为核心,纳入整个国家危机管理体系之中。

日本的突发公共卫生事件应急管理体系覆盖面很广,包括由厚生劳动省、派驻地区分局、检验所、国立大学医学院和附属医院、国立医院、国立研究所等构成的独立的国家突发公共卫生事件应急管理系统;由都道府县卫生健康局、保健所、县立医院、市村町及保健中心组成的地方管理体系。通过纵向行业系统管理和分地区管理的衔接,形成全国的突发公共卫生事件应急管理网络。在日本突发公共卫生事件应急系统中,消防(急救)、警察、医师会、医疗机构协会、通讯、铁道、电力、煤气、供水等部门,也按照各自的危机管理实施要领互相配合。

日本在应对突发公共卫生事件方面坚持立法先行的理念,建立了完善的应急管理法律体系,其中《灾害对策基本法》是日本防灾领域的根本法律。此外,日本还应用先进的信息通讯基础,构筑了高效、严密、适合国情的应急信息化体系。建立了专职和兼职相结合的应急队伍,并从小学教育开始,通过各种形式的应急科普宣传教育,向公众普及防灾避险知识,增强公众危机意识。

(四)我国突发公共卫生事件管理模式

新中国成立后,我国一直致力于公共卫生体系的建设,制定了多个针对单项突发公共卫生事件的预案和法律法规,如《中华人民共和国传染病防治法》《中华人民共和国食品卫生法》《中华人民共和国职业病防治法》等,但在2003年SARS暴发时,面对突发的重大传染病疫情,原有的应急预案已不适用,因此,2003年5月国务院颁布了《突发公共卫生事件应急条例》,2005年1月卫生部发布了《关于疾病预防控制体系建设的若干规定》。全国各省、自治区、直辖市也相应出台了地方的突发公共卫生事件应急预案。2010年12月29日,国务院第138次常务会议通过了修订后的《突发公共卫生事件应急条例》,2011年1月8日公布并实施。

我国的突发公共卫生事件应急工作遵循预防为主、常备不懈的方针,贯彻统一领导、分级负责、反应及时、措施果断、依靠科学、加强合作的原则。国家建立统一的突发公共卫生事件预防控制体系,应急预案的主要内容包括:①突发公共卫生事件应急处理指挥部的组成和相关部门的职责;②突发公共卫生事件的监测与预警;③突发公共卫生事件信息的收集、分析、报告、通报制度;④突发公共卫生事件应急处理技术和监测机构及其任务;⑤突发公共卫生事件的分级和应急处理工作方案;⑥突发公共卫生事件预防、现场控制,应急设施、设备、救治药品和医疗器械以及其他物资和技术的储备与调度;⑦突发公共卫生事件应急处理专业队伍的建设和培训。

经过最近十几年的发展,我国突发公共卫生事件的管理模式已经从"冲击-回应型管理模式"转变为"预防-主动型应急管理模式",由被动处置转为主动预防,将疾病预防、监测、报告、信息发布、应急处理及法律责任等全部纳入突发公共卫生事件的管理体系中,在国务院的指导下,各级政府积极参与,共同完成应急处置工作。

第二节　社区突发公共卫生事件的应急处理

经过几十年的建设和努力,我国已经初步建立了一套公共卫生体系,拥有了一批预防医疗服务机构和专业技术队伍,对于保障人民群众的身体健康和生命安全发挥了重要作用。根据我国《突发公共卫生事件应急条例》的规定,应急处理必须从"信息通畅、反应快捷、指挥有力、责任明确"的目的出发,着眼于有效预防、及时控制和消除突发公共卫生事件及其危害,指导和规范各类突发公共卫生事件的应急预案,最大限度地减少突发公共卫生事件对公众健康造成的危害。

一、社区突发公共卫生事件的预警

突发公共卫生事件的预警是指运用各种医药卫生知识和其他科学技术手段,通过分析突发公共卫生事件的国内外历史资料及监测结果等数据,预测突发公共卫生事件的发生、发展与变化的趋势和可能的危害程度。早期预警是为了及时采取相应的防范措施,将危害降低至最小,需要在平时就制定好应急预案,一旦启动,迅速响应。

(一)预警的基本方式

常见的方式有四种:

1. **直接预警** 发生快速广泛传播的传染病、原因不明疾病、重大食物中毒等事件应直接向相应部门预警报告。

2. **定性预警** 采用综合预测法、控制图法、Bayes 概率法等统计分析方法,对疾病的发展趋势和强度进行定性估计,明确变化的方向。

3. **定量预警** 采用直线预测模型和指数曲线预测模型,建立预报方程、时间序列、季节周期回归模型,确定变化的数量级。

4. **长期预警** 采用专家咨询法对疾病的长期流行趋势进行预警。

(二)预警响应机制

突发公共卫生事件发生后,依据《突发公共卫生事件应急条例》及时组织开展连续不间断、系统、完整、规范的资料收集,通过对事件的现状评估、发展趋势预测、疫情传播速度及波及范围等分析,及时准确地发布预警信息。

1. **预警分级** 预警分为四级,即 I 级(特别重大事件)、II 级(重大事件)、III 级(较大事件)、IV 级(一般事件)。依次使用红色、橙色、黄色和蓝色来代表,启动不同的管理措施。

2. **预警响应**

(1) I 级预警:由省级及以上人民政府对事件进行全面的指挥协调,处理事件。

(2) II 级预警:由市级人民政府成立事件处理小组,全面指挥事件的处理,政府指挥各部门联合行动,处理突发公共卫生事件。

(3) III 级预警:由县级卫生行政部门成立事件处理小组,参与突发公共卫生事件的调查、采样、病例诊断等处理。

(4) IV 级预警:由县级卫生行政部门成立事件处理小组,指导下一级医疗卫生机构对突发公共卫生事件进行调查、采样、病例诊断等处理。

(三)预警信息发布

启动各类突发公共卫生事件的应急预案,根据事件的发生、发展趋势和危害程度,发布预警信息。预警信息的主要内容包括突发公共卫生事件的名称、类别、预警级别、起始时间、可能影响范围、警示事项、应对措施和发布机关等。在第一时间发表最新信息,准确、及时地公开相关事实,保证信息的可信度和权威性,能够将损失降低到最小,并减少民众的恐慌。目前我国已经建立了"国家突发事件预警信息发布网",将全国每天发生的突发公共事件进行信息发布。

相关链接 　　　　　国家突发事件预警发布网

　　　　　　　　国家预警信息发布中心是国务院应急管理部门面向政府应急责任人和社会公众提供综合预警信息的权威发布机构,是国家应急管理体系的重要组成部分。主要承担国家突发事件预警信息发布系统(简称"国家预警发布系统")建设及运行维护管理,为相关部门发布预警信息提供综合发布渠道,研究拟定相关政策和技术标准,开展预警信息科普与宣传等工作。

2011 年相关部门开始建设国家预警发布系统,2013 年底完成系统开发建设任务,全面完成国家、省、地三级预警信息发布平台部署,初步形成国家、省、地、县四级相互衔接、规范统一的预警信息发布业务能力。2015 年 5 月,国家预警信息发布中心成立,负责突发公共事件相关信息的处理和发布。

国家预警发布系统具备对自然灾害、事故灾难、公共卫生事件、社会安全事件四大类突发公共事件信息的接收、处理、及时发布能力,使突发公共事件预警信息公众覆盖率达到 82% 以上,确保有关部门和社会公众能够及时获取预警信息,最大限度地保障人民群众生命财产安全。

二、社区突发公共卫生事件应急管理

(一)应急管理工作原则

1. 预防为主,常备不懈 提高全社会对突发公共卫生事件的防范意识,落实各项防范措施,做好人员、技术、物资和设备的应急储备工作。对可能引起突发公共卫生事件的情况要及时进行分析、预警,做到早发现、早报告、早处理。

2. 统一领导,分级负责 根据突发公共卫生事件的范围、性质和危害程度,对突发公共卫生事件实行分级管理。各级人民政府负责突发公共卫生事件应急处理的统一领导和指挥,各有关部门在各自的职责范围内做好应急处理工作。

3. 依法规范,措施果断 各级人民政府和卫生行政部门要按照相关法律法规,完善突发公共卫生事件应急体系,建立健全应急处理工作制度,对突发公共卫生事件做出快速反应,及时、有效地开展监测、报告和处理工作。

4. 依靠科学,加强合作 要充分尊重和依靠科学,重视科研和培训工作,为突发公共卫生事件应急处理提供科技保障。各有关部门和单位要通力合作、资源共享,广泛组织、动员公众参与,才能有效应对突发公共卫生事件。

(二)应急组织体系及职责

1. 应急指挥机构 发生全国性突发公共卫生事件后,国家卫生健康委员会应在国务院统一领导下,成立全国突发公共卫生事件应急指挥部,对特别重大突发公共卫生事件统一指挥,做出决策。

2. 日常管理机构 国务院卫生行政部门设立卫生应急办公室(突发公共卫生事件应急指挥中心),负责全国突发公共卫生事件应急处理的日常管理工作。各级人民政府及军队、武警系统结合各自实际情况,指定突发公共卫生事件日常管理机构,负责本行政区域或本系统内突发公共卫生事件应急的协调、管理工作。

3. 专家咨询委员会 国务院或省级卫生行政部门负责组建突发公共卫生事件专家咨询委员会,由相关领域的专家组成,对突发公共卫生事件的预防、准备和处置各环节工作提出意见和建议,并给予技术指导;参与研究制订卫生应急体系建设与发展的相关规划、政策、法规及各类实施方案。

4. 应急处理专业技术机构 医疗机构、疾病预防控制机构、卫生监督机构、出入境检验检疫机构等是突发公共卫生事件应急处理的专业技术机构,服从卫生行政部门的统一指挥和安排。

(三)突发公共卫生事件的应急反应

1. 报告制度 建立高效可行的突发公共卫生事件信息监测报告制度,减少危机发生。

(1)报告时限:责任疫情报告人发现甲类传染病和乙类传染病中的艾滋病、肺炭疽的患者、病原携带者和疑似传染病患者时,城镇于 6 小时内、农村于 12 小时内向发病地的卫生防疫机构报告,同时报出传染病报告卡。发现乙类传染病患者、病原携带者和疑似传染病患者时,城镇于 12 小时内、农村于 24 小时内向发病地的卫生防疫机构报出传染病报告卡。发现丙类传染病患者时,应当在 24 小时内向发病地的卫生防疫机构报出传染病报告卡。省级政府卫生行政部门接到发现甲类传染病和发生传染病暴发、流行的报告后,应当于 6 小时内报告国务院卫生行政部门。

(2)报告方式:各级各类医疗卫生机构、监测机构及卫生行政部门为责任报告单位,医护人员和检疫人员、疾病预防控制人员、个体开业医生等为责任报告人。具备网络直报条件的机构,在规定时间内进行传染病和(或)突发公共卫生事件相关信息的网络直报;不具备网络直报条件的,通过电话、传真等方式进行报告,同时向辖区疾病预防控制机构报送《中华人民共和国传染病报告卡》和(或)《突发公共卫生事件相关信息报告卡》(见表 6-1)。报告的主要内容包括事件性质类别、发生时间地点、发病患者数、死亡人数、临床症状、可能原因、处理措施等。

表 6-1 突发公共卫生事件相关信息报告卡

□初步报告 □进程报告(次) □结案报告

填报单位(盖章):_____ 填报日期:_____年____月____日

报告人:_____ 联系电话:_____

事件名称:_____

信息类别:1. 传染病;2. 食物中毒;3. 职业中毒;4. 其他中毒事件;5. 环境卫生;6. 免疫接种;7. 群体性不明原因疾病;8. 医疗机构内感染;9. 放射性卫生;10. 其他

公共卫生突发事件等级:1. 特别重大;2. 重大;3. 较大;4. 一般;5. 未分级;6. 非突发事件

初步诊断:_____ 初步诊断时间:_____年____月____日

订正诊断:_____ 订正诊断时间:_____年____月____日

确认分级时间:_____年____月____日 订正分级时间:_____年____月____日

报告地区:_____省_____市_____县(区) 发生地区:_____省_____市_____县(区)_____乡(镇)

详细地点:_____

事件发生场所:1. 学校;2. 医疗卫生机构;3. 家庭;4. 宾馆饭店写字楼;5. 餐饮服务单位;6. 交通运输工具;7. 菜场、商场或超市;8. 车站、码头或机场;9. 党政机关办公场所;10. 企事业单位办公场所;11. 大型厂矿企业生产场所;12. 中小型厂矿企业生产场所;13. 城市住宅小区;14. 城市其他公共场所;15. 农村村庄;16. 农村农田野外;17. 其他重要公共场所;18. 如是医疗卫生机构,则:(1)类别:①公办医疗机构;②疾病预防控制机构;③采供血机构;④检验检疫机构;⑤其他及私立机构;(2)感染部门:①病房;②手术室;③门诊;④化验室;⑤药房;⑥办公室;⑦治疗室;⑧特殊检查室;⑨其他场所;19. 如是学校,则类别:①托幼机构;②小学;③中学;④大、中专院校;⑤综合类学校;⑥其他.

事件信息来源:1. 属地医疗机构;2. 外地医疗机构;3. 报纸;4. 电视;5. 服务电话;6. 互联网;7. 市民电话报告;8. 上门直接报告;9. 本系统自动预警产生;10. 广播;11. 填报单位人员目睹;12. 其他

事件信息来源详细:_____

事件波及的地域范围:_____

新报告病例数:_____ 新报告死亡数:_____ 排除病例数:_____

累计报告病例数:_____ 累计报告死亡数:_____

事件发生时间:_____年_____月_____日_____时_____分

接到报告时间:_____年_____月_____日_____时_____分

首例患者发病时间:_____	年_____	月_____	日_____	时_____	分	
末例患者发病时间:_____	年_____	月_____	日_____	时_____	分	

主要症状:1. 呼吸道症状;2. 胃肠道症状;3. 神经系统症状;4. 皮肤黏膜症状;5. 精神症状;6. 其他(对症状的详细描述可在附表中详填)

主要体征:(对体征的详细描述可在附表中详填)

主要措施与效果:(见附表中的选项)

附表:传染病、食物中毒、职业中毒、农药中毒、其他化学中毒、环境卫生事件、群体性不明原因疾病、免疫接种事件、医疗机构内感染、放射卫生事件、其他公共卫生事件相关信息表

注:请在相应选项处划"○"

2. 现场管理 现场管理包括对受灾者的医疗救护和流行病学管理。

(1)预检分诊:通过快速、准确的评估,合理分流伤员,使其得到便捷、有效的救护。目前常用简单分类法(simple triage and rapidly treatment,START),此评估方法适合事件发生现场较小,短时间大量伤员需要救护的情况。

START 法主要观察 3 个指标,即呼吸、循环、意识,具体实施如图 6-1。在救护中要简单判断、快速分诊,采用不同颜色表示伤情轻重:①红色:非常紧急,第一优先处置。表示患者伤情严重,威胁生命,须初步抢救后 1 小时内立即送往综合性医院治疗,属重度损伤,如意识丧失、呼吸心跳停止、大出血等。②黄色:紧急,第二优先处置。表示患者没有致命的损伤但需要治疗,可能有潜在的生命危险,需要在 4~6 小时内初步救护后优先送往附近医院,属中度损伤,如严重烫伤、骨折等。③蓝(绿)色:不紧急,第三优先处置,表示患者伤情较轻,意识清醒、生命体征正常、能配合,不需转诊医院治疗,属轻度损伤,如单纯伤口破裂、扭伤等。④黑色:标志已死亡者或损伤非常严重,没有存活希望的伤员,如躯干分离、高空坠落致严重创伤及内脏脱出者。

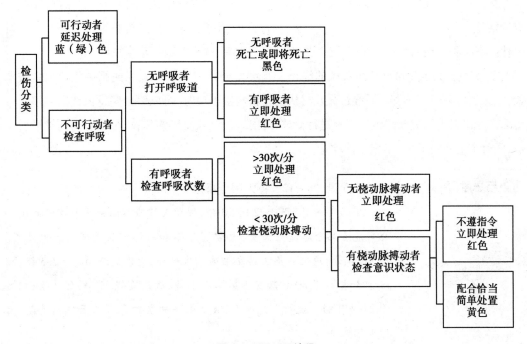

图 6-1 START 流程

对突发公共卫生事件中受灾人员或救灾人员进行精神损伤程度的判断,开展心理问题预检分诊。常见有五种情况:①正常反应:表现为不安、寒战、恶心呕吐,能执行简单命令;②外伤性抑郁:表现为呆坐,像"正常反应",但能参与简单的救助活动;③惊吓:表现为丧失判断力,对人群充满恐惧,最好进行隔离护理;④过度反应:表现为常讲恐怖性故事,到处乱串等过分反应;⑤转换反应:表现为听力障碍、视力障碍、癔症性昏迷、麻痹等躯体症状。

(2)现场救护:现场救护与医院内的抢救不同,需要根据现场的情况,最大限度的救护伤员,从而减少伤亡率。

1)救护原则:①立即脱离危险区:救护前评估环境,帮助患者脱离危险后再施救;②先救命再治伤:首先评估循环、呼吸等危及生命的体征,在基础生命体征平稳的情况下再进行包扎、固定等治疗;③急救与呼救并重:事件发生后现场目击者立即呼救,同时开展力所能及的救助;④加强转运途中的监护:伤员在转运过程中可能出现意外情况,护理人员需要及时观察,时刻做好抢救准备。

2)救护技术:包括八项基本技术:①现场评估,判断病情:快速准确地进行全身评估,测量患者生命体征、评估意识状态及一般情况;②维持通气:及时清理呼吸道,保持呼吸道通畅,持续观察患者呼吸情况;③心肺复苏:若患者无大动脉搏动及自主呼吸,立即实施胸外按压及人工通气;④止血:对活动性出血给予止血措施;⑤维持有效循环:输液、输血扩容,防止休克和病情恶化;⑥休息:维持安静的环境和舒适体位,保证患者休息;⑦配合医生治疗:配合包扎、固定、术前准备及病情监护等;⑧转运监护:及早转送医院治疗,途中持续病情监测,保证伤者安全。

(3)其他处理措施:突发公共卫生事件的现场管理除医疗救护外,还包括以下内容:①公共卫生管理:根据突发公共卫生事件的规模和危害,及时有效地协调相关部门进行疫情控制、现场处置等,例如出现重大传染病疫情,可通过隔离传染源及环境消毒等措施切断传播途径;②稳定群众情绪:突发公共卫生事件发生后,尤其是病死率较高疾病的暴发会造成群众心理恐慌,应及时发布相关信息,稳定群众情绪;③开展流行病学调查:事件发生后,应组织专业人员尽快进入现场开展流行病学调查,了解疾病的特点,为开展有效的预防控制提供依据;④提出控制措施:可实施疫区封闭,疏散周边人员,消毒灭菌、隔离观察、预防接种等;⑤结果上报:对事件的发生和处理情况进行总结,分析原因及影响因素,向相关部门汇报总结。

3. 突发公共卫生事件应急反应的终止　当突发公共卫生事件隐患或相关危险因素被消除,或末例传染病病例发生后经过最长潜伏期无新病例出现时,可以终止突发公共卫生事件应急反应。由卫生行政部门组织专家进行论证,提出终止应急反应的建议,报政府部门批准后实施,同时向上一级卫生行政部门报告。

问题与思考

天津港"8·12"特大爆炸事故

2015 年 8 月 12 日 22 时 50 分,位于天津市滨海新区天津港的瑞海公司危险品仓库发生火灾,大量消防车和消防官兵在现场灭火处置。23 时 34 分,危化品集装箱发生第一次爆炸,近震震级 ML 约 2.3 级,相当于 3 吨 TNT;30 秒后发生第二次爆炸,近震震级 ML 约 2.9 级,相当于 21 吨 TNT。现场火光冲天,数十米高的灰白色蘑菇云瞬间腾起,附近火焰四溅。

事故发生后,国家卫生计生委调派全国 80 多名医学专家现场指导救援。天津市卫生计生委组织 180 多名医学专家在一线指导伤员救治。天津港广场成立总指挥部,全方位开展救援及善后处理工作。爆炸现场含有 20 余种危化品,存量巨大,易燃、易爆、剧毒、腐蚀,北京军区、公安部消防局抽调国家级核生化应急救援力量和相关省市的核生化侦检编队投入搜救、配合处置。

此次火灾爆炸事故共造成 165 人遇难,8 人失踪,798 人受伤,304 幢建筑物、12428 辆商品汽车、7533 个集装箱受损。

思考:

1. 爆炸发生后应如何启动突发公共卫生事件的应急反应系统?

2. 应由哪些部门组成应急处置指挥部? 指挥部的主要工作是什么?

3. 本次突发公共卫生事件应急反应终止后,还需进行哪些工作?

三、社区突发公共卫生事件恢复期的健康管理

由于突发公共卫生事件具有突发性、不可预料性、危害严重性等特点,人们会出现不同程度的应激反应、身体损伤,事件本身对环境也有不同程度的影响。因此,在突发公共卫生事件恢复期,社区护士应及时发现并处理各种健康问题。

(一)重点人群的心理应激反应与心理干预

由于每个人承受心理创伤的程度不同、社会支持状况不同,致使突发公共卫生事件对每个人造成不同的心理伤害,需要专业人员给予心理干预。重点干预对象包括幸存者、罹难者家属、救灾人员。

1. 幸存者的心理应激反应与心理干预

(1)心理应激反应:分为三个阶段,包括①不相信眼前发生的一切是真的,认为只是一场恶梦;②意识到残酷的现实之后,经历一段消沉期,对周围的一切变得麻木不仁;③认识到这些悲剧是真实的,产生严重的心理问题,甚至逐步蔓延成创伤后应激障碍。

(2)心理干预:具体措施包括①营造一个有安全感的环境;②建立沟通关系,倾听他们的故事,鼓励他们宣泄心中的痛苦,给予积极的暗示;③帮助他们客观地分析和判断事件的性质和后果,纠正不合理的认知,引导他们采取积极的应对策略和技巧;④帮助他们解决生活实际问题,逐步树立重新面对生活的勇气和信心。

2. 罹难者家属的心理应激反应与心理干预

(1)心理应激反应:罹难者家属常陷入无比悲痛、绝望之中,把责任归咎于自己身上,产生内疚、自责心理,甚至出现精神崩溃、自伤、自杀的倾向。

(2)心理干预:具体措施包括①在生活上给予罹难者家属精心的照顾;②在倾听中引导罹难者家属将抑郁、焦虑等负性情绪宣泄出来,帮助他们认识、面对、接受失去朋友、亲人的事实;③建立与罹难者家属之间的联系并保持信息通畅,相互给予心理支持;④保持充足的营养摄入,避免因身体不适加重悲伤。

3. 救援人员的心理应激反应与心理干预

（1）心理应激反应：救援人员、医务人员第一时间见证了悲剧的场面，直接面对惨重的伤亡情况，立刻投入抢救工作，会产生一系列的心理应激，如恐惧、焦虑、无助、悲观、挫败感。

（2）心理干预：具体措施分为三个阶段，包括①执行任务前，制定应对计划，通过演习明确任务，减轻预期焦虑，建立团队自信心；②执行任务中，合理安排工作岗位与工作时间（最长不超过12小时），保证他们以及他们与家人之间的交流，适时安排减压、分享报告、危机干预等方法减轻心理压力；③任务结束后，安排休息放松，使他们尽快从紧张的工作状态中复原。

（二）创伤后应激障碍的预防和处理

1. 概念 创伤后应激障碍（post-traumatic stress disorder，PTSD）是指因为受到超常的威胁性、灾难性的创伤事件，而导致延迟出现和长期持续的身心障碍。PTSD一般在精神创伤性事件发生后数天至6个月内发病，病程至少持续1个月以上，可长达数月或数年，个别甚至达数十年之久。其中，病期在3个月之内的称为急性PTSD，病期在3月以上的称为慢性PTSD，而若症状在创伤事件后至少6个月才发生则称为延迟性PTSD。PTSD最初是用来描述经历战争后的种种结果，称为"战争疲劳"。后来发现，个体在经历威胁生命事件之后都可能出现PTSD。其引发原因可以是自然灾害、事故、刑事暴力、虐待、战争等。这种压力既可以是直接经历，如直接受伤；也可以是间接经历，如目睹他人死亡或受伤。近年来，随着突发灾难性事件增多，创伤后应激障碍成为社会关注的重点。

2. 症状

（1）成人创伤后应激障碍：成人PTSD的核心症状有三组，即创伤性再体验症状、回避和麻木类症状及警觉性增高症状。

1）创伤性再体验症状：主要表现为患者的思维、记忆或梦中反复、不自主地涌现与创伤有关的情境或内容，也可出现严重的触景生情反应，甚至感觉创伤性事件好像再次发生一样。

2）回避和麻木类症状：主要表现为患者长期或持续性地极力回避与创伤经历有关的事件或情境，拒绝参加有关的活动，回避创伤的地点或与创伤有关的人或事，有些患者甚至出现选择性遗忘，不能回忆起与创伤有关的事件细节等。

3）警觉性增高症状：主要表现为过度警觉、惊跳反应增强，可伴有注意力不集中、易激惹及焦虑等。

（2）儿童创伤后应激障碍：与成人的临床表现不完全相同，有些症状是儿童特有的，而且不同年龄段的儿童PTSD表现也不尽相同。

1）创伤性再体验症状：可表现为梦魇、玩与创伤有关的主题游戏、面临相关提示时情绪激动或悲伤等。

2）回避症状：常表现为分离性焦虑、不愿意离开父母等。

3）高度警觉症状：常表现为过度的惊跳反应、高度的警惕、注意障碍、易激惹或暴怒、难以入睡等。

3. 预防 在应激事件发生后护理人员可以通过心理评定工具来初步评定个体的心理健康状况，将有助于筛选出PTSD高危人群，从而有针对性地对高危人群提供有效的干预策略，预防PTSD的发生。

4. 治疗 根据目前的循证医学，以心理治疗和药物治疗两种方法为主，其中，心理治疗是治疗 PTSD 较为有效的方法,但两者的联合使用效果更佳。常用于 PTSD 的心理治疗有认知行为治疗、眼动脱敏再加工等。药物治疗对于缓解患者的症状、加强心理治疗的效果是值得肯定的,两者的联合使用应该成为第一选择,目前首选治疗药物为选择性 5-羟色胺再摄取抑制剂(SSRIs),其中,舍曲林、帕罗西汀、氟西汀具有较好的疗效。

(三)躯体损伤人群的医疗护理服务

突发事件常导致很多人肢体残疾,他们需长时间的接受训练、治疗和康复护理,预防并发症和伤残的发生,最大限度发挥伤残者的自理、自立能力以及生活应对能力。社区护士可以依靠社区力量,实施康复训练和家庭护理,与伤残者保持良好的沟通与交流,保证他们得到必要的帮助。对于失去亲人、无人照顾的患者,社区护士可以提供上门服务,进行家庭访视和疾病管理。

(四)社区公共卫生管理

社区成立防疫组织,社区护士协助卫生防疫人员进行卫生宣教、管理环境和改善卫生条件,包括①集中消毒灭菌,注意食品卫生,预防传染病的发生;②找出传染源,监控事件动态,早发现、早隔离、早治疗;③对集体居住和可能感染的居民进行疫苗接种。

第三节　常见社区突发公共卫生事件管理

社区常见的突发公共卫生事件涉及各类急性传染病、食物中毒及灾害性事件等,波及范围广,对居民健康影响大,快速处置防止危害扩大是其管理的重点,因此,突发卫生公共事件的社区管理成为应急处置的重要环节。

一、传染病的预防与管理

随着我国工业化、城市化进程加速,传染病的发病情况有了新的变化,例如,一些已控制的传染病死灰复燃,出现新的传染病病种,突发重大传染病等。社区是传染病防治管理工作的最基层单位,在预防及控制传染病的工作中发挥着重要作用,特别是动员群众,有计划、因地制宜地采取措施,能减少并控制传染病的发生和流行,促进社区健康。

(一)传染病的概念及流行特征

传染病(infectious diseases)是指由各种致病的病原体感染人体后引起的具有传染性的疾病。中国目前的法定传染病有甲、乙、丙3类,共39种。

传染病在人群中连续发生,引起不同程度蔓延的特性称流行性,可表现出不同的强度和广度:①散发:指某传染病在某地常年处于一般发病水平;②流行:指某地某传染病的发病率超过了历年同期的发病水平;③大流行:某种传染病在一个短时间内迅速传播、蔓延,超过了一般的流行强度,甚至超越国界和洲界;④暴发:指某一局部地区或单位,在短期内突然出现众多的同一种类传染病的患者。

目前我国陆续发现了十余种新发传染病,已造成暴发或流行的包括获得性免疫缺陷综合征、非典型肺炎、人禽流感、肾综合征出血热等。同时随着全球贸易、国际交往活动的日益频繁,国外的新发传染病传入我国的危险性正在不断增加。

(二)传染病的社区防治与管理

1. 传染病的社区防治原则 传染病的暴发流行包括传染源、传播途径、易感人群三个环节。传染病的社区防治必须从三个基本环节入手,其防治原则为管理传染源、切断传播途径、保护易感人群。

(1)管理传染源:包括对患者、病原携带者和动物传染源的管理。对于患者要做到早发现、早诊断、早报告、早治疗,及时有效地控制传染病的蔓延。对病原携带者应做好登记管理,定期随访,经2~3次病原学检查阴性时,可予解除隔离。对人类危害较大的病畜或野生动物应予捕杀,然后焚烧或深埋,如患狂犬病的狗、患炭疽病的家畜;危害大且无经济价值的动物应予彻底消灭,如灭鼠;此外要做好家畜的预防接种和检疫工作。

(2)切断传播途径:作为社区护理人员,应根据传染病的不同传播途径采取不同的措施。如呼吸道传染病,应以切断空气传播途径为主;对肠道传染病,应以切断食物、水源或接触传播途径为主,如改善环境卫生条件,建设或改造公共卫生设施,保证饮用水安全,对粪便和排泄物进行管理和无害化,进行食品卫生监督。

(3)保护易感人群:提高机体的抗病能力,加强卫生知识宣传,提高人们的防病知识;开展预防接种;适当进行药物预防。

2. 传染病的社区管理特点

(1)预防为主:传染病的社区管理侧重于积极主动地预防疾病的发生,控制传染病的传播。

(2)以健康宣教为手段:社区卫生工作人员利用多种形式,如海报、宣传手册、健康知识讲座,对社区居民开展传染病防治的相关知识宣教,提高自我防范及管理能力。

(3)多团队合作:社区医务人员和社会工作者团结协作,共同对患者进行评估、制订干预计划、实施社区卫生服务。

(4)突出专科特性:社区医务人员必须熟悉国际、国内及当地常见的传染病的类别、病原体、传染途径、预防措施,协助调查传染病的病源,及时发现感染者、隐性感染者及接触者,做好家庭访视及团体卫生教育,预防各种传染病传播及流行。

(5)注重患者心理干预:传染病患者在隔离治疗期间易产生孤独、被歧视、被抛弃的感觉,影响康复效果。社区医务人员须运用心理学知识与技能,综合分析患者心理特点,及时疏导患者的不良情绪,维护并促进传染病患者心身健康。

3. 社区护士在传染病防治中的主要工作

(1)健康教育:健康教育内容包括卫生防疫、免疫接种、传染病相关知识等,以宣传海报、知识讲座、技能训练、志愿活动等形式进行。注意针对不同病种有计划、有目的地宣传传染病的症状及防治方法,根据教育对象的特点选取教育方式。

(2)监测及控制传染病疫情:社区护士配合卫生防疫工作人员开展流行病学调查,掌握社区传染病动态,及时发现疫情并进行监控;对有疫情的社区和家庭使用消毒隔离技术以阻断传染病的播散;参与制订社区传染病管理方案;及时上报传染病案例,尽早采取隔离、治疗措施。

(3)预防接种:依据国家免疫接种计划、社区疫情特点及季节变化,确定接种对象、通知接种时间、按规程实施接种操作,将社区人群的易感性降低到最低水平。

(4)家庭访视:发现疫情后,社区护士应于24小时内进行首次家庭访视,调查传染病的发生时间、地点、传播原因、蔓延的现状和趋势。重点对患者及其家庭成员进行传染病知识的健康教育,确保其掌握有效的、适合家庭的传染病防治措施。做好传染病访视的相关内容记录,填写传染病调查表,以便分析。依据传染病的潜伏期、患者病情安排复访时间,第1次复访在发病后3~10天,第2次复访在发病后40天左右。复访主要了解患者病情发展或痊愈情况、防疫措施的落实情况,同时观察患者周围接触者的健康状况及继发情况。一旦发现疫情的大规模蔓延,需立案管理,及时记录并上报主管部门。对痊愈或死亡患者,应做好详尽的记录。

(5)严格执行疫情报告制度:一旦发现传染病患者或突发公共卫生事件,在规定时间内进行传染病或突发公共卫生事件相关信息的报告,同时向辖区疾病预防控制机构报送《传染病报告卡》或《突发公共卫生事件相关信息报告卡》。

（三）常见传染病的社区管理

1. 肺结核的社区管理　肺结核是结核分枝杆菌在肺部感染所引起的慢性传染病,是全球关注的严重公共卫生问题之一。本病经呼吸道传播,对人类健康危害大,属于法定乙类传染病。

(1)流行病学特点

1)传染源:痰中带菌的患者是主要传染源。

2)传播途径:主要经呼吸道飞沫传播。健康人吸入患者咳嗽、打喷嚏或高声说笑时喷出的带菌飞沫,可引起肺部结核菌感染。次要的感染途径是经消化道感染,如饮用消毒不彻底的牛奶,导致牛型结核分枝杆菌感染。

3)人群易感性:人体感染结核菌后不一定立即发病,可于免疫力低时发病。

(2)临床表现:全身症状主要有午后低热、乏力、食欲减退、盗汗、体重减轻,呼吸道症状有咳嗽、咳痰、咯血、胸痛及呼吸困难等。

(3)结核病控制策略(Directly Observed Treatment Short-course,DOTS):WHO提出了现代结核病控制策略,该策略由五个要素组成。①政府的承诺,首先明确控制结核病是各级政府的责任,政府的人力与经费投入应满足现代结核病控制工作的需要;②利用痰涂片检查发现更多的传染性肺结核患者;③对所有发现的传染性肺结核患者,每次服药都要在医务人员的监督下服用,并进行记录,保证患者的正规治疗;④建立持续不间断的免费抗结核药物供应系统,并对抗结核药物的生产、供应实行有效管理;⑤建立结核病的登记、报告和评价的监控系统,及时地掌握全国结核病流行信息。

(4)治疗

1)化学治疗:常用抗结核药物有异烟肼、利福平、链霉素、吡嗪酰胺、乙胺丁醇、对氨基水杨酸钠等。治疗原则是早期、联合、适量、规律和全程。①早期:一旦发现和确诊后立即给予化学治疗;②联合:根据患者情况及药物特点,联合使用2种或2种以上抗结核药物,以防止或减少耐药性;③适量:用药剂量适量,既达到最佳治疗效果,又使副作用发生率降到最低;④规律:严格按照化疗方案,定期、定时、定量服药;⑤全程:必须按治疗方案,坚持完成规定疗程。

2)对症治疗:高热或大量胸腔积液者可使用糖皮质激素;咯血患者注意卧床休息,予以止咳、镇静,必要时用药物止血。

3）手术治疗：化学治疗无效、多重耐药的厚壁空洞、大块干酪灶、大咯血保守治疗无效等情况下，酌情手术治疗。

（5）社区护理

1）日常生活指导：发热患者应加强休息，多饮水。出现高热者，给予物理降温。盗汗者应及时擦身，勤换衣裤，注意保暖。保证充足的热量与营养，进食高热量、高蛋白、高维生素的食物，增强机体抵抗力及修复能力；外出时应戴口罩，咳嗽、打喷嚏时用双层纸巾掩住口鼻；严禁随地吐痰，痰液应吐在纸上直接焚烧；对痰菌阳性患者的日用品及所接触的物品进行消毒处理。

2）隔离措施：早期发现患者并登记管理。痰涂片阳性者须呼吸道隔离，室内保持通风，每天紫外线消毒，有条件者单居一室。痰涂片阴性或经化学治疗4周以上的患者，没有传染性或只有极低传染性，鼓励进行正常的家庭和社会生活。

3）预防措施：儿童时期接种卡介苗，可获得对结核病的特异性免疫力，是预防肺结核的有效手段。按时复种，以增强免疫力；加强营养，保证睡眠，适当的体育锻炼，以增强体质，提高对结核病的非特异性免疫力；养成良好的生活卫生习惯，房间经常通风换气，注意个人卫生。

2. 高致病性禽流感的社区管理 人感染高致病性禽流感是由禽甲型流感病毒某些亚型中的一些毒株如H5N1、H7N9等引起的人类急性呼吸道传染病。近年来H5N1、H7N9型禽流感病毒在全球蔓延，不断引起人类发病，并且推测病毒可能通过基因重配或突变演变为能引起人类流感大流行的病毒。我国《传染病防治法》将其列为乙类传染病，但实行甲类管理，即一旦发生疫情，采取甲类传染病的预防控制措施。

（1）流行病学特点

1）传染源：患者和隐性感染者为主要传染源。患者往往发病前7天内，接触过禽类，尤其是病禽、死禽（包括野生禽、家禽），或其排泄物、分泌物及7天内下的蛋，或暴露于其排泄物、分泌物污染的环境。发病前14天内，有下列情况：①曾经到过有活禽交易、宰杀的市场；②与人禽流感疑似、临床诊断或实验室确诊病例有过密切接触，包括与其共同生活、居住，或护理过患者等；③在出现异常病、死禽的地区居住、生活、工作过。

2）传播途径：禽流感病毒可通过消化道和呼吸道进入人体传染给人，人类直接接触禽流感病毒感染的家禽及其粪便或直接接触禽流感病毒也可以被感染。高危职业涉及从事饲养、贩卖、屠宰、加工、诊治家禽工作的职业人员；可能暴露于动物和人禽流感病毒或潜在感染性材料的实验室职业人员；未采取严格的个人防护措施，处置动物高致病性禽流感疫情的人员；未采取严格的个人防护措施，诊治、护理人禽流感疑似、临床诊断或实验室确诊病例的医护人员。

3）易感人群：普遍易感，12岁以下儿童发病率较高，病情较重。

（2）临床表现

1）H5N1亚型人禽流感：潜伏期一般为1~7天，通常为2~4天。患者呈急性起病，早期表现类似普通型人流感。主要为发热，体温大多持续在39℃以上，可伴有流涕、鼻塞、咳嗽、咽痛、头痛、肌肉酸痛和全身不适。部分患者可有恶心、腹痛、腹泻、稀水样便等消化道症状。重症患者病情发展迅速，可出现急性肺损伤、急性呼吸窘迫综合征（acute respiratory distress syndrome，ARDS）、肺出血、胸腔积液、全血细胞减少、多脏器功能衰竭、休克及瑞氏综合征（Reye

Syndrome)等多种并发症。可继发细菌感染,发生败血症。

2)H7N9亚型人禽流感:患者一般表现为流感样症状,如发热、咳嗽、少痰,可伴有头痛、肌肉酸痛和全身不适。重症患者病情发展迅速,表现为重症肺炎,体温大多持续在39℃以上,出现呼吸困难,可伴有咳嗽、咳痰、咯血,可快速进展为急性呼吸窘迫综合征、纵隔气肿、脓毒症、休克、意识障碍及急性肾损伤等。

相关链接　　　　　　　**H7N9 禽流感**

H7N9是禽流感的一种亚型。流感病毒颗粒外膜由两型表面糖蛋白覆盖,一型为血细胞凝集素(即H),一型为神经氨酸酶(即N),H又分15个亚型,N分9个亚型。所有人类的流感病毒都可以引起禽类流感,但不是所有的禽流感病毒都可以引起人类流感。禽流感病毒中,H3、H5、H7、H9可以传染给人,其中H5为高致病性,H3为人犬共患。依据流感病毒特征可分为HxNx共135种亚型,H7N9亚型禽流感病毒是其中的一种,既往仅在禽间发现,未发现过人的感染情况。这个病毒的生物学特点、致病力、传播力,还没有依据进行分析判断。

（3）治疗

1）隔离治疗:对疑似病例、临床诊断病例和确诊病例应进行隔离治疗,隔离期限参照患者出院标准。

2）对症治疗:可应用解热药、缓解鼻黏膜充血药、止咳祛痰药等。儿童忌用阿司匹林或含阿司匹林的其他水杨酸制剂,避免引起儿童瑞氏综合征。

3）抗病毒治疗:应在发热48小时内使用抗流感病毒药物。奥司他韦为常用抗流感病毒药物,实验室研究表明其对禽流感病毒H5N1有抑制作用。金刚烷胺(Amantadine)和金刚乙胺(Rimantadine)可抑制禽流感病毒复制,早期应用可能有助于阻止病情发展,减轻病情,改善预后。

（4）高致病性禽流感H5N1的社区防控措施

1）病例的发现、报告:如出现发热(腋下体温≥38℃)、具有肺炎的影像学特征、白细胞计数降低,且不能从临床或实验室角度诊断为常见病原所致肺炎,应考虑此病。高致病性禽流感H5N1是《传染病防治法》中规定的按甲类传染病采取预防、控制措施的乙类传染病,因此,发现病例后,城镇应于6小时内、农村于12小时内上报卫生防疫机构,并同时报出传染病报告卡。

2）病例的流行病学调查检测:疾病预防控制机构接到禽流感疑似病例或确诊病例后,重点了解病例的基本情况、临床表现、发病前7天内可疑动物(如禽类、猪等)和农贸市场的接触和暴露情况,以及发病后至隔离治疗期间接触人员情况等,必要时根据个案流行病学调查情况组织开展病例主动搜索。医疗机构应当及时采集病例的相关临床样本。

3）病例管理和感染防护:落实消毒、院内感染控制和个人防护等措施。

4）密切接触者的追踪和管理:由地方卫生行政部门组织对密切接触者进行追踪和管理,对密切接触者实行医学观察和健康随访,每日晨、晚各1次测体温并了解是否出现急性呼吸道感染症状。医学观察期限为自最后一次与病例发生无有效防护的接触后7天。

5）及时开展风险评估:各级卫生行政部门应当根据人感染H5N1禽流感的疫情形势、病原学研究进展及时组织专家开展风险评估,进行疫情形势判断,达到突发公共卫生事件标准时,应当按照相关预案及时启动相应应急响应机制。

6）做好健康教育工作：积极开展舆情监测，针对公众和社会关注的热点问题，积极做好疫情防控知识宣传和风险沟通，指导公众建立正确的风险认识，促进公众形成正确的疾病预防行为。

7）加强医疗卫生机构专业人员培训与督导检查：对医疗卫生机构专业人员开展人感染H5N1禽流感病例的发现与报告、流行病学调查、标本采集、实验室检测、病例管理与感染防控、风险沟通等内容的培训，提高防控能力。

3. 手足口病的社区管理 手足口病是由多种肠道病毒引起的常见急性传染病，患者主要为儿童，尤以3岁以下年龄组发病率最高。一年四季均可发病，夏秋季多见。最常见的是柯萨奇病毒A16型及肠道病毒71型。临床诊断病例和确诊病例按照《传染病防治法》中丙类传染病要求进行报告。

（1）流行病学特点

1）传染源：患者和隐性感染者均为传染源。

2）传播途径：主要通过消化道、呼吸道和密切接触等途径传播。患者咽喉分泌物及唾液中的病毒可通过空气飞沫传播。

（2）临床表现：手足口病主要发生在5岁以下的儿童，潜伏期多为2～10天，平均3～5天。

1）普通病例表现：急性起病，发热、口痛、厌食、口腔黏膜出现散在疱疹或溃疡，舌、颊黏膜及硬腭等处为多，也可波及软腭、牙龈、扁桃体和咽部。手、足、臀部、臂部、腿部出现斑丘疹，后转为疱疹，疱疹周围可有炎性红晕，疱内液体较少。手足部较多，掌背面均有。皮疹数少则几个多则几十个。消退后不留痕迹，无色素沉着。部分病例仅表现为皮疹或疱疹性咽峡炎。多在一周内痊愈，预后良好。

2）重症病例表现：少数病例（尤其是小于3岁者）病情进展迅速，在发病1～5天左右出现脑膜炎、脑炎（以脑干脑炎最为凶险）、脑脊髓炎、肺水肿、循环障碍等，极少数病例病情危重，可致死亡。

（3）治疗：本病如无并发症，预后较好，多在一周内痊愈。主要为对症治疗，如隔离患儿，接触者应注意消毒隔离，避免交叉感染。可服用抗病毒药物及清热解毒中草药，补充维生素B、C等。病情严重者需密切监测病情变化，尤其是脑、肺、心等重要脏器功能。注意维持水、电解质、酸碱平衡及对重要脏器的保护。出现低氧血症、呼吸困难等呼吸衰竭征象者，宜及早进行机械通气治疗。

（4）社区护理

1）病情观察：患儿可能出现持续高热，呼吸心率增快，末梢循环障碍，恶心呕吐，疲乏无力，易惊，白细胞增高，高血糖等。应密切观察病情变化，进行必要的辅助检查，有针对性地做好救治工作。

2）严格消毒隔离：临床一旦确诊，应将患儿及时隔离，对患儿和密切接触者隔离7～10天，体温恢复正常、皮疹基本消退、水疱结痂脱落才能解除隔离。

3）预防措施：养成良好的个人卫生习惯，勤洗手；家长接触婴幼儿前、更换尿布时、处理粪便后要认真洗手，并妥善处理污物；奶瓶、奶嘴使用前后应清洗、消毒。流行期间不宜带儿童到人群聚集、空气流通差的公共场所，以减少被感染机会；注意营养，多吃新鲜蔬菜和瓜果，多进行户外活动，增强免疫力。

二、食物中毒的应急处理

食物中毒(alimentary toxicosis)指摄入了含有生物性、化学性有毒有害物质的食品,或者把有毒有害物质当作食品摄入后出现的非传染性的急性、亚急性疾病。通常包括细菌性中毒、真菌性中毒、动物性中毒、植物性中毒及化学性中毒五大类。

1. **食物中毒诊断标准** 该标准以流行病学调查资料及患者潜伏期和中毒特有表现为依据,同时进行实验室检查,明确中毒的原因,主要包括:①中毒患者在相近的时间内均食用过某种共同的中毒食品,未食用者不中毒,停止食用中毒食品后,发病很快停止;②潜伏期较短,发病迅速,病程亦较短;③所有中毒患者的临床表现相似;④一般无人与人之间的直接传染;⑤食物中毒的确定应尽可能有实验室诊断资料,由于采样不及时或已用药或其他技术、学术上的原因而未能取得实验室诊断资料时,可判定为原因不明食物中毒,必要时可由三名副主任医师以上的食品卫生专家进行评定。

2. **紧急处理原则** 对患者采取紧急处理,并及时报告当地食品卫生监督检验所,停止食用中毒食品,采集标本以备送检。采用催吐、洗胃、灌肠等措施进行急救,保护现场,封存中毒食品或疑似中毒食品。追回售出的中毒食品或疑似中毒食品。

3. **上报制度** 发生食物中毒的单位和接收食物中毒患者进行治疗的单位,应当及时向相关卫生行政部门报告,报告内容涉及发生食物中毒事故的单位、地址、时间、中毒人数、可疑食物等有关内容。中毒人数超过 30 人的,应当于 6 小时内上报相关部门。

4. **调查与控制** 在接到食物中毒或者疑似食物中毒事故报告后,应组织卫生机构对中毒人员进行救治;对可疑中毒食物及其有关工具、设备和现场采取临时控制措施;组织调查小组进行现场卫生学和流行病学调查。为控制食物中毒事故扩散,应责令食品生产经营者收回已售出的造成食物中毒的食品或者有证据证明可能导致食物中毒的食品。经检验属于被污染的食品,应予以销毁或监督销毁。

(闫贵明)

　　本章从突发公共卫生事件的发生趋势入手，讲述了突发公共卫生事件基本概念，阐述了突发公共卫生事件的分类和分级、不同国家的管理模式、突发公共卫生事件的预警和应急管理，进一步解释了恢复期的健康问题，最后以常见传染病的社区管理、食物中毒的应急处理为具体内容进行分析。

　　学生通过本章的学习，能识记突发公共卫生事件的定义，理解突发公共卫生事件的应急管理模式、传染病的预防与管理、食物中毒的应急处理，更重要的是，能够按照突发公共卫生事件应急处置原则，依赖社区卫生服务体系，发挥社区护士的作用，积极参与常见突发公共卫生事件的社区救助。

　　1. 2017 年 1 月国家卫生计生委疾病预防控制局发布全国法定传染病疫情概况，全国报告法定传染病 482019 例，死亡 1121 人，其中人感染 H7N9 禽流感发病数 192 例，死亡数 79 人。请思考：

　　（1）人感染 H7N9 禽流感的主要表现有哪些？

　　（2）作为社区护士，如何与相关卫生部门共同进行社区防控？

　　2. 2002 年 11 月，中国广东顺德暴发了非典型肺炎（severe acute respiratory syndrome，SARS）的疫情，并扩散至东南亚乃至全球，直至 2003 年中期疫情才被逐渐消灭。2003 年 4 月 16 日，WHO 宣布一种新型冠状病毒是 SARS 的病原，并将其命名为 SARS 冠状病毒。该病毒很可能来源于动物，由于外界环境的改变和病毒适应性的增加而跨越种系屏障传染给人类，并实现了人与人之间的传播。2002 年 11 月至 2003 年 8 月 5 日，29 个国家报告临床诊断病例 8422 例，死亡 916 例。请思考：

　　（1）根据《突发公共卫生事件应急条例》，SARS 事件属于哪一级的突发公共卫生事件？

　　（2）本次事件带给我们哪些启示？

第七章 以家庭为中心的护理

7

07章

家庭是家庭成员共同生活的场所,家庭的整体健康与每个家庭成员的健康密切相关。家庭健康护理是社区护理的重要组成部分,它强调护士和家庭成员一起确保家庭成功地适应疾病带来的影响和促进家庭的整体健康。

第一节　家庭

家庭是构成社区的基本单位,家庭健康与社区整体的健康息息相关。护士应对社区家庭进行评估、分析,了解其基本结构、功能,关注家庭发展各阶段出现的变化,利用各种资源保持或恢复家庭的稳定和健康。

一、家庭的概念

家庭(family)是指通过婚姻、血缘、收养、情感或承诺关系联系在一起的两个及以上的个体所组成的社会群体。家庭成员生活在一起,相互支持,彼此依赖,为了满足家庭成员的需要和实现共同的生活目标而努力。伴随社会的变迁,除了以婚姻、血缘和收养关系维系的传统家庭以外,出现了以情感和承诺关系为基础的非传统家庭。

家庭是社会的基本单位,家庭的和谐同社会的发展与稳定紧密相连。早在 1948 年,联合国《世界人权宣言》中就提出家庭是天然的社会基本单元,应受社会和国家的保护。2004 年,时任联合国秘书长安南在其发言中指出健康稳定的家庭架构是人类福祉的基础,只有各国政府和社会团体帮助解决家庭问题,家庭才能在社会上发挥作用。作为卫生保健专业队伍中的一员,社区护士有责任积极参与维护、促进家庭健康的行动。

二、家庭类型

家庭类型(family type)主要指家庭的人口结构,也被称为家庭的外部结构,大致可以分为婚姻家庭、单亲家庭和非婚姻家庭三类。在我国,家庭的规模逐渐缩小,家庭类型从联合家庭为主逐渐过渡到核心家庭为主。另外,独生子女家庭、单亲家庭、丁克家庭、重组家庭、空巢家庭以及流动人口家庭不断增加。同时,出现了一些特殊类型的家庭,如非自愿单身有孩子的家庭、同居家庭以及同性恋家庭等。

(一)婚姻家庭

婚姻家庭(married family)指存在至少一对被法律认可的婚姻关系的家庭。主要包括核心家庭、主干家庭和联合家庭三种类型。

1. **核心家庭(nuclear family)**　指由夫妇及其婚生或领养的子女组成的家庭,也包括仅有夫妇两人的家庭。核心家庭是现代社会中的主要类型。核心家庭又可分为标准核心家庭和非标准核心家庭。标准核心家庭是指一对夫妇与未婚子女组成的家庭。非标准核心家庭是指只有夫妻二人组成的家庭,如空巢家庭、丁克家庭等。核心家庭的特征是:规模小、人数少、结构简单,家庭内部通常只有一个权利与活动中心,便于决策和迁移。然而,由于可利用的家庭资源少,在遭遇危机时缺少额外的支持常是核心家庭的缺点。

2. **主干家庭(trunk family)** 又称直系家庭。指由一对已婚子女同其父母、未婚子女或未婚兄弟姐妹所构成的家庭。主干家庭通常有一个权力与活动中心、一个次中心。主干家庭能在一定程度上培养代际同情心,联络代际感情。由于主干家庭资源多,它能在赡养老人、照抚幼儿和管理家庭事务中提供一些便利。主干家庭的缺点是家庭中有两对夫妻、两个中心,因而在家庭权力支配及观点协调方面有时会有冲突,如婆媳冲突、对于晚辈的教育方式分歧等。

3. **联合家庭(allied family)** 又称旁系家庭。指由至少两对或两对以上同代夫妇及其未婚或已婚子女组成的家庭,包括由父母及其两对以上已婚子女、孙子女组合在一起的家庭,或者由两对以上的已婚兄弟姊妹及其子女组成的家庭。联合家庭同时存在几个权力中心,因此,其结构相对松散且不稳定,当各个权力中心持不同看法和观点的时候,较难达成一致的决定。这种家庭类型在我国城市中鲜见,但在农村及一些少数民族聚居地区中仍有一定的比例。

(二)单亲家庭

单亲家庭(single-parent family)指由父母任意一方和至少一个孩子组成的家庭。如离婚后父母任意一方养育孩子的家庭、父母任意一方亡故后另一方养育孩子的家庭、父母分居后任意一方养育孩子的家庭等。

(三)非婚姻家庭

非婚姻家庭(non-married family)指家庭成员间不存在婚姻关系的家庭。如非婚同居家庭、非亲属关系的人组成的家庭等。

三、家庭结构

家庭结构(family structure)是指家庭成员的人口构成和互动特征。包括家庭外部结构和家庭内部结构两个方面。家庭外部结构是指家庭人口结构,即家庭类型。家庭内部结构是指家庭成员之间的互动行为,包括家庭角色结构、家庭权力结构、家庭沟通方式和家庭价值系统。

(一)家庭角色结构

家庭角色结构(family role structure)指家庭成员在家庭中所处的特定位置以及其承担的责任和义务。家庭成员根据社会规范、道德伦理自动形成或自行分配家庭角色,执行角色行为,承担角色责任和履行角色义务。在家庭中,各成员同时扮演不同的角色,形成不同的关系,完成家庭的整体功能,如一个人可以既是母亲或婆婆,又是妻子,也可能是女儿或儿媳,还可能是姐姐或嫂子。按家庭职责和家务分工划分,她可以是当家人、理财者、外交代表等。家庭成员在家庭中所具有的身份和所扮演的角色会随着时间的推移而改变。良好的家庭角色结构表现为每个家庭成员都能认同并适应自己的角色。而当一个人被赋予他无法胜任或者他不愿意接受的家庭角色时,就容易产生角色适应不良的问题。因此,在评估家庭角色时要注意家庭成员的角色负荷过重、角色匹配不当等角色适应不良的情况。

（二）家庭权力结构

家庭权力结构(family power structure)指家庭决策权在家庭成员中的分布情况。根据不同的家庭权力中心,家庭权利结构分为四种类型:传统权威型、情况权威型、感情权威型和分享权威型。

1. **传统权威型** 由家庭所在的社会文化传统而形成的家庭权威。如把父亲、长子视为权威人物,不论其能力、职业、经济情况、社会地位等如何,家庭成员均认可其权威。

2. **情况权威型** 家庭权利因家庭情况的变化而产生权利转移。如有些家庭权利源于经济能力,能提供经济支持、保证家庭物质需要的人成为家庭的权力中心,可能是丈夫、妻子或子女。

3. **感情权威型** 在家庭成员的感情生活中起决定作用的人担当着家庭的决策者,家庭成员因对其情感上的依赖而接受其权威。

4. **分享权威型** 即家庭具有民主性,家庭权利均等。家庭成员根据个人的能力和兴趣来决定各自承担的家庭任务,以共同参与、彼此协商的方式决定家庭事务。

家庭权力结构不是一成不变的,随家庭生活周期的阶段性改变、家庭事件的发生以及社会变迁而变化,能够由一种形式转化为另外一种形式。社区护士在进行家庭评估的时候,应该注意确认家庭的决策者,加强同家庭决策者的合作与协商,才能使家庭健康护理干预更加有效地实施。

（三）家庭沟通方式

家庭沟通方式(family communication patterns)是家庭沟通时信息在家庭成员间的传递过程。家庭沟通不良是众多家庭健康问题的根源,它常引发各种家庭的矛盾冲突,甚至导致家庭解体。因为良好的沟通能够促使家庭成员保持理念一致,从而发挥家庭的正常功能,相反,不良沟通方式则阻碍家庭功能的发挥。美国家庭治疗专家 Virginia Satir 提出五种常见的家庭沟通方式:

1. **讨好型** 为了不激怒他人,这类家庭成员往往不顾自身的感受,总是压抑自己并用一种逢迎的方式取悦他人或向他人道歉。常见的言辞如:无论你想做什么我都不介意;你知道的,我不会介意。

2. **责备型** 这种类型的家庭沟通方式与讨好型恰恰相反。家庭成员因为感到没有人尊敬他,作为补偿,他经常通过责备别人来显示自己的力量,掩饰自身的不安全感。常见的言辞如:从来没有人考虑到我的感受;我不同意。

3. **电脑型** 家庭成员往往过于理智而忽略自己及别人的感受,善于解释分析,喜欢说教,态度常常过于严肃和僵硬。

4. **打岔型** 与电脑型相反,在这种家庭沟通方式下,家庭成员说话不切实际,没有重点,喜欢分散他人注意力,常常用打岔的方式来掩饰自身的焦虑和紧张。

5. **一致型** 家庭成员真诚坦率,能使对方感到舒适和安全,因而愿意表达自身的情绪、感受和想法,是一种积极的沟通方式。

（四）家庭价值系统

家庭价值系统(family value system)指家庭成员普遍认同的是非判断标准以及对客观事物

重要性的评价。家庭价值系统受到文化传统、宗教信仰、社会环境的影响,同时也影响到家庭成员的态度和行为。社区护士应特别注意家庭的健康观、疾病观、价值观。例如,中国传统的思想强调照顾家庭中生病的个体是其他家庭成员不可推卸的道德责任,大多数家庭成员主动照顾他们生病的亲人,因此,社区护士应重视家属照顾患者的需要,给予他们知识和技术上的支持与指导。

四、家庭功能

家庭功能(family function)指家庭本身所固有的性能及功用。每个家庭都有其功能,以维护家庭的完整,满足家庭成员的需要,并使家庭成员的行为符合社会的期待,这是其他任何社会组织所不可比的。家庭功能通常包括经济、性生活、生育、情感、休闲娱乐和健康照顾功能。

(一)经济功能
家庭能够为家庭成员提供维持生活所必需的物质基础,如住所、食品、衣物等,以及提供满足其他需要的资金,如教育、旅游等。同时,家庭可作为一个经济单位生产出与其他家庭交换的产品。家庭的这种生产功能,在自给自足的自然经济时代尤其显著。随着工业化和社会化大生产的发展,社会的生产功能主要由工厂、公司等大的经济组织来承担,但是一些家庭作坊、家庭工厂、家庭微商等仍然存在,家庭依旧是一个很重要的经济单位。在消费方面,现代社会的大多数家庭只消费而不生产,如果没有这个消费单位,工厂、企业等经济单位是无法维系的。

(二)性生活功能
性生活是家庭中婚姻关系的生物学基础,与生育行为密切相关。男女两性在缔结婚姻之后,性爱就成为维系夫妻双方相互关系的主要纽带之一。家庭能够满足夫妻双方性生活需求,同时也受社会伦理道德与法律的约束。社会把人们的性生活限制在家庭的范围之内,有利于避免为满足性的需求而引起的社会混乱。限制与排除家庭之外性行为是法律、习俗、道德等社会规范中有关两性关系的规定与要求。

(三)生育功能
家庭肩负着为社会发展生育人口的使命,是人类繁衍后代的社会单位。生养子女作为家庭基本的生物学功能,体现了人类种族繁衍的需要与本能。

(四)情感功能
家庭是思想感情交流最充分的场所,家庭内的人际关系是最亲密的人际关系。家庭成员之间的情感交流是家庭生活幸福的基础,也是家庭精神生活的组成部分。家庭成员通过情感上的支持与关爱,满足彼此安全、爱与被爱、尊重与被尊重、归属的需要,家庭成员之间的情感依赖会终其一生。所谓的"天伦之乐"就是家庭成员间的欢聚与共同生活带来的乐趣。

(五)社会化功能
指家庭有培养其年幼成员走向社会的责任与义务。家庭教育和家庭环境影响一个人社会化的程度,而个人社会化的程度将影响其一生。家庭通过传授社会生活知识及技能,引导年幼成员学习社会行为规范,塑造个体的道德信念,培养良好的个性品质。家庭环境对儿童情感和爱的培养也至关重要。

（六）健康照顾功能

广义的家庭健康照顾功能是指家庭成员之间相互照顾,包括抚养年幼的子女、赡养年老的父母、照顾生病的家庭成员及鼓励或执行家庭成员的健康促进行为。社区护理领域中的家庭健康照顾主要包括提供适当的食物、衣物和居住条件,维持有利于健康的居家环境,保持个人卫生的资源,给予家庭成员康复照顾,配合社区整体健康工作。

五、家庭生活周期及其发展任务

家庭生活周期(family life cycle)指家庭生活阶段性的改变过程,通常从夫妻组成家庭开始,到孩子出生、成长、工作、结婚、独立组成家庭,夫妻又回到二人世界,最终夫妻相继去世。在旧的家庭终结的同时,会有新的家庭诞生,如此周而复始,维持人类家庭一代又一代的繁衍生息。

家庭发展任务(family developmental task)指家庭在各个阶段普遍面临的关系到家庭正常发展和家庭健康的行动要求。在不同的发展阶段,家庭的发展任务各不相同。家庭发展任务完成与否直接影响到家庭的健康,未完成的家庭发展任务可能转化为家庭危机。社区护士应熟悉每个阶段家庭的发展任务,在面对具体的个人和家庭时,才能准确判断家庭及其成员的需要,从而给予适当的支持并提供一定的资源,帮助家庭完成相应阶段的发展任务。

关于家庭生活周期的划分,不同的学者看法各异。较常用的是 Duvall E. M. 的划分方法,以核心家庭为例将家庭生活周期分为八个阶段,即:新婚、第一个孩子出生、有学龄前儿童、有学龄儿童、有青少年、孩子离家创业、空巢期、退休/死亡(见表 7-1)。

表 7-1 Duvall 家庭生活周期

阶段	平均长度（年）	定义	重要发展任务
新婚	2	男女结合	双方适应与沟通,性生活协调与计划生育
第 1 个孩子出生	2.5	最大孩子介于 0~30 个月	父母角色的适应,存在经济和照顾孩子的压力
有学龄前儿童	3.5	最大孩子介于 30 个月~6 岁	儿童的身心发育,孩子与父母部分分离（上幼儿园）
有学龄儿童	7	最大孩子介于 6~13 岁	儿童的身心发展,上学问题,使孩子逐步社会化
有青少年	7	最大孩子介于 13~20 岁	青少年的教育与沟通,性教育,与异性交往
孩子离家创业	8	最大孩子离家至最小孩子离家	父母与孩子关系改为成人关系,父母逐渐有孤独感
空巢期	15	所有孩子离家至家长退休	恢复夫妇二人世界,重新适应婚姻关系,感到孤独,开始计划退休后生活
退休	10~15	退休至死亡	经济及生活的依赖性高,面临各种老年疾病及死亡的打击

Duvall 的模式为研究家庭生活周期提供了一个框架。但并不是所有的家庭都经过上述八个阶段,如也存在由于某些原因家庭发生变故或子女婚后未离开家庭等情况,因而,此模式不能代表现代的所有家庭。社区护士通过了解和确定家庭所处的发展阶段,并评估该阶段有关

发展的需求以及这些需求的程度,可提供适合家庭的健康指导,帮助家庭解决发展过程中遇到的各种问题,提高家庭生活周期的适应性。

六、健康家庭

家庭是社会生活的基本单位,能为家庭成员提供经济、照顾和情感支持。家庭的健康是维持和促进个人健康不可缺少的内容,是人群健康和社区健康的基础。社区护士将家庭作为一个整体进行社区健康促进和预防保健工作,可以起到维持和提高家庭的健康水平,促进家庭成员健康的作用。

(一)健康家庭的概念

健康家庭(healthy family)是指能够提供家庭成员需要的资源,保证每个家庭成员的成长发展,维持家庭内部的良好沟通与互动,保持家庭与社区联系,从而维护家庭整体的良性的社会结构。然而,健康家庭不等于家庭成员没有疾病,而是复杂的、各方面健全的动态平衡状态。

一些理论从不同的角度诠释健康家庭的概念。Loveland-Cherry 在健康模式的基础上,提出了健康家庭的不同等级。临床模式认为,健康家庭是家庭成员没有生理、社会心理性疾病,没有功能失调或衰竭的表现。角色执行模式认为,健康家庭是家庭有效地执行家庭功能,完成家庭发展任务。适应模式认为,健康家庭是家庭有效、灵活地与环境相互作用,完成家庭的发展,适应家庭的变化。幸福论模式认为,健康家庭是家庭能持续地为家庭成员保持最佳的健康状况和发挥最大的健康潜能提供资源、指导和支持。

(二)健康家庭的特点

家庭的健康受家庭成员的知识、态度、价值、行为、任务、角色以及家庭的结构、沟通、权力等因素的综合影响。健康家庭不等于每个家庭成员健康的总和,而是反映家庭整体的健康水平。在评估健康家庭时,不能只通过对家庭成员健康的评估来评定家庭健康,而是要扩展到整个家庭系统。健康家庭具有以下特点:

1. **家庭成员间保持有效的交流与互动**　家庭成员间能彼此分享态度、情感和理想,能进行有效地沟通,促进相互了解,并能化解冲突。

2. **能促进家庭成员的发展**　家庭成员有足够的自由空间,可获得有效的情感支持,有成长发展的机会,并能随家庭生活周期的改变而调整角色。

3. **建立有效的角色关系**　在家庭生命周期的不同阶段,人们往往集多种家庭角色于一身。家庭成员的角色决定了其在家庭中的作用、责任和义务。家庭成员明确的角色定位以及良好的角色关系,是维持家庭秩序的基础。

4. **能积极应对压力及解决问题**　家庭遇到问题能积极面对,必要时会寻求家庭外部的帮助,有效利用各种资源,可以积极解决问题,保持家庭结构和功能的稳定。

5. **有健康的家庭环境和生活方式**　家庭能够给家庭成员提供健康的生活方式。家庭内安全、舒适的居住环境,膳食营养、睡眠、运动等对每个家庭成员的健康都十分重要。

6. **与社会联系密切**　家庭成员能有规律地参加各种活动,家庭能充分利用社会网络和社区资源满足家庭成员社会活动的需要。

（三）家庭对个人健康的影响

家庭成员通常生活在一起，他们分享相同的居住空间，有类似的生活方式、饮食习惯和求医行为，这些都联系到疾病的发生、发展、治疗、康复以及最初的预防。社区护士需要了解家庭与个人健康之间的关系，才能向家庭提供合适的预防保健指导，帮助家庭成员正确地处理家庭的健康问题。家庭对其个体成员健康的影响常常体现在以下几个方面。

1. **遗传的影响** 许多先天性疾病是由于家族基因遗传所导致的，如血友病、地中海贫血、蚕豆症等，这些遗传性疾病一旦发生，将对个人的健康带来终身的影响。

2. **对生长发育及个人发展的影响** 家庭能为儿童生长发育提供必要的物质条件，也对个体的心理健康和社会化有着不可忽视的作用。研究表明，专制、放任、严厉和溺爱型的家庭往往导致许多儿童心理问题，如依赖、冷酷、任性、攻击性强等；而民主型的家庭能够尊重并平等地对待孩子，父母和孩子之间有充分的交流，在适当限制的基础上，孩子的想法能得到父母的尊重，在这样的家庭氛围中，孩子能变得独立、自主、开朗、直率、亲切，懂得合作和分享等。

3. **对生活方式的影响** 家庭成员的健康观和生活方式往往相互影响，不良的生活方式可能成为所有家庭成员的健康隐患。随着现代生活节奏的加快，一些家庭出现了各种不良的生活方式，常见的有很少参加体育锻炼、三餐无规律、不吃早餐、睡眠不足、不重视定期体检、家庭交流少等。

4. **对发病和死亡的影响** 许多慢性疾病的发生与生活方式有很大关系，个人生活方式受家庭里其他成员生活方式的影响，如家庭成员长期进食高蛋白、高脂肪、低纤维的食物，家庭成员同患大肠癌的概率就可能增高。另外，家庭关系不和睦，往往是一些家庭成员选择自杀的诱因。

5. **对疾病传播的影响** 疾病在家庭内的传播多见于感染性疾病，如病毒性感冒、甲型肝炎、性传播疾病等。

6. **对求医行为的影响** 家庭成员的求医行为受到家庭的健康观和疾病观的影响。成年人对待疾病的态度和观念会潜移默化地影响到儿童。需要注意的是，个别家庭成员的频繁就医和对医护人员的过分依赖，往往暗示家庭功能的障碍，提示家庭照顾与支持的不足。

7. **对康复的影响** 家庭支持对慢性疾病患者或残疾人群的康复影响较大，如偏瘫患者、精神分裂症患者等。疾病和残疾给个人带来身体上的不适、心理和情感上的痛苦以及社会孤立感或自卑感，家庭支持能够提供物质上的保障、情感上的安慰、精神上的鼓励，协调个体参与社会活动，因而足够的家庭支持能对个体的康复带来积极的影响。

第二节 家庭健康护理

根据社区护理工作的要求，社区护士不仅要关注家庭成员的健康，更应关注家庭整体的健康状态，因此，家庭健康护理已成为社区护士的重要工作内容。

一、家庭健康护理的概念

家庭健康护理（family health nursing）是指以家庭为服务对象，以家庭理论为指导思想，以护理程序为工作方法,以预防保健为中心,护士与家庭共同参与,确保家庭健康的一系列护理活动。随着社区护理对象由个体扩展到家庭、社区,家庭健康护理成为社区护理的重要组成部分,在促进家庭健康以及社区整体健康中发挥着重要的作用。

社区护士通过家庭健康护理服务,能够了解家庭的健康状态、应对和适应能力、可利用的资源、面临的主要问题和困难,进而帮助家庭成员完成各阶段的家庭发展任务,发挥正常的家庭功能,应对各种家庭压力事件,解决家庭关注的问题和促进家庭整体的健康。

二、家庭健康护理的目的

社区护士应以努力提高家庭的健康水平为目标进行家庭健康护理实践,其目的包括以下几个方面。

(一)促进家庭完成不同阶段的发展任务

每个家庭都有不同的发展任务,家庭健康护理可以帮助家庭挖掘自身潜能,提高家庭完成各阶段任务的能力,并提供适当的资源以保证家庭的正常发展。

(二)促进家庭采纳健康的生活方式

高血压、糖尿病等慢性病与家庭成员的不良生活方式有着密切的联系。社区护士在家庭访视过程中,可以对家庭成员进行健康教育,帮助他们建立健康的生活方式。

(三)促进家庭提高应对健康相关问题的能力

当家庭成员出现严重的疾病、外伤和残疾时,如果家庭应对能力不足,常常会出现家庭危机。因此,社区护士应重视提高家庭应对健康相关问题的能力,包括早期发现问题、寻求医务人员帮助、综合决策等能力。

(四)促进家庭关系和谐

家庭成员间的关系直接影响家庭的健康。通过家庭健康护理,可以促进家庭成员间的相互理解和家庭内部角色调整,从而强化家庭的情感功能。

(五)促进家庭合理利用资源

社区护士需要指导家庭充分利用其内外资源,以解决家庭所面临的健康问题,如出院后偏瘫患者的照顾、结核病患者免费抗结核治疗等问题。

三、家庭健康护理的内容

家庭健康护理工作的开展,有助于促进家庭成员的整体健康。社区护士在进行家庭健康护理时应注重家庭成员的特异性,调动家庭的主观能动性,帮助家庭获得有效的支持。社区护士开展家庭健康护理,涵盖以下三方面内容。

(一)家庭中个体的健康

通过系统评估每个家庭成员的身心健康状态,社区护士能针对家庭中患病的个体提供直接的护理服务,指导患者及其家属掌握有效的照顾知识和技能,如指导截瘫患者的日常生活训练,教会结肠造口患者规律排便的训练方法。

（二）家庭成员间的互动

社区护士通过面谈,可鼓励家庭成员间分享思想与情感,促进家庭内部的沟通与交流,形成良性互动。如在肥胖儿童的家庭参与减肥计划中,父母及儿童一起在社区护士的指导下讨论适合家庭实际情况的减肥方案,包括每日热量摄入的控制、饮食结构的调整、选择适合家庭特点的体育锻炼项目等。

（三）家庭与社区的联系

随着现代家庭规模的减小,家庭成员居住分散,公寓式居住场所增多,家庭成员之间以及邻里之间的联系减少,需要开发社区资源促进家庭的健康发展。社区护士应该充分利用和开发社区资源,加强家庭与社区的联系,如组织社区 65 岁以上的老年人参加免费体检,向流动人口宣传国家基本计划免疫,宣传艾滋病免费自愿咨询检测,组建高血压患者俱乐部等。

四、家庭健康护理的原则

社区护士在实施家庭健康护理时应遵循以下原则:

（一）关注家庭整体

社区护士应避免孤立地评估和看待家庭中的个体,而应当把家庭看作一个独一无二的整体,了解家庭自身的特点、需要、价值取向和对健康的信念与态度。鼓励家庭成员积极参与促进和维护家庭整体健康的行动,采取有针对性的护理措施实现家庭成员的健康目标。

（二）认识家庭结构的多变性

家庭结构的多变性一方面表现在非传统家庭增多,如单亲家庭、丁克家庭、男主内女主外的家庭等;另一方面表现在每个家庭都处于持续地改变中,如结婚、生子、离婚、退休、配偶死亡等,使得家庭的结构、功能、需求都在不断的变化。

（三）关注家庭的实际需要

每个家庭的情况和特点都不尽相同,因此,社区护士应该从家庭的现实出发,评估家庭目前的健康状态,了解家庭成员共同关注、渴望解决的问题。

（四）增强家庭优势

社区护士通过帮助家庭成员认识家庭的优势,可以增强家庭的自信,充分发挥家庭的功能,促使家庭成员积极解决自身存在的问题,从而提高服务效果。

（五）与家庭成员建立良好的人际关系

社区护士尊重家庭成员的想法、行为和隐私,与家庭成员建立良好的信任关系,是开展家庭护理工作的基础。

（六）护理干预要适应家庭发展阶段的特点

社区护士在选择家庭健康护理干预措施的时候,应当考虑家庭所处的发展阶段,以明确家庭的发展任务,满足家庭发展阶段的需求,促进家庭功能的发挥。

第三节　家庭健康护理程序

家庭健康护理程序是运用护理程序对家庭进行护理的方法。在家庭健康护理过程中,社区护士广泛收集有关家庭结构、功能、发展阶段等方面的资料,评估家庭的健康状况,帮助家庭成员发现和确定家庭的主要健康问题,结合家庭的需要、意愿、现有的资源和优势拟定行动计划,提供必要的指导与支持,实施行动计划,最后,评价行动的效果,为下一步的计划提供参考。

一、家庭健康护理评估

家庭健康护理评估(family health nursing assessment)是通过收集与家庭健康有关的主客观资料确定家庭主要健康问题的过程。为了全面获取评估资料,社区护士对家庭健康状况和影响家庭健康的因素进行整体评估,以了解家庭的功能、发展阶段、家庭成员组成、家庭健康需求、家庭健康问题以及现存或潜在的家庭压力等情况。

(一)评估内容

1. 家庭基本资料　包括家庭地址、家庭成员的职业、家庭成员的健康状况、家庭成员的生活习惯(饮食、饮水、睡眠、家务、休闲)、家庭经济状况、家庭文化背景、家庭成员的宗教信仰、医疗保健费用支付方式、家庭类型、家庭居住环境、家庭卫生状况、家庭所在的地理位置、邻里关系、社区卫生服务情况等。

2. 家庭的发展阶段与发展任务　包括家庭目前的发展阶段、履行家庭发展任务的情况。

3. 家庭结构与功能　家庭结构的评估包括家庭结构、家庭成员角色、家庭成员关系、沟通类型、家庭权利分配、家庭价值观。家庭功能的评估主要包括家庭成员的情感功能、社会化功能、经济功能、保健功能。

4. 家庭资源和家庭应对能力　包括家庭的社会关系、家庭与亲属的关系、家庭的健康知识、家庭应对健康问题的方式、家庭成员的知识水平与健康信念、家庭利用社会资源的能力。

(二)常用评估工具

在家庭健康护理研究领域,已经出现许多评估工具。常见的评估工具如下:

1. 萨洛佩克家庭评估表　该表依据健康家庭的六大特点设计,包括两个部分。第一部分为家庭成员人口学信息,包括出生日期、性别、婚姻状态、教育、职业、社区参与和经济状态。第二部分有6个类别共26个条目(见表7-2),每个条目根据发生频率分为"从不、很少、偶尔、经常、大多数时间",分别赋予0到4分,未被观察记为"N"。

表 7-2　萨洛佩克家庭评估表的条目

家庭成员间保持有效的交流与互动	积极应对问题
所有家庭成员间有频繁的沟通吗？	家庭知道什么时候需要做出改变吗？
冲突得到解决了吗？	家庭以接受性的态度对待新思想吗？
家庭成员之间的关系是支持性的吗？	家庭积极寻找资源了吗？
爱和照顾在家庭成员之间表现出来了吗？	家庭很好地利用资源了吗？
家庭成员合作性地工作吗？	家庭创造性地解决问题了吗？
增进个人成长与发展	**健康的家庭环境和生活方式**
家庭对其成员发展性需要做出恰当反应吗？	家庭生活方式是促进健康的吗？
家庭包容不一致的意见吗？	生活条件是安全和卫生的吗？
家庭接纳每一个成员吗？	情感氛围有利于健康吗？
家庭促进成员的自主性吗？	家庭成员执行好的健康促进措施了吗？
建立有效的角色关系	**保持与社区的联系**
决策任务分派给恰当的人选了吗？	家庭有规律地参与社区活动吗？
家庭成员的角色分派满足家庭需要吗？	家庭选择和使用外部资源吗？
任务的分配是灵活的吗？	家庭知道外部世界发生的事件吗？
对于家庭发展阶段的控制是恰当的吗？	家庭试图了解外部的问题吗？

2. **弗里德曼家庭评估简表**　包括六个方面的内容共计 28 项（见表 7-3）。这是一个综合性的评估表，使用时，应根据家庭的具体情况选择评估的内容，并不需要覆盖所有的内容。事实上，因为家庭系统的相互依赖性，一些评估内容可能会重叠，实际应用时可灵活处理，避免不必要的重复评估。

表 7-3　弗里德曼家庭评估简表的内容

一般资料					
1. 家庭成员姓名	2. 地址、电话	3. 家庭构成	4. 家庭类型	5. 文化背景（种族）	6. 宗教信仰
7. 社会地位	8. 家庭娱乐休闲活动				
家庭发展阶段和发展史					
9. 家庭目前的发展阶段		10. 家庭发展任务的完成情况			
11. 核心家庭史		12. 夫妻双方父母的家庭史			
家庭环境					
13. 家庭特征		14. 邻里和社区特征		15. 家庭的迁移	
16. 家庭与社区的联系和相互影响		17. 家庭的社会支持网络			
家庭结构					
18. 沟通方式	19. 权力结构	20. 角色结构	21. 家庭价值观		
家庭功能					
22. 情感功能	23. 社会化功能	24. 卫生保健功能			
家庭压力与应对					
25. 短期及长期压力源与优势		26. 家庭对压力源的反应能力			
27. 应对策略（过去的/现在的）		28. 无效应对策略（过去的/现在的）			

3. **家庭结构图**（family genogram）　又称家系图，是一种能够提供整个家庭的人员构成、角色关系、人口学信息、健康问题、家庭生活事件、社会问题等信息的图示（见图 7-1）。使用家庭结构图能够帮助社区护士迅速了解家庭的基本情况，包括家庭成员的一般资料和健康状况、家庭成员间的关系，进而确定家庭健康护理的重点服务对象。在绘制家庭结构图之前，社区护士需要了解常用的一些家庭社会关系标识（见图 7-2）。

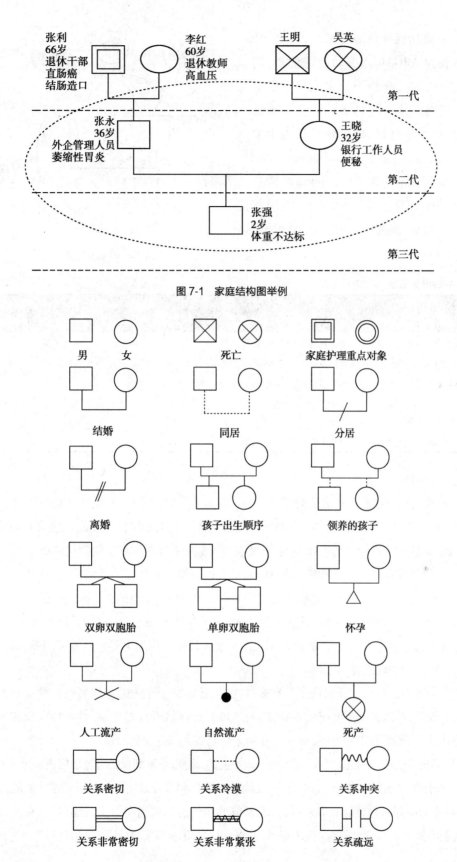

图 7-1　家庭结构图举例

图 7-2　家庭社会关系标识

　　4. 社会支持度（eco-map）　社会支持度的图是由一个大圆和其周围的数个小圆组成，用以直观地反映以家庭护理特定对象为中心的家庭内外的相互作用、家庭成员间的亲密程度、家庭主要社会关系和家庭可利用的资源（见图 7-3）。

5. 家庭功能评估表 常用的家庭功能评估表为 APGAR 家庭功能评估表,它是以自评的方式来检测家庭成员对家庭功能主观满意度的评估表。该评估表比较简短,共 5 个题目,每个题目代表 1 项家庭功能,包括:适应度(adaptation)、合作度(partnership)、成熟度(growth)、情感度(affection)、亲密度(resolve)。使用该表格可以粗略、快速地评价家庭功能情况(见表 7-4)。

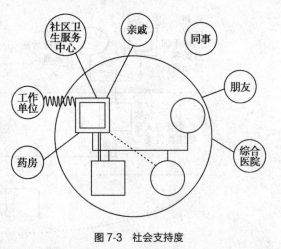

图 7-3 社会支持度

表 7-4 APGAR 家庭功能评估表

项目	经常 (2分)	有时 (1分)	几乎从不 (0分)
1. 当我遇到问题时,可以从家人处得到满意的帮助(适应度)			
2. 我很满意家人与我讨论各种事情以及分担问题的方式(合作度)			
3. 当我希望从事新的活动或发展时,家人都能接受且给予支持(成熟度)			
4. 我很满意家人对我表达感情的方式以及对我情绪(如愤怒、悲伤、爱)的反应(情感度)			
5. 我很满意家人与我共度时光的方式(亲密度)			

(三)评估注意事项

1. 从家庭成员中获得有价值的资料 为了获取有价值的资料,社区护士应该有意识地和家庭建立相互尊重相互信任的关系,这样,家庭成员才可能向社区护士吐露一些真实想法和感受。因此,社区护士应该多与家属沟通,以便发现家庭中存在的深层次的健康问题。

2. 正确分析资料和作出判断 家庭健康护理比医院患者护理的范畴更广,护理内容也更为复杂,所以,正确分析资料和判断问题显得十分重要。护士在收集资料时要注意:

(1)重视家庭的多样性:没有完全相同的家庭,不同的家庭有其各自的特点,因此,评估时应关注每个家庭的特点,关注家庭中未满足的需要和目前存在的主要家庭健康问题,以提供针对性的家庭健康护理服务。

(2)避免主观判断:由于家庭是具有多样性的,社区护士个人的主观判断往往易导致错误的结果。因此,社区护士需要应用专业知识,逐项分析评估内容的细节,对各种问题的见解或答案持开放的、不断修正的态度,站在对方的立场明确家庭存在的问题。

(3)动态评估:每个家庭的状况都不是一成不变的,因此,家庭健康护理评估应贯穿整个护理过程,社区护士应不断收集新资料、系统分析、准确判断、及时修改计划,帮助家庭获得最佳的健康状态。

(4)充分利用其他资源获取资料:获取家庭健康信息的渠道有很多,社区护士可充分利用其他人员收集的资料,如医院的病历记录、社区居民的健康档案、社区的户籍资料等。

二、家庭健康护理诊断

家庭健康护理诊断(family nursing diagnosis)是社区护士根据评估收集的资料,判断家庭存在的或潜在的健康问题,确定护理项目的过程。

（一）列出家庭健康护理问题

在全面评估的基础上,社区护士能够了解家庭的基本情况,从中发现影响家庭健康的主要问题。重点考虑家庭中患病的成员给家庭带来的变化,这些问题可能来自患者未满足的照顾需要、疾病对整个家庭的影响、家庭在特定发展阶段未完成的任务、未正常发挥的家庭功能等,社区护士应当逐一列出这些问题,为进一步形成家庭护理诊断做准备。

（二）形成家庭健康护理诊断

列出的家庭护理问题常涉及家庭成员、家庭成员之间的关系、家庭与社区之间的关系等,社区护士应结合家庭的具体需要,做出家庭护理诊断。每个诊断通常包括三个部分:问题(problem,P)、表现(symptom & sign,S)和原因(etiology,E)。根据北美护理诊断协会的分类,与家庭健康护理相关的护理诊断包括:①个人与人际层面:个人应对无效、角色执行无效、自我照顾缺陷、性功能障碍、社会孤立、母乳喂养无效、照顾者角色紧张、育儿功能受损、社交受损等;②家庭层面:家庭功能障碍、家庭关系/功能改变、家庭应对无效等。

此外,Smith C. M. 总结了其他的一些与家庭健康护理相关的护理诊断。比如,与环境问题相关的:不清洁的居住环境、不安全的电/气设备、不足够的食物储备、饲养宠物过多、低收入等;与社区资源利用有关的:不熟悉获得服务的程序、不理解服务提供者的角色、对服务不满意、很少的户外娱乐活动等。

社区护士可以根据每个家庭的实际情况,灵活地确定一些具体的护理问题,即使这些问题不能用现有的护理诊断进行概括。

（三）确定家庭健康护理诊断的优先顺序

社区护士应当从有利于家庭自身应对、疾病和健康问题处理的角度来判断是否提供援助、什么时候提供援助以及援助的方式。当家庭健康护理诊断不止一个的时候,社区护士需要判断每个问题的轻重缓急以及处置的优先次序。把亟待解决、对家庭影响最大、易导致严重后果、可以通过干预解决的健康问题排在第一位,立即拟定计划,优先解决。一般遵循以下几个原则:①严重性:待干预的健康问题对家庭成员有较大危害;②可预防性:存在对干预对象或者危害家庭健康的危险因素的有效干预手段;③有效性:通过护理干预能够实现改善家庭中不良的健康状况或者有效地控制家庭危险因素;④可行性:存在可利用的资源,采取的措施能够得到家庭成员的支持或者被家庭成员采纳。

三、家庭健康护理计划

家庭健康护理计划(family health nursing planning)是根据家庭健康护理诊断,确定护理目标和选择恰当的干预措施的过程。其内容如下:

（一）制订护理目标

家庭健康护理目标是实施护理干预后,家庭成员在认知、行为及情感上的改变,以及家庭在角色关系、内部沟通、整体功能发挥、发展任务完成等方面的改变,可分为长期目标和短期目标。长期目标指相对较长时间(如数周、数月、数年)才能实现的目标;短期目标指在较短时间(如数小时、数天、数周)能够达到的目标。目标的确立需要考虑家庭成员的意愿、家庭的特点和实际条件、社区护士自身的能力以及社区可利用的资源等,这些因素在制订护理干预计划时同样应该考虑。

(二)制订护理干预计划

家庭护理干预计划应包括 4W1H(when,where,who,what,how)的内容,也就是说明什么时候、在哪里、谁去做、做什么和怎样做的问题。

(三)制订护理评价计划

评价计划可以依据家庭健康护理的目标和行动计划来制订,社区护士应当考虑由谁评价、什么时候评价、评价什么内容、采用什么样的评价方法和评价工具,从而了解护理措施的执行情况、护理措施是否有效和是否达到预期目标等,为继续执行、修改或终止行动计划提供依据。

四、家庭健康护理实施

家庭健康护理实施(family health nursing implementation)是将家庭健康护理计划付诸行动的过程。实施内容包括以下五个方面。

(一)帮助家庭应对疾病和丧失

当遇到疾病或丧失等压力源的时候,家庭自身会采取一些应对的策略,如寻求朋友的鼓励与支持、相信自己能够解决现在的问题、收集信息、寻求专业人员建议或相信超自然的力量等,然而,家庭同样需要来自外部的支持。通过提供信息、情感支持和实际的帮助,社区护士能够帮助家庭顺利地应对危机,如介绍疾病相关知识、教会患者及家属一定的护理技能、联系当地的患者互助组织、提供患者及家属表达情感的机会等。同时,社区护士应当发掘家庭内部的资源和优势,给予心理支持,有意识地引导家庭去应对压力,增强家庭战胜疾病的信心,必要时给出应对策略的建议。

(二)教会家庭适应发展性改变

当家庭面临发展性的转变时,需要调整原有的家庭运作模式,学习新的知识和技能,以适应家庭发展阶段的改变。例如,当家庭的第一个孩子出生,父母需要学习正确的育婴知识和必要的技能。社区护士应预见性地提供教育和指导,帮助家庭提前做好准备,应对即将来临的转变。同时,促进家庭成员间的相互理解,促进家庭成员的自身调节和角色转变,以适应家庭发展性的变化。

(三)帮助家庭获得所需资源和支持

良好的社会支持有利于增强家庭应对压力和危机的能力。社区护士能够帮助家庭充分利用内外资源。首先,社区护士应该了解家庭内外资源,特别是社区内的互助团体、政府的福利政策、医疗资源等,帮助家庭确认和使用这些资源;其次,社区护士能够帮助家庭增强其社会支持网络,包括正式的支持网络(卫生保健专业人员)和非正式的支持网络(朋友、邻居、宗教团体等),采用双向转诊、电话随访、网络交流群、家庭访视、介绍参加社区自助小组等方式。

(四)促进家庭的内部改变

当家庭内部原有的运作模式已经不能适应家庭发展或环境改变要求的时候,社区护士应该帮助家庭成员,依据他们的价值观和想法,做出合适的决定,促成积极的家庭改变。家庭面临压力或危机是家庭实现改变的最佳时机,社区护士应考虑影响家庭内部改变的因素,分析家庭不愿意接受改变的根源,运用多种方法协助家庭克服困难,解决家庭的健康问题,以促进家庭建立新的运作模式。

(五)帮助家庭维持健康的生活环境

空气污染、水污染、家装过程中的甲醛污染、食品安全问题等环境的改变,已经不可避免地影响到了家庭的健康。社区护士维护健康的家庭环境的措施有:教会家庭调整室内环境、介绍可能影响健康的环境因素以及防范的方法、向政府部门提出改善环境的建议等。

五、家庭健康护理评价

家庭健康护理评价(family health nursing evaluation)是对护理干预措施是否满足家庭健康相关需要、能否解决家庭健康问题的判断,以确定相应护理措施的价值和有效性。家庭健康护理评价是保证护理活动成功进行的关键环节,应贯穿于家庭护理活动的全过程。

(一)评价类型

家庭健康护理评价通常包括两种类型:过程评价和结果评价。

过程评价(process evaluation)是对家庭健康护理过程中评估、诊断、计划、实施等不同阶段进行的评价,其目的是指导护理目标和护理措施的调整。过程评价可能发生在家庭访视、电话随访、健康教育、社区门诊随访等行动中,例如,记录家庭中患病的个体每天的血糖值、血压值,获得家庭对护理干预的阶段性反馈,召开家庭健康服务团队的例会等。

结果评价(out-come evaluation)是对家庭健康护理措施是否达到预定的目标的总评,从而决定终止、修改或继续家庭护理计划。例如,口头测试患者的服药知识掌握程度,观察个体自我更换肠造口袋的技能,与家庭成员讨论家庭访视安排等。

(二)评价内容

家庭健康护理评价的内容涉及家庭成员、家庭成员间的互动、家庭与社区三个方面。

1. 对家庭成员健康的评价 家庭中患病的个体是家庭健康护理的重点对象,应当评价家庭健康护理措施对患者的影响、患者及其家属对健康问题的了解程度、患者的健康状态和生活质量、患者对护理措施的满意程度、家庭成员的情绪状态等。

2. 对家庭成员间互动的评价 把家庭看作一个整体来评价,了解家庭是否能够有效发挥其功能和解决自身存在的问题(沟通交流、角色分工、亲密程度、决策能力、相互理解情况等),评价家庭整体对护理措施的反应。

3. 对家庭与社区关系的评价 评价家庭对社区资源的利用情况和家庭成员改善家庭环境的努力情况。

第四节　家庭访视

家庭访视是社区护理的重要手段。社区护士利用家庭访视的机会接触辖区内居民和家庭,了解其健康状况,运用护理专业知识与技能完成对服务对象的家庭护理援助。

一、概述

(一)家庭访视的概念

家庭访视(home visit)是指为了维持和促进个人、家庭和社区健康,在服务对象家庭环境中,向服务对象及其家庭成员提供护理服务的活动。社区护士通过家庭访视,能够深入服务对象家庭,收集与家庭健康相关的真实资料,发现家庭成员及家庭整体存在的健康问题,为其提供咨询、教育、预防、保健等护理服务,从而达到预防疾病和促进健康的目标。

(二)家庭访视的目的

家庭访视是用科学的方法了解访视对象的情况,现场调研家庭成员的健康状况、家庭结构、家庭功能等,从而发现家庭存在的具体健康问题,为服务对象及其家庭提供全面的医疗护理服务。

1. 收集个人、家庭和社区的信息资料 通过访视,实地了解家庭结构与功能、家庭生活环境与经济状况、家庭成员的健康状况等,为发现个人、家庭、社区的健康问题提供真实可靠的一手资料。

2. 寻求在家庭内解决问题的方法 通过访视,找出影响家庭健康的相关因素,了解家庭支持系统的状况,收集家庭成员间的相处关系的信息,利用家庭现有的内部、外部资源,针对家庭的特点,为其提供切实可行的家庭健康护理援助计划,解决家庭健康问题。

3. 提供护理服务 为在家居住的慢性病患者、精神病患者及残疾人等提供直接、适当、有效的护理服务,减轻患者的病痛,降低就诊率。

4. 促进家庭功能的发挥 为家庭提供有针对性的促进健康和预防疾病的健康教育,提高家庭及其成员的自我健康管理能力,协助家庭充分发挥家庭功能,完成各阶段发展任务。

5. 与居民建立良好的信赖关系 访视对象在自己熟悉的家庭环境中不易产生紧张情绪,有益于社区护士与其进行充分的交流与合作,深入了解访视对象,同时,能够增进居民对社区护士的信赖感。

(三)家庭访视的类型

根据访视的目的,将家庭访视分为以下四种类型。

1. 评估性家庭访视 目的是进行家庭健康评估,发现家庭健康问题,为护理计划的制订和实施提供依据。常用于存在家庭危机或健康问题的家庭以及年老体弱者或残疾人的家庭。

2. 预防保健性家庭访视 目的是疾病预防和健康促进。主要用于妇幼保健性访视和计划免疫等,如新生儿家庭访视、产后访视。

3. 急诊性家庭访视 目的是处理居民家中临时性的、紧急的健康问题,如意外伤害、家庭暴力、家庭病床的患者出现紧急情况等。

4. 连续照顾性家庭访视 目的是为居民提供连续性照顾,常定期进行,主要用于慢性病患者、行动受限者、需康复护理的患者以及临终患者等。特别适用于老年慢性病患者的长期照护。

（四）家庭访视的内容

家庭访视主要是在评估家庭和家庭成员的健康状况之后，制订相应的计划和措施，并与相关部门进行协调，以向家庭成员提供健康咨询和护理指导为主的上门护理服务。家庭访视也是实施家庭医生签约服务的一种主要工作形式。

1. 发现健康相关问题　通过评估发现家庭现存的和潜在的健康问题，提供有针对性的家庭健康护理援助。

2. 提供直接护理　为居民提供居家护理，实施基础护理操作、专科护理操作和健康指导等，如为糖尿病足的患者更换敷料，指导癌症晚期的患者使用止痛药物，指导细菌性痢疾患者的家属进行用物消毒等。

3. 健康教育　有针对性地提供健康教育信息，提高家庭自我健康管理能力。如产后访视时进行新生儿喂养、乳母营养的健康教育。

4. 咨询指导　提供健康保健知识及有效利用社会福利资源的咨询服务。如新生儿家庭访视时提供喂养指导、发育指导、防病指导；对先天性心脏病、唇腭裂的患儿家长提供社会福利资源咨询等。

5. 协调服务　必要时协调联络其他专业人员(如康复治疗师)或相关部门(如医疗保险机构、街道办事处、医疗机关、福利部门等)解决家庭健康问题。

二、家庭访视程序

家庭访视的护理工作可以分为访视前、访视中、访视后3个环节。

（一）访视前准备

访视前准备工作是访视工作成功与否的关键环节，特别是对第一次接受访视的家庭更应提前做好充分的准备。

1. 选择访视对象　社区护士在有限的时间、人力和物力情况下，应有计划、有重点地安排访视顺序。可以遵循以下原则：群体为先，个体为后；传染性疾病为先，非传染性疾病为后；急性病为先，慢性病为后；生活贫困、教育程度低者为先；有严重健康问题、家庭成员易产生后遗症及不能有效利用卫生资源的家庭优先。在实际工作中，既要参照优先原则安排访视顺序，也要根据具体情况进行适当调整。例如，同一天须访视多个家庭时，应先访视新生儿或免疫力差的患者，有传染性和感染性患者的家庭最后访视。

2. 联络被访家庭　原则上，应与被访家庭预约访视的具体时间，如果访视的目的是为了探访家庭的某些真实情况，如虐待儿童，则可以安排临时性突击访视。

3. 确定访视目的与目标　在进行家庭访视之前，社区护士应初步了解及分析被访视家庭的需求，以明确家庭访视的目的。

(1)初次访视(first home visit)：对某家庭进行第一次访视前，要对被访视家庭做充分的了解，可通过查阅家庭成员健康档案掌握有关家庭的信息，包括家庭成员的健康状况、交流方式等。再结合家庭需要帮助和解决的问题，明确访视目的和预期达到的目标。

（2）连续性访视（subsequent home visits）：对需要连续性访问的家庭，每次访视前须了解以前的家庭访视记录、患者的住院病历资料及相关信息，明确具体的访视目标。

4. 准备访视用物 根据访视目的和家庭的具体情况准备访视用物。访视用物分为两类：一类是基本用物，包括体检工具（如体温计、血压计、听诊器、手电筒、量尺）、消毒物品和外科器械（如酒精、棉球、纱布、剪刀、止血钳）、隔离用物（如消毒手套、口罩、帽子、工作衣）、常用药物及注射用具（如注射器、输液器）、访视记录单、健康教育宣传册等；另一类是根据访视目的增设的物品，如新生儿访视时增添的体重秤、母乳喂养和预防接种宣传材料等。

5. 安排访视路线 社区护士应依据访视顺序的优先原则，结合访视家庭的预约时间、家庭住址等具体情况，设计一天的访视路线。社区护士出发前应在所属机构留下访视目标、访视路线、出发时间及预期回归时间和被访视家庭的地址及联系方式，以便有特殊情况时，社区卫生服务机构能与被访家庭联系。

（二）访视中的工作

1. 自我介绍 在初次访视时，社区护士与访视对象确认住址和姓名，并向访视对象进行自我介绍，说明来访目的、访视内容和所需时间等，取得访视对象的信任。

2. 护理评估与评价 初次访视的任务以评估为主。评估内容包括初步的个人评估、家庭评估、环境评估、社区资源的评估等，以便根据评估资料确立健康问题，拟定护理计划并实施。初次访视不一定要求获取全部信息资料，只需要建立信任关系，获取家庭的基本资料，确立主要健康问题。连续性访视则需对上次访视后的护理效果进行评价，同时根据访视计划进一步收集资料，为调整护理计划和制订下次访视计划提供依据。

3. 计划 根据评估与评价的结果，和访视对象及其家庭共同制订或调整下阶段护理计划，使护理计划更适合访视对象，提高访视对象与其家庭的参与意识。

4. 实施 根据护理计划，实施健康教育和护理操作等护理干预措施。护理操作应注意：①严格执行无菌技术操作原则、消毒隔离制度，防止交叉感染；②及时回答访视对象的提问；③必要时介绍转诊机构；④操作后妥善处理污染物，避免污染，整理用物并洗手。

5. 记录 要对收集到的主观、客观资料以及护理措施的重点内容进行记录。注意不要因为记录而忽略访视对象提出的问题。

6. 结束访视 结束访视时需与访视对象一起回顾总结，核查访视内容，明确访视对象自我管理项目，征求家庭对此次访视的意见。必要时预约下次访视时间，并给家庭留下访视者的联系方式，以便随时咨询。

（三）访视后的工作

访视结束后回到社区卫生服务中心，护士还应完成以下工作。

1. 消毒及访视用物的处理 检查、消毒、整理使用过的物品，并补齐访视基本用物。

2. 记录和总结 整理和补充家庭访视记录，包括访视对象的反应、检查结果、现存的健康问题、协商内容、家庭的意见和要求及注意事项等，分析和评价护理效果和护理目标达成的情况。

3. 制订或修改护理计划 根据访视中收集的资料，确定家庭现存的健康问题，根据需要制订或调整原有的护理计划，必要时做好转诊安排。对已解决的健康问题，应及时终止护理计划。

4. 协调合作 遇到超出社区护士职权范围、现有的护理资源无法解决的问题时,可采取个案讨论或汇报等方式,及时与其他工作人员交流,对访视对象的情况进行商讨,共同解决其健康问题。对于社区内资源不能解决的问题,应与其他卫生服务机构联系,为访视对象提供转诊或其他服务安排。

(四)访视的注意事项

1. 仪表 护士应仪表端庄,着装整洁、大方得体,不戴贵重首饰。一般情况下,穿着单位规定的制服及佩戴工作证,便于开展入户访视工作。

2. 态度 护士要态度温和、稳重,行事合乎礼节。尊重访视对象有接受或拒绝访视和参与护理计划等的权利。护士应尊重访视对象的交流方式、文化背景、社会经历等,不要让家庭有被检查的感觉。此外,护士须保守被访家庭的隐私。经过长期接触后,社区护士与家庭成员建立了信任关系,但应时刻注意保持中立态度,不要让自己的态度、价值观、信仰等影响访视对象做决策,更不能在家庭成员出现矛盾时,在态度上倾向某一方。

3. 沟通 以真诚的态度和良好的沟通技巧与访视对象进行交流,建立友好合作的关系,以利于收集更加真实的资料,制订切实可行的护理计划,更有效地实施护理干预。

4. 安全 访视过程中,要求访视对象的家属在场。遇到家庭成员有敌意,或者情绪和行为异常时,护士在提供急需的护理后应当立即离开。面对打架、酗酒、吸毒、有武器等不安全因素时,应立即离开,并与有关部门联系。家庭访视包应放在护士的视线范围内,避免儿童或宠物玩弄。

5. 时间 比较适宜的访视时长为 1 小时以内,尽量避免吃饭和会客时间。

6. 收费 护患双方要明确收费项目与免费项目,一般访视人员不直接参与收费。访视时,护士不应接受礼金、礼物等任何馈赠。

三、家庭访视中的沟通技巧

社区护士与访视对象之间的人际关系,在一定程度上决定着访视效果,而沟通技巧的运用在人际交流中起着至关重要的作用。与访视对象进行交流时,社区护士应持以诚恳、友善的态度,熟练运用沟通技巧,与访视对象建立良好信赖关系,从而更有效地开展护理工作。

(一)提问技巧

发现与家庭健康问题相关联的信息时,应抓住时机提问,鼓励对方深入交谈,如可以说"关于这方面,可以再详细说一下吗?"注意不要诱导或暗示性提问,如"是不是经常觉得乳房胀痛?"正确的提问应是"平时乳房有什么感觉?"当访视对象对提出的问题尚未理解时,最好不要重复原问话,可变换说法再提出同样的问题。

(二)听的技巧

1. 倾听 倾听是交流过程中最重要、最基本的一项技巧。倾听并不是单纯地将别人的话听到而已,倾听时应专心,且不做无关的动作,目光应集中在对方的面部,并保持眼神交流,让其感受到尊重和重视;倾听时应恰当地引导并及时给予反馈,可以用简短的插话如"我听清楚了",或点头、面部表情变化等表示关注对方的谈话内容,当对方谈话内容偏离主题太远时,应及时将话题带回主题,如可以说"刚才您说到……";倾听时,切勿轻易打断对方的叙述,即使在对方谈话思路不太清晰时,也应该无条件地接受,以便听清和理解对方说话的内容;当对方叙述完毕后,可适当给予简单小结,确认核实对方讲述的主要问题。

2. **体察** 沟通时应体察对方的感受,设身处地理解对方。除倾听对方谈话外,关心、爱护、理解、移情可以增强沟通的效果。①边听语言信息,边感受非语言行为,因为语言信息有时并不能坦率地表达人的内心世界,倾听时应该用心体察深藏在话语背后的深层次含义;②移情,从对方角度去思考问题,真诚地理解和同情对方,护理指导才更容易被对方接受。

(三)释义技巧

释义是一种帮助对方领会自己真实感受的会谈技巧。交流时,对方的表达常常会有词不达意的现象发生,或者在语言行为或非语言行为中不自觉地流露一些言外之意。社区护士应设法领悟其真实意图,如可以说"那时你一定感到很为难吧?",帮助对方面对自己的情感和思想。这样的语言虽然不具有判断对方情感正确或者恰当与否的意思,但通过释义将其言外之意表达出来,使双方产生共鸣,加深沟通与理解。

(四)表述技巧

语言表达应生动形象,富有感染力,通俗易懂,简短明了。语速要适中、语调柔和;对一些比较重要或比较难理解的概念要适当重复;要注意双向的交流,鼓励讨论和提问,让访视对象说出个人的观点。

(五)反馈技巧

在与访视对象交流时,对其正确、积极的想法和良好的行为,应及时给予反馈,并适当地给予鼓励,使其继续保持这些想法和行为;当谈及一些痛苦的事情时,应予以同情的反馈,拉近双方的距离,建立良好的信任关系。

四、居家护理

居家护理是慢性病患者、行动不便的老年人和残疾人及临终患者较为适宜的卫生服务形式,是住院服务的院外补充形式,它方便社区患者获得连续性医疗卫生服务,是提高基本医疗卫生服务可及性的有效方法,从而达到促进健康、维护健康、疾病的预防与康复的目标。

(一)居家护理的概念

居家护理(home care)是指社区护士直接到患者家中,向居住在家庭的患者、残疾人、精神障碍者,提供连续的、系统的基本医疗护理服务。通过居家护理,患者在家中就能得到专业性的照护,增加了舒适感,同时,可以减少家属往来照顾的奔波,节省医疗和护理费用。

(二)居家护理的目的

1. **患者方面** ①使患者在出院后仍能获得连续、完整的治疗和护理;②在熟悉的家庭环境中接受治疗与护理,患者生活方便、心情放松;③增强患者自我照顾的意识和能力,增进患者的安全感;④缩短住院时间,降低交叉感染。

2. **家庭方面** ①增进家属照顾患者的意识,提高家属的护理知识与技能,促进家庭功能的正常发挥;②减少家庭因住院带来的经济支出,降低家庭的经济负担。

3. **专业方面** ①合理利用卫生资源,缓解住院难的矛盾,减少患者入院次数,缩短住院时间,增加病床的利用率,降低医疗费用;②增加社区护士与居民间的沟通渠道,向社会提供更多的护理服务,拓展社区护理的服务范畴,促进护理专业发展。

(三)居家护理的对象

对符合以下任意一项或一项以上的患者可实施居家护理服务:

1. 病情稳定,需连续治疗,且适合在家中接受医疗与护理、已明确诊断的慢性病患者。

2. 出院后恢复期仍需继续观察和治疗、康复的患者。

3. 需要支持治疗和减轻痛苦的晚期癌症、植物人及临终患者。

4. 到医疗机构连续就诊困难的老弱病残、行动不便的患者。

5. 拒绝住院,而又可以在家中进行隔离治疗的传染病患者。

(四)居家护理的内容

1. **病情观察** 及时发现患者的病情变化。

2. **管道维护** 维护各种管道(如引流管、胃管等)畅通,做好出入量的记录。

3. **生活护理** 饮食护理(留置胃管护理),排泄护理,安全防护,卫生清洁等。

4. **专业护理服务** 康复护理,化验检查(如血糖测量、标本采集等),药物护理(输液、肌内注射、换药、服药管理、雾化吸入)等。

5. **心理护理** 疏解患者的焦虑、恐惧等不良情绪,提供临终患者及其家属心理关怀服务。

6. **健康教育** 疾病预防知识、饮食护理等的宣传教育,社区常见病、多发病的健康教育指导等。

7. **家庭照顾者的护理咨询。**

(五)居家护理的形式

目前,居家护理主要有两种形式,即家庭护理服务中心服务和延续性护理服务。

1. **家庭护理服务中心服务** 家庭护理服务中心是对有照顾需要的居民提供入户护理服务的专门机构,是美国、日本等发达国家居家护理的主要形式,在美国称为家庭服务中心,在日本称为访问护理中心。

(1)机构设置与人员构成:一般由社会财团、医院或者民间组织等开办。工作人员由主任和副主任各 1 人,医师 1~2 名,数名社区护士和康复医师,营养师、心理咨询医师各 1 名和数十名的护理员和家政服务员组成。

(2)服务方式:首先需要有照顾需求的居民到服务中心提出并办理申请手续,社区护士到其家中评估,具体了解需要提供哪些护理,是否需要医师的诊查及康复医师、心理咨询医师等的介入,是否需要改建患者的生活环境,是否需要护理员进行生活护理和家务服务等,是否需要社区市政等其他部门的协助等。然后,根据评估结果,与家庭共同商议制定居家护理计划,依据计划协调有关部门人员参与,定期入户进行居家护理。

2. **延续性护理服务** 延续性护理(transitional care)是通过一系列的护理活动以确保患者在不同的健康照护场所(如从医院到家庭)及同一健康照护场所(如医院的不同科室)得到连

续、协调的护理服务。通常是指从医院到家庭的延续,包括由医院制定的出院后护理活动的实施、患者回归家庭或社区后的持续随访与康复护理指导。延续性护理突破医院局限,将护理服务延伸到社区,将服务内容从单纯治疗拓展到康复、心理、社会支持等方面。延续性护理被认为是家庭医疗的特色,美国医药协会将其定为初级卫生保健的核心。

延续性护理服务的形式有:

(1)出院后延续护理服务:一些医院将延续护理服务纳入出院流程,并通过计算机对出院患者的信息进行管理。患者出院后,医院以电话定期随访、短信提醒、患者联谊会、健康讲座、上门随访等护理服务形式提供延续性护理。目前,在我国部分地区,患者出院后回归社区仍然能得到医院及签约的社区卫生服务中心提供的诸如产后指导、新生儿喂养、慢性病管理、康复护理等跟进服务。

(2)专科护士门诊:目前我国延续护理的专科护士门诊多是提供糖尿病、腹膜透析、结肠造口等专科护理指导。一些医院及社区卫生服务中心以护理专家门诊现场及热线电话的形式为出院后的患者提供咨询服务,并提供饮食、运动、药物及康复相关指导。

(3)家庭病床:家庭病床(family bed)是指对适宜在家庭或社区养老机构中进行连续治疗、又需依靠医护人员上门服务的患者,在其居住场所设立病床,由指定医护人员定期上门实施查床、治疗、护理,并记录服务过程的一种社区卫生服务形式。目前,家庭病床是我国常用的居家护理形式。家庭病床的建立促进了医疗资源的有效利用和重新分配。

1)机构设置与人员构成:有隶属于综合性医院的,也有隶属于社区卫生服务中心的家庭病床。家庭病床列入医疗保险范围。医院或社区卫生服务中心派遣医师和护士到服务对象家中进行诊疗和护理。

2)服务方式:需要连续治疗的患者提出建床需求,由医师判断其是否符合家庭病床收治范围。建立家庭病床时,首先应与患者及其家庭签订家庭护理协议书,明确护患双方的责任与义务,然后根据评估资料与患者及其家属共同制订护理计划。根据患者病情确定医护人员随访时间间隔。一般情况下,首次访视时需要医护人员一同前往,以后的连续性访视可以由护士入户根据医嘱进行,如果护士发现病情出现特殊变化,应该及时与医生联系进行诊疗。每次随访时都要对居家患者进行评估,判断原有健康问题解决情况以及新出现的健康问题,评价患者接受居家护理后有无改善,并针对问题提出相应的解决办法。如果患者病情变化需要转诊,则依据转诊制度协助办理。

相关链接　　　　互联网+延续性护理服务

随着互联网及智能手机的普及应用,基于网站、QQ 群、微信群、手机 APP 为平台的延续护理服务得到了广泛应用。互联网+延续性护理服务为患者与医护人员搭建了网络交流平台,便于患者获取护理指导及咨询,满足患者居家需求;为护理人员提供查询患者既往史和治疗护理过程的资料,有利于对患者问题的持续跟踪和评价,实现护理工作时间和地域上的延续性管理,优化延续性护理服务质量。

五、职业安全与风险防范

与医院临床护士不同,社区护士经常实地进入社区和居民家中,为社区居民提供医疗护理服务,因此,社区护士在居家护理、家庭访视过程中面临着许多风险,需要及时予以防范。

（一）社区护士的职业安全

社区护理工作内容和工作场所具有特殊性,社区护士掌握正确处理各类风险的方法,是保证护患双方安全的重要条件。

1. 自身安全保障

（1）入户前,应尽量全面了解访视对象的家庭情况,并尽可能通过电话与家庭取得联系,在家庭自愿接受入户服务情况下,商定入户时间,询问家庭的具体地址。

（2）出发前,将入户服务的行程计划,如访视对象的姓名、家庭地址、家庭电话、行程路线、交通工具及出发与预期返回的时间等信息留在工作单位,以便出现特殊情况时,单位能尽快与被访视家庭取得联系。

（3）入户服务时,不佩戴贵重首饰,穿着舒适的鞋子,便于行走或跑动。不携带大量现金,但应随身携带身份证、工作证、电话及零用钱等,以备急用。

（4）根据家庭具体情况安排陪同人员,如家庭中只有一位独居异性,应有人陪同前往,尽量和访视对象保持一定距离。访视时留意家庭成员的行为举止及情绪表现,提高职业安全防范意识,防止意外事故的发生。

（5）路途中,尽量避免经过一些僻静的场所或偏远的地方,如果确有需要,则安排陪同人员,并注意交通安全,仔细观察周围环境,发现不正常的聚众等可疑情况,应迅速离开。

（6）在家中护理访视对象时,尽可能要求其家属在场,并做好相关记录和文件的签署。掌握职业范围,避免医疗纠纷,慎重对待无把握或没有定论的信息。

（7）若访视对象家中有大型犬类,应让访视对象或其家庭成员将其牵走或关入笼中,确保安全后方可进门。

（8）社区护士对辖区内的法定传染病患者进行家庭访视时,需要做好消毒隔离和个人防护,防止自身发生感染,还应避免不同访视家庭间发生医源性交叉感染。

（9）对社区严重精神障碍患者进行访视时,应要求有家人在身边陪伴及安慰患者,以免患者情绪波动时意外伤及护士及他人。

2. 技术安全保障　社区护士入户提供护理服务时,主要通过各种技术操作为患者实施治疗和康复,如留置鼻饲管、留置尿管及氧疗等。在操作过程中保证患者安全非常重要,而这正是家庭健康护理中存在风险之处。因此,社区护士必须具有防范风险的能力。

（1）治疗性管道护理

1）留置鼻饲管护理:对于不能经口进食的居家患者,如脑卒中患者、临终患者等,需经胃管灌注流食、药物及水分等,以提供营养或进行治疗。护士在为患者留置鼻饲管时,应严格遵循操作规程,若插管不成功,可建议将患者送至社区卫生服务中心进行插管,避免因插管引起窒息失去抢救时机。教会患者及家属相关的知识与技能,例如,保持鼻饲管通畅、观察胃液、给药、防止胃管脱出的方法,以及更换鼻饲管的时间、异常情况的识别等。由于胃管对咽部长期刺激,易导致咽喉部的炎症或溃疡,故应指导家属做好口腔护理。因胃管对鼻咽部的刺激,患者不敢咳嗽、排痰,故需对患者和家属进行深呼吸、叩背等预防肺部感染技能的训练与指导。

2）留置尿管护理:对于不能自行排尿的居家患者,需经留置尿管解除排尿问题。护士必须严格执行留置导尿术的操作规程。前列腺增生的老年人插管困难时,应送至社区卫生服务中心执行导尿术。指导患者家属做好导尿管护理,例如,观察与记录尿液、定期夹闭尿管、保持尿管通畅、防止逆行感染等方法,以及拔管时间、异常情况的识别与应对的知识。特别注意,首次放尿不得超过1000ml(极度虚弱者不超过500ml),以防虚脱和血尿。

(2)氧疗护理:冠心病、慢性阻塞性肺疾病及肺源性心脏病等患者常需要在家中接受持续或间断性的氧气疗法。护士应教会患者及其家属进行家庭氧疗的方法,确保氧疗的安全性和有效性。例如,吸氧的时间、流量的调节、氧气筒的安全使用等,特别应强调氧气筒牢固放置于阴凉处,远离明火,防热、防油。

(3)按摩、肢体关节活动等康复护理:脑外伤、脑卒中及截瘫等患者出院后在家中进行康复治疗,是预防机体失用状态、减轻残疾程度、最大限度改善生活质量的有效手段。社区护士在为患者进行按摩、肢体关节活动等康复护理服务时,首先应充分评估,了解患者的病情后再实施正确的康复训练。注意手法、力度、频率等,防止发生骨裂、骨折等意外损伤,确保康复护理活动的安全性和有效性。同时,应指导患者和家属正确进行康复训练。

由于在家中开展护理服务存在一些安全隐患,护士应该注意以下几点:①与患者及其家属签订协议书,说明病情、治疗方法及其危险性,在知情同意的基础上开展护理工作,以取得患者及其家属的理解、支持与配合,同时,可以明确护患双方的责任和权力;②始终坚持严肃认真的职业态度。护士严格遵守操作规程,认真做好每一项工作,及时记录各项护理措施的执行情况,这是顺利完成护理操作、避免差错的关键。

(二)居家患者的风险防范

患者在家中可能出现一些危及生命的意外事件,如窒息、跌倒等。护士应首先了解风险产生的原因及高发人群,进而对其实施有针对性的护理干预。

1. 窒息

(1)常见原因:引起窒息的原因有气管异物、胃内容物反流、咯血与呕血等。儿童和精神障碍者是气管异物窒息的高发人群;长期卧床的患者,如急危重症患者、临终患者等在呕吐、咯血、呕血时易发生窒息。

(2)防范措施:窒息是危及患者生命的突发事件,护士对于高发人群应做好防范工作。如指导儿童和精神障碍者的家属,将易引起气管异物窒息的物品放在他们不易获取的地方,不提供果冻等易堵塞气管的食品。为老年痴呆患者准备柔软的食物,并嘱其缓慢吞咽。对于长期卧床、易发生呕吐、呕血或咯血的患者,应采取右侧卧位,或平卧位头偏向一侧,以防窒息的发生。

2. 跌倒

(1)常见原因:跌倒的原因很多,如视力、平衡能力、感觉和肌力的降低等。患有中枢神经系统疾病、关节疾病、直立性低血压的患者,服用安眠药、抗抑郁药、镇静剂、降压药的患者也是跌倒的高发人群。另外,居室照明不足、地面不平整、室内障碍物过多、浴室和卫生间地面滑或没有扶手等环境因素也是发生跌倒的因素。

(2)防范措施:为防止跌倒的发生,护士应首先评估跌倒高危人群的健康状况、身体功能和周围环境,对于存在跌倒风险的患者给予预防性指导与护理。可以指导有功能障碍的患者进行功能训练,如步态训练、床椅间的移动训练、平衡训练及关节活动训练等,提高其活动能力和安全性;必要时指导家庭成员调整家具位置、地面防滑处理、安装扶手、去除门槛、增加室内照明等。

(臧 爽)

思考与对策团络人力量

学习小结

本章着重介绍了家庭、家庭健康护理、家庭健康护理程序、家庭访视的内容。其中，重点分析了家庭的概念、类型、结构、功能、家庭生活周期及发展任务、健康家庭的概念与特点、家庭对个人健康的影响。阐述了家庭健康护理的概念、目的、内容和原则、家庭健康护理程序与方法。深入论述了家庭访视的概念、目的、类型、内容、程序、沟通技巧、居家护理、职业安全与

风险防范。

学生通过本章的学习，能识记家庭、家庭健康护理、家庭访视、居家护理的概念；理解家庭的类型、结构及功能，家庭生活周期和发展任务、家庭健康护理的目的和内容；更重要的是，能够根据家庭访视和居家护理的要求，为社区居民提供家庭访视和居家护理服务。

复习思考题

1. 某社区居民张大爷因低位直肠癌入院行 Mile's 手术、永久性结肠造口术后回到家中，张大爷与老伴、儿子、儿媳和2岁的孙子同住。因儿子、儿媳白天需外出工作，照顾张大爷和孙子的任务都落在老伴身上。张大爷不会自己清洁、倒空和更换造口袋，老伴护理经验不足，因此，出现造口周围皮肤刺激症状，加上排便不受控制和造口袋的渗漏问题，张大爷自暴自弃，终日待在家里，不愿外出。另外，患有高血压的老伴由于同时照顾2岁的孙子，感到负担过重而苦不堪言，血压控制不理想。以上是某社区护士初次家庭访视时收集到的资料，其绘制的家庭结构见图7-1，请根据以上信息做出针对张大爷一家的家庭健

康护理诊断和计划。

2. 丈夫宋某，30岁，企业主管，平时经常加班；妻子王某，26岁，中学教师，5天前剖宫产生下一个男婴，现从医院回家休养。为照看孩子，婆婆（65岁）从农村搬到城里与儿子一家共同生活，其丈夫因胃癌2年前去世。试分析该家庭处于家庭生活周期的哪一发展阶段，其发展任务是什么？

3. 某社区护士的一项家庭访视任务是在一天内访视三个家庭，分别是新生儿家庭、结核病患者家庭及慢性阻塞性肺疾病患者家庭。如果你是承担此次访视任务的社区护士，该做哪些访视前准备工作？

第八章 重点人群的保健与护理

8

学习目标	
掌握	社区儿童、妇女保健方法；各年龄段儿童的保健护理措施；特殊时期妇女的保健护理措施；老年人的生理、心理保健护理措施。
熟悉	儿童预防接种程序；社区儿童、妇女保健的工作内容；老年人的生理、心理特点及健康需求。
了解	儿童生长发育特点；托幼机构及学校儿童卫生保健；社区老年护理服务模式。

社区护理以人的健康为中心,需求为导向,提供预防、保健、医疗、护理、康复、健康教育的一体化服务。根据《国家基本公共卫生服务规范(第三版)》,我国现阶段将社区儿童、妇女和老年人列为重点人群,提供个体化的生理、心理保健与护理措施,促进人群健康。

第一节　社区儿童保健与护理

儿童是社区卫生保健的重点人群之一,其健康状况是衡量一个国家或地区社会发展、经济状况及卫生水平的重要指标。我国社区儿童保健的重点人群是 0~6 岁儿童。

一、儿童保健的概念与意义

儿童保健(child health care)是以儿童各年龄段生长发育规律及影响因素为依据,以促进健康、预防为主、防治结合为原则,以解决其健康问题为核心,以达到保护和促进儿童身心健康及社会适应能力、保障儿童权利为目标的系统化综合性服务。开展社区儿童保健,通过对儿童群体和个体采取有效的干预措施,提高儿童生命质量、减少发病率,是社区护理工作的重要内容,其意义在于:

1. **促进生长发育及早期教育**　通过提供新生儿家庭访视、定期健康体检、生长发育监测、预防接种等服务,积极引导儿童及其家长提高自我保健的意识及能力,早期发现儿童生长发育过程中的问题,给予及时有效的干预。

2. **降低发病率和死亡率**　广泛推行儿童计划免疫的同时,积极宣传科学育儿知识并开展安全教育,筛查和防治儿童常见病及多发病,有效降低儿童各种疾病及意外伤害的发生率和死亡率。

3. **依法保障儿童权益**　依据国家颁布实施的《中华人民共和国母婴保健法》《中华人民共和国未成年人保护法》等法律法规,积极协调配合有关部门,早期发现并有效制止社区内儿童被虐待、忽视或使用童工等侵害儿童权利的事件,依法保障儿童的生存、发展、受保护和参与等权利。

二、儿童生长发育与行为特点

(一)新生儿期

从母体娩出断脐到满 28 天之前为新生儿期。此期是新生儿脱离母体后开始独立生活的关键时期。新生儿体温调节中枢发育不成熟,需要适宜的环境温度及恰当的衣着包被;消化道及肾脏功能不完善,高蛋白、高矿物质的牛乳会对肾脏造成潜在的损害;新生儿细胞免疫功能已较成熟,但非特异性和特异性免疫功能发育不成熟,体内有母亲通过胎盘给予的抗体(IgG),而肠道分泌的 IgA 较低,对传染性疾病仍是高度易感。

(二)婴儿期

出生后 28 天至未满 1 周岁为婴儿期。此期是出生后生长发育最快的时期,即第一个生长高峰期。因生长速度快,对热量、蛋白质、营养素的需求相对较多,但由于消化吸收功能尚不完善,如喂养不当易发生消化不良;婴儿6个月后从母体获得的抗体逐渐消失,主动免疫功能还不成熟,易患感染性疾病。婴儿期感知觉和行为发育快速,是感知觉、情感、语言发育的关键期。

(三)幼儿期

满1周岁至不满3周岁为幼儿期。此期生长发育速度较婴儿期缓慢。幼儿食物已转换为固体,如不注意均衡饮食,会使体重增长速度减慢,甚至导致营养不良。神经、心理发育迅速,语言、动作能力和情绪行为发展迅速,能主动观察、认知,出现第一个违拗期。由于活动范围的扩大,接触感染与危险事物的机会增加,而自我保护意识与能力尚不足,容易患传染性疾病及发生意外伤害。

(四)学龄前期

满3周岁至6岁为学龄前期。此期体格发育速度平稳。眼功能发育基本完成,但眼的结构、功能尚有一定可塑性;5~6岁时,乳牙开始脱落,恒牙萌出,因此,眼保健与口腔卫生是保健重点。学龄前期儿童中枢神经系统发育日趋完善,智能发育迅速,自我观念初步形成,是性格形成的关键时期。

(五)学龄期

入小学(6~7岁)到青春期(男13岁,女12岁)之前为学龄期。此期体格发育相对缓慢,除生殖系统外,其他系统器官发育已接近成人。智能发育趋于成熟,认知和心理发展迅速,求知欲强。

(六)青春期

女孩从11~12岁至17~18岁,男孩从13~14岁至17~18岁为青春期,是儿童到成人的过渡期。此期出现第二个生长高峰,除身高、体重迅速增长外,生殖系统发育日趋成熟,机体代谢旺盛,激素分泌增加。认知、心理发展日趋成熟,但社会适应能力相对滞后,易产生青春期复杂的心理行为问题,出现第二个违拗期。

三、社区儿童保健的内容

(一)社区儿童保健方法

1. 新生儿家庭访视　家庭访视是新生儿保健的重要方法,访视应在出院后1周内进行。访视内容包括:①观察:新生儿的家居环境(温度、湿度、通风、卫生、安全状况等)、一般情况(皮肤颜色、呼吸节律、吸吮能力、精神状态、反应情况等);②询问:母亲妊娠分娩情况、新生儿生活情况(喂养、睡眠、大小便等);疫苗接种情况等;③检查:新生儿体格发育(体重、身长、头围、黄疸指数、囟门大小等)、脐部(有无出血、感染)、口腔(有无畸形、口炎)等;④教育:母乳喂养方法、保暖、卫生护理、婴儿抚触方法、新生儿窒息的预防等;⑤处置:对发现的问题给予及时处理,并做好记录,预约下次访视时间。视情况对具有低出生体重、早产、双多胎或出生缺陷等高危因素的新生儿适当增加家庭访视次数。访视结束后,认真填写新生儿家庭访视记录表(见表8-1),建立《母子健康手册》

表 8-1 新生儿家庭访视记录表

姓名：　　　　　　　　　　　　　　　　　　　　编号□□□-□□□□□

性别	1男　2女　9未说明的性别 0未知的性别　　　　□		出生日期	□□□□ □□ □□	
身份证号			家庭住址		
父亲	姓名	职业	联系电话		出生日期
母亲	姓名	职业	联系电话		出生日期
出生孕周　　　周		母亲妊娠期患病情况　1无　2糖尿病　3妊娠期高血压　4其他			
助产机构名称：		出生情况　1顺产　2胎头吸引　3产钳　4剖宫 　　　　　　5双多胎　6臀位　7其他　　　　　　□/□			
新生儿窒息　1无　2有 （Apgar评分：1分钟　5分钟　不详）　□			畸形　1无　2有　　　　　　　□		
新生儿听力筛查：1通过　2未通过　3未筛查　4不详　　　　　　□					
新生儿疾病筛查：1未进行　2检查均阴性　3甲低　4苯丙酮尿症　5其他遗传代谢病　　　□/□					
新生儿出生体重　　kg		目前体重　　kg		出生身长　　cm	
喂养方式　1纯母乳　2混合 　　　　　3人工　□		吃奶量　　ml/次		吃奶次数　　　次/日	
呕吐　1无　2有　　　□		大便　1糊状　2稀 　　　3其他　　　　□		大便次数　　次/日	
体温　　℃		心率　　次/分钟		呼吸频率　　次/分钟	
面色　1红润　2黄染　3其他　　　□		黄疸部位　1无　2面部　3躯干　4四肢 　　　　　5手足　　　　□/□/□/□			
前囟　　cm×　　cm　　1正常　2膨隆　3凹陷　4其他　　　　　　□					
眼睛　　1未见异常　2异常　　　□		四肢活动度　1未见异常　2异常　　　□			
耳外观　1未见异常　2异常　　　□		颈部包块　1无　　　2有　　　□			
鼻　　　1未见异常　2异常　　　□		皮肤　1未见异常　2湿疹　3糜烂　4其他　□			
口腔　　1未见异常　2异常　　　□		肛门　1未见异常　2异常　　　□			
心肺听诊　1未见异常　2异常　　　□		胸部　1未见异常　2异常　　　□			
腹部触诊　1未见异常　2异常　　　□		脊柱　1未见异常　2异常　　　□			
外生殖器　1未见异常　2异常　　　□					
脐带　　1未脱　　2脱落　　3脐部有渗出　　4其他　　　　　　□					
转诊建议　1无　　　2有　原因： 机构及科室：　　　　　　　　　　　　　　□					
指导　1喂养指导　2发育指导　3防病指导　4预防伤害指导　5口腔保健指导　6其他　　□/□/□/□/□					
本次访视日期　　年　月　日		下次随访地点			
下次随访日期　　年　月　日		随访医生签名			

2. 健康管理 对0~6岁的散居儿童和已入托幼机构的集居儿童进行健康管理。通过连续纵向观察可获得个体儿童生长发育和健康状况的信息,使问题能够被早期发现,及时干预。检查的频率根据儿童生长发育的规律可归纳为"421",即出生后第一年检查4次,分别为1、3、6、8月龄;出生后第二、三年每年2次,即12、18、24、30月龄;3岁及以后每年检查1次。有条件的地区,建议结合儿童预防接种时间增加随访次数。

(1)新生儿满月健康管理:新生儿出生后28~30天,结合接种第二针乙肝疫苗,进行新生儿满月健康管理。重点询问和观察新生儿的喂养、睡眠、大小便、黄疸等情况,测量体重、身长、头围等,开展母乳喂养、生长发育、防病教育等健康指导。

(2)婴幼儿健康管理:满月后婴幼儿共接受8次健康管理服务。服务内容包括询问婴幼儿喂养及患病等情况,进行体格检查,开展生长和心理行为发育评估,进行科学喂养(合理膳食)、生长发育、疾病及伤害预防、口腔保健等健康指导。在婴幼儿6~8、18、30月龄时均进行血常规检测,判断是否存在贫血情况。在6、12、24、36月龄时均使用行为测听法进行听力筛查,判断听力功能。

(3)学龄前儿童健康管理:学龄前儿童每年接受一次健康管理服务,服务内容包括询问膳食及患病等情况,进行体格检查和心理行为发育评估,开展血常规检测和视力筛查,进行合理膳食、生长发育、疾病与伤害预防、口腔保健等健康指导。

3. 生长发育监测 生长发育监测是应用生长发育监测图,对儿童体重、身长(高)进行定期、连续测量和评价的过程,是一项重要的婴幼儿保健方法,可在家庭、社区卫生服务中心及托幼机构开展。具体做法是由社区护士、托幼机构医务人员或儿童家长定期、连续为儿童测量体重、身长(高),然后把体重、身长(高)值标记在儿童生长发育监测图上,观察曲线的增长趋势,可以早期发现生长缓慢的儿童,分析原因并采取相应措施。

相关链接　　　　　　儿童保健服务模式

　　　　　　　　　信息技术的发展促进了儿童保健服务信息的共享化,实现了区域联网的儿童保健服务模式。在社区卫生机构设立计划免疫和儿童保健人性化服务点:计划免疫点设立了排队叫号系统、网上预约系统等,优化了接种的流程,提高了计划免疫工作的效率;儿童保健时,可登录儿童保健服务信息系统,查询儿童的体检记录,依据儿童身体状态开展社区健康指导。顺应我国医药卫生体制改革大政方针下,基层卫生服务紧跟"互联网+",探索"互联网+儿童健康服务"模式,以区域医疗中心为平台、社区卫生服务中心为延伸,开展儿童预约治疗、网上查询检查和化验结果等便民服务。

(二)儿童计划免疫与预防接种

1. 计划免疫程序 根据国家免疫规划疫苗免疫程序,对辖区内0~6岁儿童和其他重点人群进行常规接种(见表8-2)。

表 8-2　国家免疫规划疫苗儿童免疫程序表

疫苗种类		接种年（月）龄														
名称	缩写	出生时	1月	2月	3月	4月	5月	6月	8月	9月	18月	2岁	3岁	4岁	5岁	6岁
乙肝疫苗	HepB	1	2					3								
卡介苗	BCG	1														
脊灰灭活疫苗	IPV			1												
脊灰减毒活疫苗	OPV				1	2								3		
百白破疫苗	DTaP				1	2	3				4					
白破疫苗	DT															1
麻-风疫苗	MR								1							
麻腮风疫苗	MMR										1					
乙脑减毒活疫苗	JE-L								1			2				
或乙脑灭活疫苗[1]	JE-I								1、2			3				4
A群流脑多糖疫苗	MPSV-A							1		2						
A群C群流脑多糖疫苗	MPSV-AC												1			2
甲肝减毒活疫苗	HepA-L										1					
或甲肝灭活疫苗[2]	HepA-I										1	2				

注:1. 选择乙脑减毒活疫苗接种时,采用两剂次接种程序。选择乙脑灭活疫苗接种时,采用四剂次接种程序;乙脑灭活疫苗第 1、2 剂间隔 7~10 天;

2. 选择甲肝减毒活疫苗接种时,采用一剂次接种程序。选择甲肝灭活疫苗接种时,采用两剂次接种程序

2. 预防接种的实施方法

(1)建立儿童预防接种证(卡、簿):预防接种证(卡、簿)实行属地化管理,应及时为辖区内所有居住满 3 个月的 0~6 岁儿童建立预防接种证(卡、簿)等儿童预防接种档案。

(2)接种前的工作

1)确定接种对象:根据免疫程序确定接种对象。接种对象包括:本次应种者、上次漏种者和流动人口等特殊人群中的未种者。在安排接种对象时应注意:①各种疫苗的第一次接种的起始月龄不能提前,如脊髓灰质炎疫苗必须在婴儿出生后满 2 个月、麻疹疫苗必须满 8 个月才能接种;②接种的针次间隔不能缩短,如百白破疫苗前三剂之间间隔时间不能少于 28 天;③达到相应疫苗的起始接种年(月)龄时,应尽早接种。在推荐的年龄之前完成国家免疫规划疫苗相应剂次的接种。如未按期完成接种的 14 岁以下儿童,应根据疫苗补种通用原则和每种疫苗的具体补种要求尽早进行补种。

2)通知儿童监护人:采取预约、通知单、电话、手机短信、网络、广播通知等适宜方式,通知儿童监护人接种疫苗的种类、时间、地点和相关要求。嘱其携带预防接种证(卡、薄),带儿童按时到指定地点进行接种。

3)领取疫苗及准备接种场所:为了保障疫苗质量,疫苗从生产企业到接种单位,均应在规定的温度条件下储存、运输和使用,进行严格的冷链管理。接种单位根据各种疫苗接种人数计算领取疫苗数量,做好疫苗领取登记。接种场所要宽敞明亮、通风、清洁,冬季应设有保暖设施,装饰需符合儿童心理特点,减少恐惧。按照登记、咨询、接种、记录、观察等功能进行区域划分,使接种工作有序进行。接种日前做好室内清洁卫生工作,进行消毒液或紫外线消毒,并做好消毒记录。

（3）接种时的工作

1）查对确定接种对象：仔细查验儿童预防接种证（卡、簿）或电子档案，核对受种者姓名、性别、出生日期及接种记录，确定本次受种对象、接种疫苗的品种。询问受种者的健康状况以及是否有接种禁忌等，告知受种者或其监护人所接种疫苗的品种、作用、禁忌、不良反应及注意事项，可采用书面和（或）口头告知的形式，并如实记录告知和询问的情况。

2）接种操作：护士穿戴工作服、帽、口罩，洗净双手。再次进行"三查七对"，无误后给予预防接种。"三查"是指检查受种者健康状况和接种禁忌证，查对预防接种证（卡、簿），检查疫苗、注射器外观与批号、有效期；"七对"是指核对受种对象姓名、年龄、疫苗品名、规格、剂量、接种部位、接种途径。使用注射法接种时必须严格执行无菌操作，应注意活疫苗或活菌苗易被碘酊杀死，只能用75%乙醇消毒注射部位皮肤。

3）登记、观察：接种完成应及时在预防接种证（卡、簿）上记录接种准确时间及疫苗的批号。受种者需留在接种现场观察30分钟，如出现不适，及时通知接种护士处理。护士应告知注意事项，如①注射当日不洗澡；②保持接种部位清洁；③多饮水，避免剧烈运动。依据接种程序与儿童监护人预约下次接种疫苗的种类、时间和地点。

（4）接种后的工作：整理用物，处理剩余疫苗。废弃已开启的疫苗瓶的疫苗；将冷藏设备内未开启的疫苗做好标记，放冰箱保存，于有效期内在下次预防接种时首先使用。

3. 预防接种的禁忌证

（1）一般禁忌证

1）患自身免疫性疾病和免疫缺陷者不予接种减毒活疫苗。

2）有急性传染病接触史而未过检疫期者暂不接种。

3）活动性肺结核、较重的心脏病、风湿病、高血压、肝肾疾病、慢性病急性发作者、有哮喘及过敏史者、严重化脓性皮肤病者或发热者不宜接种。

（2）特殊禁忌证：各疫苗的特殊禁忌证可参照疫苗使用说明书。

1）结核菌素试验阳性、中耳炎者禁忌接种卡介苗。

2）对酵母过敏或疫苗中任何成分过敏者不宜接种乙型肝炎疫苗。

3）接受免疫抑制剂治疗期间、腹泻患儿禁忌服用脊髓灰质炎疫苗糖丸。

4）百日咳菌苗偶可产生神经系统严重并发症，故儿童及家庭成员患癫痫、神经系统疾病和有抽搐史者禁用百日咳菌苗。

5）对鸡蛋过敏者禁接种麻疹疫苗。

4. 预防接种反应及处理

（1）一般反应及处理：一般反应是指预防接种后由疫苗本身固有特性引起的，对机体只造成一过性生理功能障碍的反应。主要有发热和局部红肿，同时可能伴有全身不适、倦怠、食欲不振、乏力等综合症状。

1）全身反应：一般在接种灭活疫苗后24小时内，接种减毒活疫苗在6~10天内出现发热，常伴头痛、头晕、乏力、全身不适等情况，持续1~2天。嘱家长给儿童多饮水、注意保暖、适当休息、密切观察，如发热超过37.5℃，或伴有其他全身症状、异常哭闹等情况，应及时到医院就诊。

2）局部反应：接种后数小时至24小时或稍后，注射局部出现红、肿、热、痛，可持续1~2天。轻度局部反应一般不需任何处理。较严重的可先冷敷，出现硬结者可热敷，每日数次，每次10~

15 分钟。但要注意卡介苗的局部反应属于正常反应,不能热敷,以免影响接种效果。

（2）异常反应及处理:异常反应是指合格的疫苗在实施规范预防接种过程中或者接种后造成受种者机体组织器官、功能损害,相关各方均无过错的药品不良反应。是由疫苗本身所固有的特性引起的相对罕见、严重的药品不良反应。

1）过敏性休克:常于接种后数秒至 30 分钟内发生,患儿出现面色苍白、口周青紫、四肢湿冷、恶心呕吐、大小便失禁、惊厥甚至昏迷。表现为血压明显下降、脉细速。此时应立即使患儿平卧,吸氧,保暖,按医嘱予皮下注射 1:1000 盐酸肾上腺素 0.5~1ml,配合医生进行抗过敏性休克的抢救。

2）晕针:常由于儿童空腹、恐惧、疲劳或室内闷热等原因,在接种时或接种后数分钟内出现头晕、心慌、面色苍白、出冷汗、手足冰凉、心跳加快等表现。一旦发生应立即放患儿平卧,头部放低,解衣扣,给予少量温糖水。如经上述处置后不见好转者可按过敏性休克处理。

（三）社区儿童不同年龄阶段的保健指导

1. 新生儿期保健护理措施

（1）喂养:母乳喂养是新生儿最合适的喂养方式,须大力提倡母乳喂养,尽早开奶,按需哺乳。

1）尽早开奶:新生儿出生后 60 分钟内可开始吸吮母亲乳房。尽早开奶可以促进乳汁早分泌,帮助产妇子宫收缩,减少产后出血,增加新生儿肠蠕动,减轻新生儿黄疸。母亲产后 5 天内产生的乳汁是初乳,10 天后逐渐转化为成熟乳,期间为过渡乳。初乳量少略稠,色黄或橘黄。其优点有:含脂肪少、蛋白质及锌丰富,适合新生儿需要;富含抗体,尤其是分泌型 IgA,可保护新生儿免受感染;含生长因子,能促进肠道发育、防止过敏及乳汁不耐受。

2）按需哺乳:根据婴儿的需要哺乳。其好处有:促进婴儿的生长发育;频繁吸吮使母亲体内的泌乳素维持在较高水平,特别是夜间泌乳素分泌更多;使母乳中脂肪含量及热量更高;防止母亲乳涨。随着月龄的增加,胃容量增大,母乳量增多,小儿吃奶的时间慢慢趋于定时,约每 3~4 小时一次,但仍需遵循按需哺乳的原则。

（2）日常护理:①新生儿体温易受周围环境影响,应保持适宜环境温度,22~26℃为宜。夏季室内空调 28~30℃较合适,风口不要直吹,每天开窗通风。②衣物材质应为柔软棉布,宽松清洁,易于穿脱。包裹不宜太紧,使小儿可自由活动四肢。应依据环境温度及其活动强度及时增减衣物。③脐带一般在出生后 1 周左右自然脱落,脱落前要保持局部清洁干燥。使用尿布时应注意勿使其超过脐部,以免摩擦或大小便污染脐部。每天用 75% 酒精棉签由内至外消毒脐部及脐带残端 1~2 次。消毒完成后用无菌纱布包扎。如发现脐部出现渗血、红肿、脓性分泌物、臭味等,要及时就诊。④新生儿排泄次数多,加上皮肤薄嫩易出现尿布疹等皮肤问题,故应勤换尿布,每次大便后须用温水清洗臀部,保持臀部干燥。为增加婴儿舒适感、保持皮肤清洁,应每日沐浴。沐浴时室温最好保持在 26~28℃之间,澡盆内先倒冷水再倒热水,以手腕内侧或水温计测试水温,约 38~40℃为宜,应特别注意清洗皮肤皱褶处,如颈部、腋窝和腹股沟等。⑤新生儿"马牙""螳螂嘴"、乳房肿大、"假月经"等属特殊生理现象,不需要特别处理。

（3）预防感染:新生儿居室须每日通风,保持空气新鲜。尽量避免接触外来人员,凡患有皮肤病、消化道或呼吸道感染及其他传染病者,不能接触新生儿。护理新生儿前注意洗手。如母亲患感冒,喂奶时须戴口罩,必要时可用吸乳器将乳汁吸出,消毒后喂新生儿。

（4）预防窒息：窒息是新生儿最常见的意外伤害，多由照顾不当导致。预防措施如下：①母亲须注意哺乳姿势，避免乳房堵塞新生儿口鼻，切忌边睡边哺乳；②提倡父母与婴儿分床睡，避免熟睡时父母亲的肢体、被褥等压住新生儿的口鼻；③每次喂奶后须将新生儿竖立抱起，轻拍后背，待其胃内空气排出后再取右侧卧位，防止吐奶时奶液或奶块呛到气管引起窒息；④冬季外出时不要将新生儿包裹得过厚、过严；⑤新生儿嘴上沾的奶液易引来小猫等宠物，因此，家中最好不要饲养宠物，以杜绝因宠物的躯体或尾巴压迫新生儿口鼻而发生窒息。

（5）早期教育：鼓励家长通过哺乳、拥抱、抚触、说话等方式增进亲子感情，同时促进新生儿智力发育及培养良好个性。

2. 婴幼儿保健护理措施

（1）科学喂养：提倡母乳喂养，合理添加辅食和断奶，科学安排断奶后的膳食。

1）母乳喂养：母乳是婴儿最自然、最理想的食品。世界卫生组织建议生命最初 6 个月纯母乳喂养，母乳喂养可持续至 2 岁或 2 岁以上。①哺乳方法：哺乳前母亲洗净双手并清洁乳房。哺乳一般可以取坐位、半坐位或侧卧位等不同姿势，使母亲体位舒适、心情愉快、全身松弛，有利于乳汁排出为宜。哺乳时婴儿头与身体呈一直线，身体贴近母亲，嘴张大并含接住乳头和大部分乳晕。哺乳时让婴儿先吸空一侧乳房，再吸吮另一侧，下次哺乳从未喂空的一侧乳房开始，使婴儿不仅可以吃到前奶，还可以吃到后奶。前奶蛋白质丰富，后奶含脂肪较多，保证婴儿对两大营养素的需求。②判断母乳是否充足的方法：哺乳时可看到吞咽动作或听到吞咽声音；每天小便 6 次以上，大便质软棕色或黄色；婴儿自动放弃乳头，表情满足且有睡意；体重正常增加，达到月龄增长标准；哺乳期母亲感到乳房饱满，哺乳时有下奶感，哺乳后乳房变软。③断奶：婴儿 4~6 个月后酌情逐渐添加辅食，哺乳次数逐步减少，为断奶做准备。母乳喂养可持续到婴儿出生后的第二年，断奶最好选择在小儿身体健康、天气较凉爽时开始，有计划地逐步进行。

2）人工喂养：人工喂养指母亲因各种原因不能喂哺婴儿时，用动物乳如牛、羊乳或其他代乳品喂养婴儿。注意选用优质代乳品，若调配恰当，供应充足，注意食具清洁、消毒，同样能满足婴儿生长发育的营养需要。

3）混合喂养：由于母乳不足或其他原因需添加牛、羊乳或其他代乳品喂养婴儿，称混合喂养。喂养方法有补授法和代授法两种。补授法是每次喂母乳后加喂一定量的代乳品；代授法是一日内有数次完全喂牛、羊乳等代替母乳。两种方法中补授法较好，可防止母乳量迅速减少。如必须采用代授法，每日母乳喂哺次数不应少于 3 次，并维持夜间哺乳，否则母乳量会很快减少。

4）辅食添加：婴儿 4~6 个月后，母乳不能完全满足其生长发育的需要，因此，必须添加一定的辅助食品。辅食添加原则包括：①从少量开始，逐渐增加：如开始只吃 1/4 个蛋黄，3~4 天无不良反应可增至 1/2 个，再增至 1 个；②从稀到稠，从细到粗：如从菜汁到菜泥再到碎菜，使小儿逐渐适应吞咽和咀嚼；③食物种类从一种到多种：习惯一种食物后再加另一种，一般每周可加一种新食物。添加过程中要注意观察小儿大便情况。此外，辅食添加应根据婴儿的需要和消化道成熟程度，按一定顺序进行。4~6 个月添加米粉、菜泥、果泥等；6~7 个月可食烂面条、鱼泥、蛋黄、菜末、豆腐等；8~9 个月添加稠粥、肉末、动物内脏、烤馒头片、磨牙棒等；10~12 个月可吃软饭、碎肉、碎菜等。

5）合理膳食：2 岁左右的小儿已能和成人吃相同的食物，且已断奶或正处于断奶时期，但营养需求高,咀嚼和消化功能较差,需合理安排小儿膳食保证其正常发育。平衡膳食应做到:①热量和各种营养素充足;②饭菜制作宜细、软、烂;③食物种类多样化:注意饭菜的色、香、味,烹调方式以蒸煮为佳,可每日改变食物形式,增加小儿吃饭兴趣,增加食欲;④进餐次数合理:1~2岁可实行三餐加上午、下午点心各一次,以后逐渐减为三餐加一次点心,每餐间隔4小时。此外,一日三餐的饭菜要进行合理安排和调配,体现"早餐、晚餐吃好,午餐吃饱"的要求。

(2)体格锻炼:体格锻炼可增强婴幼儿各系统功能,提高对周围环境的适应能力和抗病能力,增强体质。出生1个月后即可开始户外活动,进行空气、日光、水"三浴"锻炼。时间可由5~10分钟,逐渐延长到1~2小时。体格锻炼可从被动活动到主动活动,逐渐增加强度,循序渐进。如2~6个月的婴儿由家长帮助婴幼儿完成扩胸、伸展、屈腿等被动操,4个月开始训练爬、翻身、坐、站、走等动作。

(3)预防接种:由于婴幼儿对各种传染性疾病较为易感,为保护其身体健康,必须根据国家免疫规划疫苗免疫程序,接受预防接种。

(4)预防常见病和意外伤害:

1)防治常见病:"小儿四病"(急性呼吸道感染、婴幼儿腹泻、营养性缺铁性贫血、维生素D缺乏性佝偻病)最常发生在婴幼儿期,影响小儿生长发育,威胁其健康,必须积极防治。

2)防止意外伤害:婴幼儿活动能力逐渐增强,活动范围扩大,与外界接触机会增多,但动作发育尚不完善,缺少危险意识和自我保护能力,容易发生意外损伤,如误食、坠床、烫伤、电击伤等。必须做好家长安全防护教育,采取积极有效的措施加以预防。

(5)早期教育

1)促进感知觉的发展:感知觉是人类认识客观事物的第一步,积极促进婴儿感知觉发展,对小儿心理发育很重要。可从训练其认识生活环境开始,创造丰富多彩的视、听环境,逐步培养观察能力,如在床上悬吊色彩鲜艳、能发声并转动的摇铃。

2)促进动作和语言发展:语言形成的关键阶段在幼儿期。家长应经常与其交谈,鼓励其多说话,积累词汇,逐渐提高语言表达能力。动作是心理的外在表现,动作的训练可促进心理发展。从训练抬头、翻身、独坐开始,到添加辅食时训练其使用勺子等,家长应依据婴幼儿生长发育特点结合其实际能力适时训练动作,促进手眼协调能力。如通过拾豆、撕纸、画画等游戏发展精细动作,在玩耍的同时鼓励其主动与他人沟通,培养良好的情绪和行为。

3)培养良好的生活习惯:①睡眠习惯:充足的睡眠是小儿健康成长的重要保证,良好的睡眠习惯应从出生就开始培养,应做到"五不三要"。"五不"为不哄、不拍、不抱、不摇、不嘴里叼东西睡。"三要"即一要让小儿定时自动入睡,二要安排舒适的睡眠环境,三要培养良好的睡眠姿势,以右侧卧位为佳。②饮食习惯:从婴儿期就应培养良好的饮食习惯。每次喂奶时间不要过长,避免边吃边玩。添加辅食后,训练小儿自己使用餐具,养成独立进餐的习惯。家长应尽量培养小儿饮食逐渐多样化,不偏食、挑食,专心愉快地进餐,细嚼慢咽。③卫生习惯:包括勤洗澡换衣,定时修剪指(趾)甲,饭前便后洗手,饭后漱口,早晚刷牙等。

3. 学龄前儿童保健护理措施

(1)合理膳食:学龄前期儿童的膳食结构已接近成人,每日三餐,可另加一餐点心。为保证优质蛋白的摄入,每天需饮牛奶200ml左右。膳食安排力求营养平衡,宜多样化、粗细搭配,忌油腻、辛辣。

(2)加强锻炼:积极开展体格锻炼,增强体质,防治常见病。一般应保证每天至少有2小时的户外活动时间。

(3)视力、口腔保健:定期检查小儿的视力和牙齿,早期发现斜视、弱视、龋齿等,及时矫治。教育家长和儿童注重视力和牙齿的保护,纠正不良用眼习惯,如躺着看书,在昏暗的光线下看书等。培养小儿早晚刷牙、饭后漱口的良好卫生习惯。

(4)安全教育:此期儿童活泼好动,但动作不够协调,缺少生活经验、危险意识,容易发生外伤、触电、溺水、误服药物等意外事故。应经常开展儿童安全教育,如遵守交通规则、不玩插座及电器开关、不在马路上打闹等。

(5)早期教育:教育内容应包括培养学习习惯和能力、分辨是非的能力、独立生活能力等,注重在日常生活和游戏中促进智力发展。

(6)托幼机构卫生保健:《托儿所幼儿园卫生保健管理办法》规定县级以上各级人民政府卫生行政部门应将托幼机构的卫生保健工作作为公共卫生服务的重要内容,加强监督和指导。社区卫生服务中心应配合卫生行政部门,指导托幼机构卫生保健工作,协助开展食品安全、传染病预防与控制宣传教育等工作,完成儿童定期健康检查及预防接种,促进学龄前儿童身心健康。托幼机构卫生保健工作内容应包括:

1)生活安排:依据各年龄段儿童的生理、心理特点,合理安排儿童进餐、学习、游戏、睡眠等生活活动,如全日制儿童每日户外活动时间不少于 2 小时,可依据季节酌情调整;正餐间隔时间 3.5~4 小时,进餐时间安排 20~30 分钟;午睡安排每天 2~2.5 小时。生活制度应持之以恒,不能随意变更。

2)膳食管理:根据儿童对营养素的生理需要为其提供合理的营养膳食,制订膳食计划,按时进餐,并保证按需饮水;定期对儿童体格发育和营养状况进行评估。

3)体格锻炼:依据儿童年龄及生理特点制订相适应的体格锻炼计划,充分利用空气、日光、水和器械组织开展各种形式的锻炼,保证适宜的运动强度及运动量,提高儿童身体素质。

4)健康检查:执行晨间或午间检查及全日健康观察,定期开展儿童健康检查,包括入园儿童体检、离园再入园检查、转园儿童体检。检查中发现体弱儿童时应实施专案管理。

5)卫生消毒:严格执行卫生消毒制度,做好室内外环境卫生清扫和检查工作,清洁儿童日常生活用品、床具、玩具及图书等,培养儿童良好个人卫生习惯,定期进行室内空气、儿童易触摸物品、餐具、坐便器等的预防性消毒。

6)传染病预防与控制:在儿童入托时查验其预防接种证,未按规定接种的儿童告知其监护人,督促监护人带儿童到当地规定的接种单位补种;做好儿童常规接种、群体性接种或应急接种工作。做好传染病管理工作,发现疫情或疑似病例立即处理并报告;掌握儿童缺勤情况,发现问题及时处理;定期开展预防接种和传染病防治知识健康教育。

7)常见病预防与管理:定期开展卫生知识健康教育,培养儿童良好卫生习惯;通过提供平衡膳食及加强体格锻炼增强儿童体质,提高抗病能力;定期开展儿童眼、耳、口腔健康保健,督促患病儿童及时诊断及治疗;积极开展儿童心理卫生保健,重视知识宣传教育,发现心理行为问题的儿童及时告知家长并督促诊疗。

8)伤害防控:建立安全排查制度,普及安全知识,准备应急预案。监督落实各项预防儿童伤害的措施,如托幼机构室内门窗、阳台、楼梯的防护设施齐备;危险物品妥善保管;房屋设备、桌椅等定期检查维修等。加强托幼机构工作人员安全教育、预防儿童伤害知识与急救技能培训、突发事件应急处理能力培训,做好儿童安全工作。

9)健康教育:定期向托幼机构工作人员及儿童家长开展健康教育,内容包括膳食营养、心理卫生、儿童安全、疾病预防及良好行为培养等。

4. 学龄儿童保健护理措施

(1)营造良好的环境:社区、学校及家长应共同努力,为学龄期儿童创造良好的学习和生活环境,包括采光、通风、取暖、照明。提供符合人体力学设计的桌、椅等,培养儿童正确的坐、书写及阅读姿势,预防近视。

(2)加强营养:为保证儿童足够的营养摄入,应合理安排进餐时间和三餐配比,特别是保证早餐的质量;由于上午学习任务较重,应增加一次课间餐。注重培养良好的饮食卫生习惯,纠正偏食、喜食快餐或零食等不良习惯。

(3)合理安排作息时间:合理安排学习、睡眠、活动和游戏的时间,保证每天 9~10 小时的睡眠,同时加强体格锻炼,增强体质。

(4)培养良好品格:注意培养儿童良好的学习态度和方法;通过体育活动培养坚强的意志;在课外学习中发现兴趣、陶冶情操。

(5)预防疾病和意外伤害:学龄期是免疫性疾病如肾炎、风湿热的好发期,也是各种意外伤害如交通事故、溺水、食物中毒等的多发阶段;龋齿、近视也逐渐增多。因此,要定期进行全面体格检查,及时发现各种疾病,并采取相应防治措施。同时加强安全教育,组织学习意外伤害的防范知识及灾难发生时的紧急应对和自救措施。

(6)学校卫生保健:学校卫生保健对保障学龄儿童的健康具有积极促进作用,社区卫生服务机构应对中小学卫生保健机构进行业务指导。学校卫生保健主要内容有:

1)常见病及传染病预防和管理:开展中小学生常见病、传染病的监测和防治工作,对近视眼、龋齿、沙眼、肥胖等疾病进行群体预防和矫治;实施晨检制度,发现儿童异常情况应密切观察并及时就诊;发现传染病疫情立即上报,并做好消毒、隔离、转诊工作。

2)健康教育和咨询:依据季节特点结合学校工作,有针对性地开展儿童健康保健知识教育,内容包括个人卫生、饮食卫生、心理卫生等,普及卫生保健和防病治病知识,提高儿童自我保健能力和卫生素养。

3)卫生管理:对学校教学卫生、环境卫生、体育卫生、劳动卫生、饮食卫生等进行卫生监督,确保儿童安全;督促儿童个人卫生,养成良好卫生习惯。

4)健康服务:定期对学生进行健康检查,建立学生健康档案;开展眼保健工作,指导并督促儿童做好眼保健操,养成良好用眼习惯;按照国家免疫规划疫苗免疫程序提供计划免疫。

5. 青少年保健护理措施

(1)平衡膳食:每日三餐,三餐比例要适宜。早餐、午餐、晚餐提供的能量和营养素分别占全天总量的 25%~30%、35%~40%、30%~35%。按需进食,保证早餐的营养充足,不暴饮暴食或过度节食、不挑食或偏食,注意食物多样化,补充钙、磷、铁等,青春期膳食中蛋白质、脂肪、碳水化合物的比值以 1.1∶1.5∶5 为宜。

(2)疾病筛查:特别注意对性发育及内分泌疾病进行筛查。

(3)性教育:以有效的方法开展青少年性生理、性心理、性道德等方面的教育和指导,消除对性的神秘感,以科学的观点正确对待自身的变化,帮助建立正确的性道德观。

(4)心理教育:培养青少年具备良好心态,能够承受压力与失败,帮助其正确认识社会不良现象,具备对不良心理状态及行为的基本辨别能力。教育青少年认识到渴求独立、希望引起异性注意是正常的心理现象,指导其与异性的正常交往,形成良好的人生观、价值观,培养自尊、自爱、自信的优良品质。

第二节 社区妇女保健与护理

妇女承担着社会工作和孕育后代的双重任务,其身心健康关系到子孙后代的健康,妇女的卫生知识水平影响整个家庭的健康状况。因此,社区妇女保健工作是社区卫生服务中的重要组成部分,社区护士应依据不同时期妇女的生理、心理特点,运用最新医学知识与技术做好预防保健及护理工作。

一、社区妇女保健的概念与意义

社区妇女保健(health care for women in community)是以预防为主,以保健为中心,以基层为重点,以社区妇女群体为对象,防治结合,开展以生殖健康为核心的保健工作。发展社区妇女保健服务,能够降低孕产妇死亡率,减少妇女患病率,防治性传播疾病,促进妇女的身心健康,提高妇女健康水平。

二、社区妇女保健的内容

(一)社区妇女保健方法

1. 健康教育与咨询 开展青春期性和生殖健康教育,提供计划生育知识及技术教育指导,普及孕产期保健知识,提高更年期健康意识,提供各阶段妇女健康咨询服务等。

2. 健康评估 定期对社区妇女进行常见病及恶性肿瘤的普查工作,根据普查结果制订预防及治疗措施,做到早发现、早诊断、早治疗,保障妇女健康。

3. 孕妇健康管理

(1)孕早期健康管理:孕13周前由孕妇居住地的乡镇卫生院、社区卫生服务中心建立《母子健康手册》,并进行第1次产前检查。询问既往史、个人史、家族史等,观察面色、体态、精神等,进行一般体检、妇科检查和辅助检查(血常规、尿常规、血型、肝功能、肾功能、乙型肝炎),有条件的地区建议进行血糖、阴道分泌物、梅毒血清学试验、HIV抗体检测等实验室检查。根据检查结果填写第1次产前检查服务记录表,对具有妊娠危险因素和可能有妊娠禁忌证或严重并发症的孕妇,及时转诊到上级医疗卫生机构,并在2周内随访转诊结果。

(2)孕中期健康管理:基层医疗卫生机构在孕产妇孕16~20周、21~24周各进行一次随访,评估孕妇健康和胎儿生长发育状况,识别需要做产前诊断和需要转诊的高危重点孕妇,开展健康教育和指导。发现有异常的孕妇,及时转诊,并随访转诊结果。

(3)孕晚期健康管理:基层医疗卫生机构在孕产妇孕28~36周、37~40周各进行一次随访。对随访中发现的高危孕妇应督促其酌情增加随访次数。若发现孕妇有高危情况,建议其及时转诊。

4. 产妇健康管理

（1）产后访视：社区卫生服务人员应于产妇出院后1周内到产妇家中进行产后访视，一般与新生儿访视同时进行。

产后访视的内容包括：①通过观察、询问和检查，了解产妇一般情况、乳房、子宫、恶露、会阴或腹部伤口恢复等情况；②进行产褥期保健指导，处理母乳喂养困难、产后便秘、痔疮、会阴或腹部伤口等健康问题；③发现存在产褥感染、产后出血、子宫复旧不佳、伤口愈合不良、乳房硬结、乳腺炎以及产后抑郁等问题的产妇，及时转至上级医疗卫生机构。

产后访视程序为：①访视前：社区卫生服务人员确定访视对象，通过电话等形式预约访视时间，了解其确切的家庭地址及路径；②访视时：通过观察、询问和检查了解访视对象的情况，开展产褥期保健指导，必要时协助转诊，同时，应详细填写产后访视记录表（见表8-3）；③访视后：收回《母子健康手册》，并进行相应的管理登记。

（2）产后42天健康检查：乡镇卫生院、社区卫生服务中心为正常产妇做产后健康检查，异常产妇到原分娩医疗卫生机构检查。通过询问、观察、一般体检和妇科检查，必要时进行辅助检查，对产妇恢复情况进行评估，开展保健指导。

表8-3 产后访视记录表

姓名：   编号□□□-□□□□□

随访日期	年 月 日		
分娩日期	年 月 日	出院日期	年 月 日
体温（℃）			
一般健康情况			
一般心理状况			
血压（mmHg）			
乳房	1 未见异常　2 异常		□
恶露	1 未见异常　2 异常		□
子宫	1 未见异常　2 异常		□
伤口	1 未见异常　2 异常		□
其他			
分类	1 未见异常　2 异常		□
指导	1 个人卫生 2 心理 3 营养 4 母乳喂养 5 新生儿护理与喂养 6 其他＿＿＿＿＿ □/□/□/□/□		
转诊	1 无　2 有 原因：＿ 机构及科室：＿		□
下次随访日期			
随访医生签名			

（二）社区妇女特殊时期的保健指导

1. 围婚期保健护理措施 围婚期（perimarital period）是指围绕结婚前后的一段时间，从确定婚姻对象到婚后怀孕前的阶段。社区卫生服务机构建立新婚育龄妇女基本档案，通过知识讲座、发放健康资料、观看科普录像等多种方法开展婚前、孕前生殖健康教育，提供育龄妇女生育、避孕相关咨询和指导活动，协助发放叶酸、避孕药具等。

（1）婚前医学检查：婚前医学检查是了解准备结婚的男女双方健康状况，以确保后代健康的重要措施之一。通过检查能够发现因体质缺陷不能结婚或因健康状况暂不宜结婚、因患某种疾病可以结婚但不宜生育、可以结婚生育但受孕后应及时做产前诊断及治疗等情况，以阻断遗传病的延续。

1）检查内容：①询问家族健康史、个人史和月经史等；②全面体格检查，包括生殖器官和第二性征检查，确定生殖器官有无发育异常、畸形、肿瘤或炎症等。性器官先天畸形或缺陷，有的不适于结婚，有的要在婚前施行必要的矫治手术；③常规辅助检查，包括胸部透视、血常规、尿常规、梅毒筛查、血转氨酶和乙肝表面抗原检测、女性阴道分泌物检查；④特殊检查，如染色体、精液、性病及艾滋病、支原体和衣原体等检查，应根据需要或自愿原则确定。

2）婚育指导：①直系血亲、三代以内旁系血亲禁止结婚；②《中华人民共和国传染病防治法》中规定的艾滋病、淋病、梅毒以及医学上认为影响结婚和生育的其他传染病在传染期内暂缓结婚，精神分裂症、双相情感障碍以及其他重型精神病患者在发病期内也应暂缓结婚；③严重遗传性疾病或重要脏器疾病不宜生育。在出具任何一种医学建议时，婚检医师应向当事人说明情况，并进行指导。

（2）卫生指导：以生殖健康为核心，进行与结婚和生育有关的保健知识宣教。包括性保健和性教育、新婚避孕知识及计划生育指导；孕前保健知识；遗传病及影响婚育的有关疾病的基本知识等。

（3）生育咨询：为准备妊娠的妇女提供有关生育的咨询与健康教育，提倡优生优育。包括：①选择最佳生育年龄：一般夫妇宜在婚后 3~6 个月生育，有利于夫妇家庭、学习、工作的稳定。从医学角度来看，女性 25~29 周岁，男性 25~35 周岁为最适宜的生育年龄。建议女性二胎最好在 35 岁前完成。②选择适宜的受孕时机：双方身体状况良好；生活或工作环境无有害物质；保持健康体重及健康行为，如不吸烟、不饮酒、注意口腔卫生；如服用避孕药物应先停服，改用工具避孕半年后再受孕为宜；生育二胎应选择一胎顺产后一年以上、一胎剖宫产至少 2~3 年后；应选择新鲜瓜果蔬菜大量上市的季节受孕，避开各种病毒性疾病好发的季节；孕前 3 个月增补叶酸。

（4）计划生育指导：提供适合新婚夫妇使用的避孕方法等知识，包括避孕原理、适应证和禁忌证、使用方法及可能出现的副作用、避孕失败后的补救措施等。指导新婚夫妇根据自身情况选择适宜的避孕方法。

2. 孕期保健护理措施 孕期是指妇女从受孕到娩出胎儿的一段时期。社区卫生服务机构应对辖区内的孕妇进行孕期健康管理，社区护士针对孕妇的生理心理特点提供相应的保健指导。

（1）饮食与营养：在孕期不同阶段营养的需要量有所差异，因此，要指导孕妇合理安排，适当调节，保证每日摄入足够的热量、蛋白质、维生素、纤维素和微量元素，适当补充叶酸和钙剂，以满足孕妇和胎儿的营养需要。

（2）清洁和舒适：孕期应养成良好的卫生习惯。因进餐次数增多，进食后应使用软毛牙刷刷牙；怀孕后排汗量增多，要勤沐浴，勤换内衣裤；衣服应宽松、舒适，穿轻便、防滑的低跟鞋。

（3）活动与休息：孕期妇女应对自己的生活和工作进行适当安排和调整，孕28周后适当减少工作量，避免长时间站立或重体力劳动，坐卧时可抬高下肢，以减轻水肿。孕期要保证充足的睡眠，每日应有8小时的睡眠，午休1~2小时，以左侧卧位为宜。

（4）合理运动：孕期妇女经过专业指导后宜进行适量的室内及户外运动。合理运动可以促进血液循环，改善腿部水肿、麻痹感等不适，放松背部和骨盆的肌肉群、关节及韧带，减轻分娩时肌肉的紧张，提高承受能力；增强骨盆、阴道、会阴部和大腿肌肉的弹性，减轻分娩的疼痛，缩短产程；促进胃肠蠕动，预防或减少腹胀及便秘的发生等。

（5）性生活指导：孕期性生活应根据孕妇具体情况而定，由于孕期特殊情况需要调整其姿势和频率。妊娠12周以前及28周以后应避免性生活，以防流产、早产及感染。

（6）乳房护理：孕期应注重乳房的保健，选择合身、舒适、足以支托乳房的胸罩，沐浴时注意对乳房的清洁。少数孕妇的乳头扁平或凹陷，一般不需要特殊处理，分娩后让婴儿早期吸吮纠正。

（7）避免接触有害物质：孕期禁止吸烟、酗酒，避免被动吸烟、接触放射线、高温、噪音以及有毒的化学物质等，特别是孕早期注意避免致畸因素对胚胎的不良影响。

（8）用药指导：孕妇服用的多数药物能通过胎盘进入胎儿体内，若用药不当，可能致胎儿发育不良、畸形，甚至胎死宫内。护士应指导孕妇不得擅自用药，需要时应在专业人员的指导下，慎重衡量、正确选择、合理用药。

（9）心理指导：社区护士应动员孕妇的家人、同事及社区居民共同参与，提供必要的心理支持，减轻她们的精神压力，消除顾虑和恐惧。对心理问题严重的个案能及时发现，帮助其接受专业心理指导，使孕妇能愉快顺利地度过孕期。

（10）自我监护：胎动计数是孕妇自我监护胎儿宫内情况的一种重要手段。社区护士应指导孕妇进行胎动计数：每日早中晚各数1小时胎动，每小时胎动数应不小于3次；3次相加乘以4即为12小时胎动计数，累计数应≥30次；如12小时内胎动计数少于10次，提示胎儿宫内缺氧，应及时就诊。指导孕妇识别眩晕、视力模糊、腹痛、阴道出血等危险征兆，如有异常应及时就诊。

（11）体重管理：孕早期、晚期每周增加0.5kg左右较为适宜，孕中期体重增长应略缓于早、晚期，足月妊娠总的体重增长约为12.5kg。社区护士应教育孕妇重视体重监测，并根据体重增加情况给予饮食指导。

（12）分娩准备的指导：

1）识别先兆临产：临近预产期的孕妇，如出现阴道血性分泌物或规律宫缩（间歇5~6分钟，持续30秒）则为临产，应尽快到医院就诊。如突然有大量液体从阴道流出，应取头低脚高位或平卧位，由家属送往医院，以防脐带脱垂危及胎儿生命。

2）分娩知识指导：社区护士应针对初产妇、经产妇的需要提供不同的指导，使孕妇及其配偶能更主动地参与生产的过程。对于初产妇应重点向孕妇介绍待产各阶段产妇的身心变化和减轻不适的方法；分娩过程和伴随各产程的子宫收缩的变化，放松技巧和待产各阶段的呼吸法，分娩时如何用力等。对于经产妇则可将重点放在总结过去分娩的经验，复习分娩时宫缩的变化及减轻疼痛的技巧。

（13）高龄孕产妇指导：高龄孕产妇应重视产前检查，必要时增加产前检查次数；一般建议35岁以上的孕产妇都应进行产前筛查和产前诊断，如NT检查、羊膜腔穿刺、无创基因检测，以预防出生缺陷；高龄孕产妇容易出现妊娠期高血压、糖尿病、早产、胎儿生长受限等孕期并发症，应合理饮食、适度锻炼、定期检查以早期发现、早期干预。

3. **产褥期保健护理措施**　产褥期是指从胎盘娩出至产妇全身各器官除乳腺外，恢复或接近正常未孕状态的一段时间，一般为6周。在这段时间内，产妇不仅生理上发生很大的变化，如子宫和阴道复旧、泌乳等，心理上亦发生很大的变化，如产妇必须面临身体的改变、角色调整以及家庭关系的改变、支持系统的寻求等。社区卫生医护人员通过产后访视进行产褥期健康管理，并提供保健指导，督促产妇于产后42天进行健康检查。

（1）休养环境和个人卫生：产妇的休养环境以室温22~24℃为宜，光线适宜，适当通风，保持空气清新，防止受凉；注意个人卫生，坚持每日用温水漱口、刷牙、洗脚、擦浴；注意外阴部的清洁卫生，每日清洗（禁止盆浴），勤换内衣，使用消毒会阴垫，注意经常更换，预防感染；如伤口肿胀疼痛，可遵医嘱用50%硫酸镁纱布湿热敷，或0.01%~0.02%高锰酸钾溶液坐浴。

（2）饮食与营养：社区护士应指导产妇获取适当、均衡的饮食，哺乳的产妇应多吃富含蛋白质的汤汁食物，如鸡汤、鱼汤等。产后贫血者应适当增补维生素和富含铁剂的食物。

（3）活动与运动：产后初期，产妇即可逐渐开始每日的活动，以尽快恢复体力。只要生命体征平稳，便可依照其体力状况下床活动。经阴道自然分娩的产妇，应于产后6~12小时内起床稍微活动，于产后第2日可在室内随意走动；行剖宫产的产妇，术后6小时后可在床上活动，第2天可床上坐起或轻微起床活动。剖宫产产妇第一次下床常常会有低血压现象出现，应嘱咐产妇在家属协助下下床。同时，社区护士应给予产妇适当的运动指导，因为运动可以使身体各部位松弛、减少疲倦、恢复体力；有助于增强腹肌张力、恢复身材、促进子宫复旧、骨盆底收缩；促进血液循环、预防血栓性静脉炎；促进肠蠕动，增进食欲及预防便秘。在进行产后运动时应注意由简单轻便的项目开始，依个人耐受程度逐渐增加，避免过于劳累，有出血或不适感时，应立即停止。

（4）休息与睡眠：产妇要学会与婴儿同步休息，以保证充足的睡眠，每日睡眠应在8小时以上。

（5）性生活指导：产后会阴部的愈合大约需要6周的时间，而且产妇在这段时间也易受感染，因此，一般情况下，应指导产后夫妇6周后再进行性生活。同时社区护士还应向产妇宣教哺乳期即使没有月经，仍要坚持避孕，以使用阴茎套为宜。

（6）心理指导：产后抑郁是分娩后常见的一种心理障碍，其症状包括：注意力无法集中、健忘、焦虑、伤心、时常哭泣、依赖、疲倦、易怒易爆、负向思考方式等。社区护士应提醒家属注意观察产妇的情绪，多给予关心照顾，尽量满足其对休息的需求。同时，指导产妇学会调节情绪，建立亲子依附关系，有效缓解产后心理压力。及时发现抑郁症状严重的产妇，帮助其接受心理医师的专业治疗。

4. **围绝经期保健护理措施**　围绝经期（perimenopausal period）指从绝经前出现与绝经有关的内分泌、生物学改变及临床特征的一段时间，到绝经后12个月内的阶段。大多数女性发生在45~55岁之间，平均持续4年。在此期间突出的症状是绝经，同时伴有一系列的生理心理变化，如心悸、潮热、出汗、易激动、焦虑、失眠、记忆力减退等。社区卫生服务机构定期对围绝经期妇女进行常见病及恶性肿瘤的普查工作,开展围绝经期生理心理改变、健康行为、健康自我监测等宣传教育与咨询,根据妇女不同生理心理状况进行有针对性的保健指导。

(1)心理指导:通过教育使妇女正确认识围绝经期,保持乐观情绪。鼓励家属特别是配偶理解围绝经期妇女的生理心理状况并给予心理支持,分担其痛苦、烦恼,提供适时适宜的安慰,帮助其顺利度过该时期。

(2)合理饮食:饮食应注意控制总热量,预防肥胖;以低盐、低脂、低糖、低胆固醇、高膳食纤维的饮食为宜;多食蔬菜、水果;多食含钙丰富的食物,必要时适量补充钙和维生素 D,预防骨质疏松。

(3)体育锻炼:体育锻炼是减缓身体各组织、器官衰老的重要条件,合理运动可使血流量增加,肌肉、关节的僵化过程减缓,骨密度增加。应指导围绝经期妇女依据个人的具体情况、爱好及体力选择不同的运动方式,每天至少运动30分钟,以每周3~4次为宜。

(4)充足睡眠:充足的睡眠可以消除身心疲劳,提高免疫力。营造舒适安静的睡眠环境,睡前避免饮咖啡、浓茶等,保证每天7~8小时的睡眠。

(5)性生活指导:绝经后随着雌激素逐渐下降,阴道黏膜萎缩,分泌物减少,阴道润滑度减弱,易造成性生活困难。当阴道有炎症时,有血性分泌物甚至出血,影响性生活的满意度。社区护士应指导妇女如出现不同程度阴道干涩、性交疼痛等症状时及时就诊。鼓励其保持性生活,每月1~2次,和谐性生活不仅对卵巢、垂体下丘脑功能有调节促进作用,还有利于调整心理及生理状态,维持生殖器官良好状态。

(6)个人卫生:进入围绝经期后生殖器官发生萎缩和组织松弛,宫颈黏液及阴道上皮分泌减少,易发生阴道炎、子宫脱垂和尿失禁等,应特别注意保持外阴清洁,勤换内衣裤,积极预防老年性阴道疾病。

(7)用药指导:性激素替代疗法可以缓解围绝经期症状,预防雌激素缺乏导致的各系统、器官健康问题,提高围绝经期妇女生活质量。社区护士应指导用药的方法,解释可能出现的副作用,督促定期监测,确保用药安全性及有效性。

(8)定期体检:建议围绝经期妇女每半年或一年进行一次体检,包括宫颈黏液涂片细胞学检查,及早发现生殖器官肿瘤。针对个人具体情况选择性地进行其他项目的检查,如心电图、B超、肝肾功能、血糖化验等,早期发现疾病并早期治疗。

第三节 社区老年人保健与护理

世界卫生组织确定 60~74 岁为年轻老年人,75~89 岁为老年人,90 岁以上为长寿老人。中华医学会老年学会根据我国国情规定:45~59 岁为老年前期;60~89 岁为老年期,称老年人;90 岁以上为长寿期,称长寿老人。我国人口处于快速老龄化阶段,老年人口总数大,养老模式以社区居家养老为主,因此,满足老年人的健康需求,提高老年人的生活质量,已成为社区护理工作的重要目标。

一、老年人的身心特征

（一）老年人的生理特征

衰老是生命过程的自然规律。随着年龄的增长，人体对内外环境的适应能力、代偿能力减退，发生一系列生理变化。

1. **外表形态** 体重减轻，身高下降；皮肤松弛，弹性降低，皱纹加深；须发变白，脱落稀疏；牙龈萎缩，牙齿松动脱落等。

2. **系统功能** 视力与听力下降，皮肤触、痛及温觉减弱，嗅觉、味觉敏感性降低；对食物的消化、吸收能力减退，容易出现消化不良、营养不良等问题；肺活量及肺通气量明显下降，呼吸功能减退，同时易有痰液潴留和肺部感染；肾功能减退，可出现夜尿增多、尿频、尿急，甚至水肿、高血压；心肌萎缩、供血量减少，心搏出量下降，血管弹性减退，冠状动脉粥样硬化、心肌梗死、心律失常患病率增加，容易出现直立性低血压；免疫系统防御能力下降，易患感染性疾病；内分泌器官不同程度萎缩，激素紊乱；脑组织萎缩，功能逐渐衰退，记忆力下降，对外界反应迟钝，甚至发生老年痴呆。

（二）老年人的心理特征

因生理功能减退、家庭结构及社会环境改变等多因素的影响，老年人的心理容易发生明显的改变。

1. **记忆** 随着年龄的增长，老年人记忆的保持能力逐渐降低，次级记忆（记忆过程中的保持、回忆、再认阶段）能力下降明显，但初级记忆（记忆过程中的识记阶段）基本上没有变化，或变化很少；远期记忆的保持相对比近期记忆好，常常能清楚地记忆很久以前的人或发生的事情，而对近期发生的事情记忆不清；老年人逻辑记忆能力较机械记忆好，再认能力比回忆能力强。

2. **智力** 智力是学习能力或实践经验获得的能力。液态智力（如反应力、知觉整合能力等）主要与神经系统的生理结构和功能有关，一般随年龄的增长而明显减弱；而晶态智力（如词汇、常识和理解力）主要与后天的文化、知识、经验的积累有关，并不一定随着年龄的增长而减弱，有时甚至70~80岁后才出现缓慢减弱。

3. **思维** 思维是人脑对客观现实概括的、间接的反应。老年人的思维能力普遍下降，在概念形成、逻辑推理和解决问题的思维过程方面的能力有所减退，特别是思维的敏捷性、灵活性、流畅性、独特性及创造性较中青年时期减退，表现出思维迟钝、思维奔逸、逻辑障碍等。

4. **人格** 老年人的人格特征相对稳定，一般不随年龄的增长而变化。但随着老年人生理功能的改变、环境的变化及社会家庭角色的调整，个性可能相应有些变化。如因能力下降变得保守，对健康过度关注产生焦虑，与社会交往减少造成孤独、任性，自感对现状无法把控导致喜欢怀旧、发牢骚等。

二、老年人的健康需求

随着社会经济和医疗保健的进步与发展，老年人对自身的健康更加关注，但同时也面临着生理功能衰退及心理状态变化的问题。老年人的健康需求不断增加,其不仅重视生理需求,也对心理社会方面提出一定的要求。社区护士应依据老年人的健康需求状况,提供适合于老年人的护理服务,提高老年人的生活质量。可将老年人的健康需求归纳为如下几类:

1. 医疗保健服务需求 随着老年人年龄的增加,健康问题逐渐增多,常出现多种慢性病共存的情况。因此,老年人对就医、体检、护理、康复、健康咨询等方面的需求较迫切。社区卫生服务中心可采取多种形式推进家庭医生签约服务,提供就近、便捷、经济的医疗保健服务,提高老年人生活质量。

2. 日常照料服务需求 当老年人因机体功能退化及疾病的影响,生活自理能力受限或丧失时,其最基础最迫切的生理需求是日常照料服务需求,包括喂饭、洗澡、理发、洗衣、打扫卫生等。应完善社区服务体系,充分利用资源开展家政服务、日间生活护理服务等,保证老年人生活上的舒适。

3. 精神慰藉服务需求 老年人由于家庭与社会地位改变,容易出现一些心理、精神问题,精神慰藉可满足其自尊、期待、情感等方面的需求。社区护士应与老年人沟通交流,通过老年心理咨询、社区老年休闲活动、节日慰问、心理健康讲座等活动开展精神慰藉服务,提高老年人的幸福生活指数。

4. 文化娱乐服务需求 现代社会老年人物质生活得到满足后,还应关注和满足老年人的文化娱乐服务需求,促进身心健康。社区应建设适合老年人的娱乐设施,提供室内外活动场地,开辟报刊图书阅览室,举办知识讲座及各种培训,设立老年大学,营造适宜老年人身心健康的文娱场所与氛围。

5. 应急求助服务需求 社区独居老人、空巢老人逐渐增多,对应急求助服务的需求上升,社区可建立应急援助网络,开设应急响应呼叫系统,开通老年人发生意外时的求助通道,健全全科医师、社区护士上门服务制度。

6. 法律维权服务需求 老年人消费者权益保护、房屋出租、准备遗嘱、财产纠纷等法律服务需求与日俱增。开展老年人法律法规宣传教育,提高老年人自我维权意识。社区可利用社会资源,开展老年人法律咨询与援助、司法维权等,维护老年人合法权益。

三、社区老年护理服务

(一)社区老年护理服务模式
1. 由社区卫生服务机构提供的护理服务

(1)门诊服务:针对到门诊就诊的老年人提供所需的护理服务,包括注射、输液、测量血压、康复护理、健康教育咨询等。

(2)家庭访视及家庭病床服务:主要针对患有慢性病、需要居家康复护理或行动不便的老年人、临终老人及其家属开展相应的护理服务。

2. 由其他社会机构提供的护理服务

(1)养老机构服务:包括老年公寓、托老所、养老院、敬老院、老年护理院等。目前,我国不同类型的养老机构的服务对象和服务内容不尽相同,大多是由老年护理员负责,关注老年人的日常生活照料,主要是清洁卫生服务、衣着服务、饮食服务、便溺服务等。医养结合型养老机构也在不断发展,在满足基本生活需求的基础上,提供医疗、护理、康复服务。

（2）家庭照顾服务：包括上门送餐、日间及夜间照顾等形式，一般由相应行业社会工作者承担此项工作。近年来，我国志愿者组织和社会工作者发展迅速，可为老年人提供此类服务。

（3）老年人日间照料服务：老年人白天在老年日间照料中心得到照护，晚上回家由家庭照顾。老年日间照料中心提供的服务包括接送、餐饮、娱乐、巩固治疗、康复等。这种老年人护理服务形式既可使老年人享有在家中居住的好处，也可使子女免除白天老人无人照料的担忧。

（二）社区老年护理服务中护士的角色

1. 护理者 为老年人提供直接的护理服务，包括：①疾病治疗与康复护理：对患有各种常见病与慢性病的老年人进行疾病治疗、康复指导、急症抢救等；②心理护理：老年人因生理功能减退、家庭结构及社会环境改变等因素，容易出现心理问题。社区护士应及时发现并协助老年人改善心理状态，必要时可指导其寻求专业帮助，保持心理健康。

2. 健康教育者 老年人对自身健康越来越关注，乐于接受健康指导。社区护士应充分利用这一特点，采用语言、文字等多种教育手段针对老年人开展健康教育活动，指导其科学饮食、休息、活动，戒除不良嗜好，定期体检，掌握疾病预防、自我护理的知识和技能，提高生活质量。

3. 培训者 社区护士应充分发挥其专业特长，通过各种途径对从事老年照护工作的人员进行理论及技能培训，讲授疾病治疗护理、生活护理、心理护理、预防老年疾病及意外等方面的知识，提高照护人员的护理服务能力，使老年人得到更专业和科学的服务。

4. 协调合作者 社区护士在家庭医生服务团队模式的合作共事中，需整合资源，主动协调与团队中其他成员、社区组织机构的关系，协调医患、护患关系，落实社区各项服务工作。

5. 管理者 社区护士在社区老年护理服务体系中也要发挥一定的管理作用。除在社区卫生服务机构中要对老年人健康档案及家庭病床相关资料进行管理外，还可参与养老院、日间照料中心等机构护理人员的聘任、培训、考核等方面的组织管理工作，促进地区老年护理工作的发展。

6. 研究者 社区护士在为老年人提供各类服务的过程中应能够收集大量的资料与数据，发现待解决的问题，积累研究素材。通过老年护理相关研究提高老年护理水平，提升老年人生活质量，减轻社会负担。

（三）社区居家养老与老年人健康管理

1. 社区居家养老 居家养老（home-based care for elderly）是指老年人居住在家里，由专业人员或家人及社会志愿者等对老年人提供服务和照顾的一种社会化养老模式。它不同于传统的家庭养老及机构养老，是以家庭为养老场所，结合社区照料（以上门服务和社区日托为主）的一种方式。居家养老可以缓解家庭养老功能弱化及机构养老资源不足、服务水平不高等问题，是老年人及家属最愿意接受的养老方式。国务院印发的《"十三五"国家老龄事业发展和养老体系建设规划》指出，要健全居家为基础、社区为依托、机构为补充、医养相结合的养老服务体系，夯实社区居家养老服务基础，提出推进医养结合模式、加强老年人健康促进和疾病预防、发展老年医疗与康复护理服务的任务。

医养结合的社区居家养老注重专业的医疗服务和长期照护服务。除了医疗服务外，老年人由于生理机能衰退及认知障碍等老化现象日趋严重,更需要生活照料和非医疗性的康复护理,即长期照护服务。我国居家养老以政府为主导,支持和鼓励各种社会力量共同参与。目前全国居家养老试点工作已经全面展开,服务覆盖面逐渐扩大,服务内容逐渐展开,能满足多数老年人居家养老的需求。社区卫生服务机构应对社区居家养老的老年人进行养老需求评估,开展家庭医生签约服务,为老年人提供医疗护理、康复保健、精神慰藉、舒缓治疗等服务。提供家庭出诊、家庭护理、心理咨询、康复指导等上门医疗服务;必要时可建立家庭病床,提供上门医疗护理服务。

相关链接 上海市社区居家养老服务形式及内容

为推进社区居家养老服务的标准化建设,提升服务质量和管理效能,上海市于 2015 年出台《社区居家养老服务规范实施细则(试行)》,细化社区居家养老服务的各项内容及要求。规定上海市面向本市年满 60 周岁及以上有照料需求的老人,提供上门服务和日间照料服务等服务形式的社区居家养老服务。服务内容有:

1. 生活护理:个人卫生护理、生活起居护理。
2. 助餐服务:集中用餐、上门用餐。
3. 助浴服务:上门助浴、外出助浴。
4. 助洁服务:居室保洁、物品清洁。
5. 洗涤服务:集中送洗、上门清洗。
6. 助行服务:陪同散步、陪同外出。
7. 代办服务:代购物品、代领物品、代缴费用。
8. 康复辅助:群体康复、个体康复。
9. 相谈服务:谈心交流、读书读报。
10. 助医服务:陪同就诊、代为配药。

2. **老年人健康管理** 《国家基本公共卫生服务规范(第三版)》将老年人健康管理服务纳入国家基本公共卫生服务项目,意味着老年人健康管理成为社区卫生服务中心的常规工作,规定为辖区内 65 岁及以上常住居民提供每年 1 次健康管理服务。内容包括:

(1)生活方式和健康状况评估:通过问诊及老年人健康状态自评了解其基本健康状况、体育锻炼、饮食、吸烟、饮酒、慢性疾病常见症状、既往所患疾病、治疗及目前用药和生活自理能力等情况;评估老年人功能状态,使用自理能力评估表(见表8-4)。

(2)体格检查:包括体温、脉搏、呼吸、血压、身高、体重、腰围、皮肤、浅表淋巴结、肺部、心脏、腹部等常规体格检查,并对口腔、视力、听力和运动功能等进行粗测判断。

(3)辅助检查:包括血常规、尿常规、肝功能、肾功能、空腹血糖、血脂、心电图和腹部 B 超检查。

(4)健康指导:依据评估结果分类处理,并提供相应健康指导。对于新发现或既往确诊高血压或糖尿病等疾病的老年人,纳入相应疾病管理;对于患有其他疾病的老年人,应及时治疗或转诊;对于存在危险因素的老年人,进行有针对性的健康教育,并定期复查。

表 8-4 老年人生活自理能力评估表

评估事项、内容与评分	程度等级				判断评分
	可自理	轻度依赖	中度依赖	不能自理	
进餐:使用餐具将饭菜送入口、咀嚼、吞咽等活动	独立完成	一	需要协助,如切碎、搅拌食物等	完全需要帮助	
评分	0	0	3	5	
梳洗:梳头、洗脸、刷牙、剃须、洗澡等活动	独立完成	能独立地洗头、梳头、洗脸、刷牙、剃须等;洗澡需要协助	在协助下和适当的时间内,能完成部分梳洗活动	完全需要帮助	
评分	0	1	3	7	
穿衣:穿衣裤、袜子、鞋子等活动	独立完成	一	需要协助,在适当的时间内完成部分穿衣	完全需要帮助	
评分	0	一	3	5	
如厕:小便、大便等活动及自控	不需协助,可自控	偶尔失禁,但基本上能如厕或使用便具	经常失禁,在很多提示和协助下尚能如厕或使用便具	完全失禁,完全需要帮助	
评分	0	1	5	10	
活动:站立、室内行走、上下楼梯、户外活动	独立完成所有活动	借助较小的外力或辅助装置能完成站立、行走、上下楼梯等	借助较大的外力才能完成站立、行走,不能上下楼梯	卧床不起,活动完全需要帮助	
评分	0	1	5	10	
总得分					

注:该表为自评表,根据下表中 5 个方面进行评估,将各方面判断评分汇总后,0~3 分者为可自理;4~8 分者为轻度依赖;9~18 分者为中度依赖;≥19 分者为不能自理。

四、社区老年人的保健指导

（一）老年人生理保健指导

1. 饮食与营养 由于生理功能及营养需求发生改变,老年人的饮食需要特别照顾,社区护士应指导老年人选择合理的膳食,预防营养不良,避免饮食结构不合理造成高血压、糖尿病的发生。

（1）平衡膳食:饮食上应适当限制热量的摄入,保证足够的优质蛋白,提倡高维生素、低脂肪、低糖、低盐和适量的含钙、铁饮食,保证足量的膳食纤维、无机盐、微量元素的摄入。合理调配三餐,一般早餐占总热量的30%,可进食高蛋白的食物,如牛奶、鸡蛋;午餐占40%,食物宜多样化;晚餐占30%,食物清淡为佳,不宜过饱。两餐之间可适当增加点心。

（2）合理的烹调方式:老年人牙齿逐渐松动、脱落,咀嚼、吞咽能力下降,且消化功能减弱。因此,食物应细、软、松,便于咀嚼吞咽并易于消化吸收。可将食物加工成泥、末、羹等,但不宜烹饪时间过长,以免破坏维生素等有益成分。烹调宜用蒸、煮、炖、煨等方式,尽量避免煎炸。烹饪后在食物温热时请老年人就餐,避免进食过凉、过热的食物。

（3）良好的就餐环境:进餐时,室内空气要新鲜,最好在进餐前30分钟通风换气。鼓励家人尽量与老人共同进餐,可使其心情愉快,食欲增强。对各类不能自行进餐的老人要根据其病情提供相应的帮助,注意尊重其饮食习惯,给老年人提供一个安全愉快的就餐环境。

2. 休息与睡眠 休息与睡眠可缓解老年人的疲劳及精神压力,对老年人的生活极为重要。促进老年人休息与睡眠的措施包括:①生活规律:老年人的睡眠相对减少,而坐卧休息、放松精神等相对较多。应注意规律运动和休息,劳逸结合,既要保证充足的睡眠,也应重视运动对睡眠的促进作用,每天规律及适度的运动是促进老年人快速自然入睡的好方法。②休息合理:老年人需要适当的休息,也应关注休息的质量。如看书、看电视时间不宜过长,时间长了不仅得不到休息反而导致疲劳。适度的休息应贯穿于一天的活动中。③习惯良好:建立良好的睡眠习惯,营造适宜的睡眠环境对提高老年人睡眠质量非常重要。如卧室的光线、温湿度、卧具的舒适度等。睡前避免饮用浓茶、咖啡等刺激性饮料,睡前温水泡脚可促进睡眠。

3. 运动与活动 大量研究表明,老年人只要坚持科学、有规律、适合自己的运动,就能达到健身益寿的目的。老年人运动与活动应遵循以下原则:①因人而异,选择适宜:根据老年人的生理特点,应选择动作缓慢柔和的全身运动,以低、中等强度的有氧运动为宜,如步行、慢跑、游泳、太极拳等。老年人可根据自身年龄、身体状况、场地条件等选择适宜的运动项目。②循序渐进,持之以恒:机体对运动需要一个适应过程,活动强度宜由小到大,动作由慢到快,由简单到复杂。③自我监护,注意安全:老年人运动时,最简便的自我监护方法是测算运动后心率,一般老年人运动后最适宜心率为(170-年龄)次/分;身体健壮的老年人运动后最高心率为(180-年龄)次/分。计算运动时心率,应采用测10秒心率乘以6的方法,不能用直接测量1分钟的方法。此外,判断老年人运动量是否适宜,最好结合客观测量和自我感觉综合判断。老年人在运动中要特别注意安全,如运动前后宜适当活动,不宜空腹或饱餐后运动,身体不适及时就诊等。

4. 防跌倒措施 跌倒是指突发、不自主的、非故意的体位改变,倒在地上或更低的平面上。老年人因组织器官功能退化、身体控制及平衡能力下降等原因,容易发生跌倒。跌倒不仅导致老年人发生残疾,甚至会造成死亡,影响老年人的身心健康。防跌倒干预措施包括家庭和社区两个方面。

(1)家庭干预措施:调查显示,老年人跌倒有一半以上是在家中发生的,因此,家庭内部的干预非常重要。家庭环境的改善可以有效地减少老年人跌倒的发生。具体做法是:

1)家庭环境评估:可用居家危险因素评估工具(home fall hazards assessments,HFHA)来评估,需要考虑的因素如下:地面是否平整,地板的光滑度和软硬度是否合适,地板垫子是否滑动? 入口及通道是否通畅,台阶、门槛、地毯边缘是否安全? 厕所及洗浴处是否合适,有无扶手等借力设施? 卧室有无夜间照明设施,有无紧急时呼叫设施? 厨房、餐厅及起居室安全设施? 居室灯光是否合适? 居室是否有安全隐患?

2)居室环境布置:家具的摆放位置不要经常变动,将常用的物品放在老年人方便取用的高度和位置,使老年人熟悉生活空间;移走可能影响老人活动的障碍物;不使用有轮子的家具;尽量避免地面的高低不平,去除室内的台阶和门槛;将室内所有小地毯拿走,或使用双面胶带,防止小地毯滑动;尽量避免东西随处摆放,电线要收好或固定在角落,不要将杂物放在经常行走的通道上;居室内地面设计应防滑,保持地面平整、干燥,过道应安装扶手;选择好拖地的时间,若是拖地板须提醒老年人等干了再行走;卫生间的地面应防滑,并且一定要保持干燥,建议在卫生间内多安装扶手,卫生间最好使用坐厕而不使用蹲厕,浴缸或淋浴室地板上应放置防滑橡胶垫;老年人对于照明度的要求比年轻人要高2~3倍,因此,应改善家中照明,使室内光线充足,在过道、卫生间和厨房等容易跌倒的区域应特别安排"局部照明";老年人床边应放置容易伸手摸到的台灯。

(2)社区干预措施:

1)发挥社区相关组织的作用:社区居委会、物业管理部门等应将预防老年人跌倒列入工作计划,由专人负责。社区街道、居委会和社区卫生服务机构应定期在社区内开展有针对性的防跌倒健康教育,提高公众对老年人跌倒的预防意识,提高老年人对跌倒危险因素的认识,了解跌倒的严重后果以及预防措施;社区街道、居委会和社区卫生服务机构应该对社区内的老年人进行跌倒风险评估,掌握具有跌倒风险的老年人群的基本信息;应该定期开展老年人居家环境入户评估及干预;独居的老年人属于跌倒的高危人群,应定期访问独居的老年人;应关注社区公共环境安全,督促物业管理部门或向当地政府申请及时消除可能导致老年人跌倒的环境危险因素。道路要平整,地面应铺设防滑砖,保持社区内地面的卫生;路灯要亮,路灯损坏应及时维修;尽可能在有台阶处安装扶手,保持楼道扶手干净;加强社区管理,清理楼道,禁止在楼道内随便堆放杂物及垃圾;雨、雪天注意及时清理路面;社区加强养犬户的登记及管理,方便老年人安全出行;设立预防跌倒警示牌。

2)发挥社区卫生服务机构的作用:对有跌倒风险和曾经发生过跌倒的老年人,应在健康档案中明显标记,予以重点关注,按照评估风险级别定期进行相应的随访;对老年人家属及看护人员进行"安全护理"培训,使其掌握相关的照护知识与技能;对曾经发生过跌倒的老年人,与其家属或看护人员共同分析可能导致跌倒的原因,必要时应进行家访,提出预防措施及建议;为有高跌倒风险的老年人建立家庭病床,提供医疗照护服务,协助建立安全的居住环境;对原因不明发生跌倒的老年人,应建议在家属陪护下尽快到上级综合医院诊治,寻找诱发跌倒的可防治因素,积极进行病因治疗,并进行追踪管理。

　　　　　　老年人跌倒后自己如何起身？

　　　1. 如果是背部先着地,应弯曲双腿,挪动臀部到放有毯子或垫子的椅子或床铺旁,然后使自己较舒适地平躺,盖好毯子,保持体温,如可能要向他人寻求帮助。

　　　2. 休息片刻,等体力准备充分后,尽力使自己向椅子的方向翻转身体,使自己变成俯卧位。

　　　3. 双手支撑地面,抬起臀部,弯曲膝关节,然后尽力使自己面向椅子跪立,双手扶住椅面。

　　　4. 以椅子为支撑,尽力站起来。

　　　5. 休息片刻,部分恢复体力后,打电话寻求帮助——最重要的就是报告自己跌倒了。

5. 用药安全　老年人的生理特点及患病特点决定其服药的长期性及服药种类的多样性。而由于老年人肝肾功能减退,导致机体对药物的吸收、分布、代谢和排泄等均发生改变,老年人药物不良反应发生率高,程度及后果较严重。因此,社区护士应指导老年人科学合理用药,确保受益。老年人选药的原则:①做到"六先六后":先明确诊断,后用药;先非药物疗法,后药物疗法;先旧药,后新药;先外用药,后内服药;先内服药,后注射药;先中药,后西药;②尽可能减少用药种类;③慎用或不用敏感药物;④不滥用维生素、滋补药或抗衰老药。药物应用原则:①小剂量用药;②从小量开始递增;③剂量个体化;④用药方案简单明了;⑤及时停药;⑥加强监测。

6. 意外伤害预防和自救　老年人容易出现坠床、呛噎、外伤等意外,社区护士应评估老年人生理功能状态,采取措施预防相关意外发生。如对于意识障碍的老年人应于床边安放椅子或加装床栏,预防睡眠中出现坠床;督促老年人进食时取合适体位,细嚼慢咽并集中注意力,必要时对食物或水进行特殊加工,避免呛噎发生。对老年人及其家属进行急救常识教育,保证老年人熟知急救电话,或安置社区应急呼叫系统。

7. 骨质疏松预防　骨质疏松是一种与老化有关的过程,因钙排出过多而摄入减少发生,出现骨痛、身长缩短、驼背的症状,容易发生骨质疏松性骨折。防治措施有:①适当的体育运动,增加骨骼的耐受力与血流量,推迟骨骼的老化;②注意合理营养,摄入适量蛋白质,补充富钙食物以利于骨矿物质沉积,有助于钙代谢平衡。如牛奶、鸡蛋、豆类及豆制品、鱼虾、海产植物等;③培养良好习惯,戒烟限酒,避免影响钙的吸收利用;④防止跌倒以预防骨质疏松引起的骨折;⑤必要时在医生指导下进行药物治疗,如服用钙片、维生素D、骨代谢调节剂等。

（二）老年人心理保健指导

老年人的心理健康水平直接影响疾病康复及生活质量,增进其心理健康是社区老年护理的重要内容之一。

1. 自我调整

(1)合理应对:教育老年人正确看待退休、子女离家、角色转换等问题,重建退休后的生活习惯,通过合理宣泄、转移注意力等方法自我调节,克服悲观消极的情绪。

(2)充实生活

1)保持交往:鼓励老年人与朋友、同事、邻居保持联系,如有能力可继续工作,增进人际交往,消除孤独感,获得更多的理解与支持。

2)适当锻炼:运动锻炼不仅有益身体,对心理健康也十分重要。运动过程中可与老朋友增进友谊,结识新朋友,不断扩大自己的社交圈,增加老年人的生活兴趣。

3)培养爱好:老年人可根据自身健康状况及兴趣,培养一些爱好,如书法、绘画、摄影、钓鱼、下棋、弹琴等。这些爱好可稳定情绪,充实生活,而学习过程也可延缓脑功能退化。

2. 家庭支持

(1)理解尊重:家庭成员要给予老年人更多的耐心和关注,体谅其情绪上的变化,遇事主动与老年人商量,维护其在家中的地位。丧偶老人如愿意再婚,家人要给予理解和支持,配偶是老年人维持心理健康的重要因素。

(2)加强沟通:鼓励老年人表达情感,增加与家庭成员的沟通。同时提醒子女常回家看望父母,多与其交流。

3. 完善社会支持体系　社区护士应呼吁社会关注老年人,关心和尊重老年人的合法权益。如完善社区服务网络,使老年人购物等日常生活更便捷;建立各种老年服务机构,如养老院、托老所、老年活动中心、老年大学等,力争让老年人在机构中实现老有所学,老有所乐;提供老年人互助性质的组织形式,鼓励身体状况良好的老人发挥余热,使其感到自身价值被认可,同时也可缓解需要帮助的老人的家庭及社会负担。

4. 心理治疗　如老年人心理问题严重,经护理干预效果不佳,社区护士应及时发现并安排其接受专业的心理治疗,以改善和控制其抑郁、焦虑情绪及躯体症状。

(程 蕾)

本章分别介绍了社区卫生服务重点人群（儿童、妇女、老年人）的保健与护理，依据不同人群的生理心理特点，提出了保健指导的重点内容及措施。

学生通过本章的学习，能识记社区儿童、妇女保健工作内容，老年人的生理心理特点、健康需求。重点理解0～6岁儿童保健，特别是新生儿的家庭访视；妇女特殊时期有针对性的保健护理措施；老年人的保健护理措施。更重要的是能够融会专科护理知识和工作经验，为社区不同人群提供科学、有针对性的保健指导。

1. 小月，女，出生刚5天，社区护士对其进行家庭访视。其母亲想咨询母乳喂养方面的问题。请问：

（1）社区护士开展新生儿家庭访视的主要内容是什么？

（2）社区护士应给予哪些关于母乳喂养的指导？

2. 林女士38岁，育有一6岁儿子，现怀孕3个月，在丈夫陪同下来社区卫生服务中心建立《母子健康手册》。林女士主诉早孕反应严重，精力不够，很担心自己因高龄生育二胎会出现孕期各种问题。请问：社区护士应对林女士及其家人开展哪些健康保健服务和指导？

3. 张阿姨，72岁，与女儿、女婿及外孙一起生活。晚上在卫生间洗澡时跌倒，造成股骨骨折，两个月前因半夜上厕所在卧室也跌倒过一次，当时仅有轻微擦伤。请问：

（1）社区护士进行家庭环境评估时需要考虑的因素有哪些？

（2）为预防老人的再次跌倒，其女儿、女婿在布置居室环境方面需注意哪些问题？

（3）为预防老年人跌倒，社区卫生服务机构可发挥什么作用？

第九章　社区常见慢性病的预防与管理

9

学习目标	
掌握	慢性病的患病特点、危险因素及社区管理流程；高血压饮食、锻炼、用药的指导方法；糖尿病饮食指导方法、胰岛素的使用方法及注意事项。
熟悉	高血压病、糖尿病的临床表现和治疗原则；严重精神障碍疾病的社区管理模式及工作内容。
了解	高血压病、糖尿病的流行病学特点及病因；慢性病对个人、家庭和社会的影响。

随着社会经济的发展、人们生活方式的转变以及人口老龄化进程的加快,我国居民慢性病的患病率不断增加,呈现出高患病率、低治愈率的态势。慢性病严重影响患者的健康状况与生活质量,也给家庭和社会带来巨大的经济负担。慢性病患者大多是在家庭和社区进行康复,在社区中开展慢性病的预防与管理工作,筛查慢性病的高危人群,控制其危险因素,提高社区慢性病患者的自我管理能力,对降低慢性病的患病率、致残率与死亡率,提高患者的生活质量有着非常重要的意义。

第一节　概述

社区护士是初级卫生保健的主要力量,在社区慢性病的预防与管理中发挥着重要功能。因此,社区护士应了解慢性病的患病特点、危险因素及社区慢性病的管理流程,明确慢性病管理的工作内容,为社区慢性病患者提供高质量的护理服务。

一、慢性病的概念

慢性病(chronic disease)是慢性非传染性疾病的简称,不是特指某种疾病,而是对一类起病隐匿、病程长且病情迁延不愈、缺乏确切的传染性生物病因证据、病因复杂或病因尚未完全确认的疾病的概括性总称。主要包括高血压、糖尿病、心脏病、脑血管疾病、恶性肿瘤及严重精神障碍等疾病。

二、慢性病的特点

慢性病病因不明确,早期症状不明显,在目前的医疗技术水平下难以治愈,有以下五个特点。

1. **发病隐匿、潜伏期长**　绝大多数慢性病患者早期因没有明显的症状而延误诊治,往往在健康体检时发现,或当患者的器官和功能的损伤逐步加重,直至急性发作或症状较为严重时,才去就诊。

2. **病因复杂、病程迁延**　慢性病往往是在多种因素作用下逐渐形成的,绝大多数病因不清楚。病程持续时间长,可达数年、数十年,甚至终生。

3. **可预防**　通过对环境、生活方式等可改变因素的干预,预防或减缓其发病。

4. **易出现并发症,难以治愈**　大多数慢性病的病因复杂,发病机制不清楚,常出现无法逆转的病理损害,到晚期因出现并发症导致不同程度的功能障碍,故在目前医疗技术水平下难以治愈。

5. **需要长期的治疗和护理**　虽然慢性病难以治愈,但通过长期的用药治疗、良好的护理照顾及自我健康管理,可以控制或暂时终止疾病的发展。因此,慢性病患者需要终身的治疗和护理,才能最大限度地预防并发症和伤残。

三、慢性病的危险因素

慢性病的发生和发展与生活方式、环境、遗传、精神心理等因素密切相关。有些因素无法干预,如年龄、性别、种族、遗传等,但有些因素却能够进行干预,如生活方式、环境、精神心理因素等。

(一)不良的生活方式

1. **不合理膳食** 均衡饮食是机体健康的基石。不合理的膳食是慢性病的主要原因之一,例如,高胆固醇、高动物脂肪、高盐和腌制的食品。

2. **缺乏运动** 运动量不足,容易导致肥胖并促进体内胆固醇和中性脂肪(甘油三酯)的增加,易发生血脂紊乱、高血压、冠心病、糖尿病等。

3. **过量饮酒** 乙醇可刺激胃黏膜导致胃炎甚至胃溃疡。1g乙醇能产生29.3kJ的热量,过量饮酒能促使中性脂肪合成,除引起肥胖、糖尿病和动脉粥样硬化外,中性脂肪还会大量沉积在肝脏中,损害肝脏,导致肝硬化。饮酒过度也是高血压的重要危险因素,可致心肌梗死和猝死的发生。

4. **吸烟** 烟草中含有3800多种已知的化学物质,其中有致癌作用的达50多种;烟雾中的尼古丁和一氧化碳是引起动脉粥样硬化的主要有害因素,吸烟是高血压、冠心病的重要危险因素;吸烟可直接损害呼吸道黏膜,是慢性阻塞性肺疾病的危险因素。

(二)环境因素

1. **自然环境** 当今环境污染严重,如空气、噪音、水、土壤等的污染,破坏了生态平衡和人们正常的生存条件,与肿瘤和慢性肺病的发生关系密切。

2. **社会环境** 社会经济制度、社会组织结构、社会普及教育的程度、医疗保健资源的配置和利用的程度、风俗习惯和价值观等都会影响人们的健康。

(三)遗传因素

许多慢性病为多基因遗传疾病,高血压、糖尿病、冠心病、乳腺癌、消化性溃疡等慢性病有家族遗传倾向,可能与遗传因素或家族相似的生活习惯共同作用有关。

(四)精神心理因素

现代社会中,竞争激烈,人际关系复杂,人们不仅要适应快速的生活和工作节奏,还承受着多方面的压力。长期持续的精神紧张,引起神经内分泌功能失调,可使血压升高、心率加快、胆固醇升高以及机体的免疫力下降,从而导致各种慢性病的发生。

四、慢性病的不良影响

(一)对个人的影响

1. **生理功能降低** 慢性病患者的抵抗力低下易致感染或出现并发症;患者常因多种原因,导致食欲减退,出现营养不良,如蛋白质、铁、钙的缺乏;慢性病还可影响患者的排泄功能,使其出现便秘、尿失禁、尿潴留等。

2. **自理能力降低**　慢性病造成的不可逆病理损害,如脑卒中引起的肢体功能障碍、肌肉的失用性萎缩,都可影响患者的自理能力。

3. **心理冲击和不良情绪**　慢性病可以造成身体功能障碍,导致患者常出现焦虑、抑郁、失落感和失控感、隔离感、依赖性增加及情绪不稳定等不良的心理和行为反应。

4. **参与社会活动减少**　慢性病严重影响患者的社会活动参与度,特别是患者身体有残障时,其参与的社会活动就会更少。部分慢性病患者因身体无法耐受而放弃自己的工作、选择提前退休。

(二)对家庭的影响

1. **增加家庭成员的心理压力**　由慢性病治疗引起的病情控制、患者照顾、医疗费用等问题给整个家庭带来压力,在解决这些问题的过程中,面对患病的亲人,家庭成员会出现内疚、焦虑不安、否认、退缩和愤怒等心理反应。

2. **日常生活受到影响**　膳食结构不合理、缺乏锻炼及吸烟是慢性病的三大行为危险因素。因此,慢性病患者需要改变不良的生活行为习惯,如糖尿病患者需要控制糖果类食品、高血压和冠心病患者需要低盐低脂饮食等。家庭成员为配合患者的治疗,需要改变饮食习惯;某些慢性病患者需要家庭成员陪伴其进行锻炼、改变作息时间等。所以,家庭的日常生活如饮食、运动和作息时间均受到不同程度的影响。

3. **家庭经济负担加重**　慢性病患者需要长期治疗,医疗费用较高,增加了家庭的经济支出。

4. **家庭照顾压力加重**　由于部分慢性病会致残,降低了患者的自理能力,患者必须长期依靠家庭成员的照顾,增加了家庭成员照顾患者的心理负担。

(三)对社会的影响

1. **社会负担加重**　慢性病患者工作能力的减退和生活自理能力的下降,从整体上降低了社会工作效率。同时,核心家庭增多,家庭规模减小,家庭不能充分发挥健康照顾的功能,使得患者对社会的依赖增强。

2. **公共卫生问题突出**　2009 年调查资料中,城市居民慢性病残障率达 1.697%。随着慢性病患病率日益增高,我国慢性病已经呈现"患者人数多、医疗成本高、患病时间长、服务需求大"的特点。因此,慢性病已成为危害我国人民健康的主要公共卫生问题。

第二节　社区慢性病管理模式

慢性病是一组发病率、致残率和死亡率高,严重消耗社会资源,危害社会劳动力健康的疾病,但同时也是可预防、可控制的疾病。预防慢性病最有效的措施是开展以社区为基础的防治工作。在社区慢性病的管理中,应着重强调三级综合防治措施,努力实现关口前移、中心下移等工作目标。

一、社区慢性病管理的原则与策略

慢性病的发生、发展是一个缓慢的过程,可以通过健康管理来预防和控制疾病的发生与发展。慢性病防治策略应以社区为基础,针对不同目标人群采取防治措施,在强调一级综合防治的同时,重视二级、三级综合防治。

(一)原则

1. **关口前移,深入推进全民健康生活方式** 充分利用大众传媒,广泛宣传慢性病防治知识,将慢性病预防工作贯穿于日常生活之中,促使人们自觉养成良好的健康行为和生活方式。

2. **拓展服务,及时发现并管理高风险人群** 扩大基本公共卫生服务项目内容和人群覆盖范围,提高慢性病高风险人群(血压、血糖、血脂偏高和吸烟、酗酒、肥胖、超重等)的检出率并加强管理力度。

3. **规范防治,提高慢性病诊治康复的效果** 心脑血管病、肿瘤、糖尿病等专科疾病的防治机构要推广慢性病防治适宜技术,及时对本机构各级专科诊治从业人员进行诊治规范培训,逐步实现慢性病的规范化诊治和康复。

4. **明确职责,加强慢性病防治有效协同** 完善慢性病防控网络,优化工作格局,整合专业公共卫生机构、医院和基层医疗卫生机构功能,打造上下联动、优势互补的责任共同体,提高慢性病防治结合的有效性。

5. **抓好示范,提高慢性病综合防控能力** 积极创建慢性病综合防控示范区,注重开展社区调查诊断,明确本地区主要健康问题和危险因素,应用适宜技术,施行适合当地慢性病的防控策略或措施及长效管理模式。

(二)策略

WHO 给出的慢性病防治行动计划主要含有 3 个层面的策略:

1. 环境层次,通过政策和监管干预。

2. 共同和中间危险因素层次,通过社区人群生活方式干预。

3. 疾病早期阶段层次,通过筛查、改变危险因素和患者的自我管理行为进行干预。

相关链接　　　　　慢性病筛查干预与健康管理项目

《中国防治慢性病中长期规划(2017-2025 年)》中提出慢性病筛查干预:癌症早诊早治,脑卒中、心血管病、慢性呼吸系统疾病筛查干预,高血压、糖尿病高危人群健康干预,重点人群口腔疾病综合干预。

《中国防治慢性病中长期规划(2017-2025 年)》中提出慢性病健康管理项目:居民健康档案、健康教育、慢性病(高血压、糖尿病等)患者健康管理、老年人健康管理、中医药健康管理。

二、慢性病的社区管理流程

（一）筛查

1. 筛查的概念　筛查(screening)是运用快速简便的实验室检查方法或其他手段,主动地从表面健康的人群中发现无症状患者的措施。

2. 筛查的伦理学原则　实施筛查时,必须遵循尊重个人意愿、有益无害、公正等一般伦理学原则。

3. 筛查的实施原则　包括三个方面:①筛查合适的疾病,即所筛查的疾病是该地区重大的公共卫生问题,有可行的治疗方法;②选择合适的筛查试验,即用于筛查的试验必须具备特异性和敏感性较高的特点,筛查技术快速、经济、有效、完全或相对无痛;③制定合适的筛查计划,即筛查计划是一个连续过程,应根据计划定期进行筛查。

（二）随访管理

1. 随访的概念　随访(follow-up)是医院或社区卫生服务中心等医疗机构人员对曾在本机构就诊的患者在一定时间范围内的追踪观察,以便及时了解其病情变化,合理调整治疗方案,提高其治疗依从性。

2. 随访的方式　包括门诊随访、上门随访和远程随访。门诊随访是患者在规定的时间内到医院门诊或社区卫生服务中心进行专科复查,了解其治疗、康复的情况,以便调整治疗方案;上门随访是卫生医护人员通过到患者家庭中进行访视,了解患者的情况并对患者进行治疗和指导;远程随访是卫生医护人员通过电话、网络、信函等方式与患者沟通,并进行指导。

3. 随访的步骤　建立随访卡,评估慢性病患者的身体、心理、社会等方面情况以及社区卫生服务的普及程度,计算慢性病的患病率和知晓率等。

（三）定期健康体检

健康体检(physical examination)是在现有的检查手段下对人群开展的全面系统性体格检查,是健康人群和亚健康人群采取个体疾病预防措施的主要手段。健康体检有利于发现和检出慢性病患者,从而便于人群的分类健康管理和健康档案的建立。

健康体检的内容主要包括一般状况、躯体症状和体征及针对慢性疾病的辅助检查,如超声、血生化检查、X线等。

（四）管理考核指标

1. 社区慢性病患者的患病率

慢性病患者的患病率=某时期慢性病患者人数/同时期平均人数×100%。

2. 社区慢性病患者的健康管理率

慢性病患者的健康管理率=年内已管理慢性病患者人数/年内辖区内慢性病患病总人数×100%。

3. 社区慢性病患者规范管理率

慢性病患者规范管理率=按照要求进行慢性病患者健康管理的人数/年内已管理慢性病患者人数×100%。

4. 社区慢性病控制率

管理人群慢性病控制率＝最近一次随访慢性病达标人数/已管理的慢性病患者人数×100%。

三、慢性病的自我管理

慢性病自我管理（chronic disease self-management，CDSM）是指在卫生保健专业人员的协助下，个人承担一些预防性或治疗性的卫生保健活动。它通过一系列的健康教育课程及医患间的沟通交流，教给患者自我管理所需的知识和技能；同时，在得到医生有效支持的前提下，帮助慢性病患者自我解决慢性病给日常生活带来的各种躯体和情绪方面的问题。慢性病患者自我管理行为的指导主要包括服药、运动、饮食、自我监测、就医等方面。

（一）服药

1. 慢性病患者服药特点　慢性病患者往往服用一种以上的药物，服药时间长，容易发生用药中断或不能按时服药、忘服或漏服药物等情况，而且也容易产生药物不良反应；另外，由于药物种类繁多，含有同种成分的药物较多，如果患者擅自购药用药，很可能造成重复用药，会产生很大的副作用，严重时会威胁到患者的生命。所以，要帮助患者认识到这些问题，提高患者用药的安全性和依从性。

2. 慢性病患者服药应注意的事项

（1）服药与饮水：任何口服药物无论是片剂、胶囊、丸剂等，都要溶于水中才易于吸收产生药效。特别是长期卧床的患者和老年人，应在服药时和服药后多饮水（不少于100ml），以防止药物在胃内浓度过高刺激胃黏膜。

（2）药物禁忌：抗酸药物与某些药物不能同时服用，如复方氢氧化铝、碳酸氢钠等，不能与氨基苷类抗菌药物、四环素族、多酶片、维生素C、铁剂、泼尼松、地高辛等同时服用，否则可使药物疗效降低，甚至增强药物毒性作用。

（3）服药时间间隔：服药间隔不合理也会对药物疗效产生影响，药物间隔时间过久，达不到药效，间隔时间太短会增加药物的副作用。为保证药物在体内维持有效血药浓度，必须注意合理的服药时间间隔，尤其是抗菌药物，如口服每日2次或3次，应安排为每天24小时均匀分开。

（4）药物与食物：口服药物与某些食物不宜同时吃，否则影响药物的吸收。如服用铁剂不能饮用牛奶，牛奶会改变胃内的酸性环境影响铁的吸收；补充钙剂不宜同时吃菠菜，因菠菜中含有大量的草酸，与钙结合而影响钙的吸收。

（二）运动锻炼

1. 根据氧气的利用情况分类　分为有氧运动和无氧运动。

（1）有氧运动：是指以增加人体吸收、输送与使用氧气为目的的耐久性运动。有氧运动以强度低、有节奏、不中断、持续时间长为特点，包括散步、骑车、慢跑、游泳、跳舞等。有氧运动适合于高血压、冠心病、糖尿病等慢性病患者。

（2）无氧运动：整个运动以无氧代谢为主，主要发生在运动之初以及高强度的运动之中，需要有短时间的爆发力，包括足球、篮球、举重等。无氧运动受年轻人的喜爱，不适合老年慢性病患者。

2. 运动锻炼的原则 慢性病患者参加运动锻炼应遵循以下原则:①锻炼前要进行体格检查,以了解身体的健康状况,选择合适的运动类型;②根据患者的病情程度、体检结果、锻炼基础等区别对待,制定锻炼计划;③遵守循序渐进的原则,合理安排运动强度。运动量由小到大、动作由易到难,使身体逐渐适应;④坚持锻炼,持之以恒,形成良好的锻炼习惯。

3. 阻碍运动锻炼的常见原因 包括:①工作或家务过多,占据锻炼时间;②锻炼时易疲劳;③年龄太大、怕影响个人形象和加重病情;④怕痛、害羞;⑤担心心脏病复发;⑥环境过于寒冷、炎热或黑暗等。

4. 指导患者处理运动中出现的问题

(1)心律不齐或心动过速:停止运动,测量脉搏,判断是否正常,及时寻求医生的指导。

(2)胸部或颈部出现压榨感或紧缩感:停止运动,立即去医院就诊。在征得医生的同意后,才能进行运动。

(3)呼吸困难:特别是休息 10 分钟后仍感到呼吸困难时,应暂时停止运动,及时向医生汇报。在征得医生的同意后,才能进行运动。

(4)运动后异常疲劳:减少运动量和运动强度后,异常疲劳感仍未缓解时,应及时去医院就诊。

(三)饮食管理

合理的膳食和营养是预防和治疗慢性病的重要手段之一。社区护士应指导慢性病患者科学地调配饮食,帮助患者依据个人的疾病情况、饮食习惯、经济状况等制定合理的膳食管理计划。

1. 痛风患者饮食管理

(1)限制嘌呤类食物的摄取:禁食含高嘌呤食物,含高嘌呤的食物有肝、肾、心、脑、鱼、虾等;限制含中等量嘌呤的食物,含中等量嘌呤的食物有牛肉、猪肉、绵羊肉、菠菜、蘑菇、花生及豆制品等。

(2)鼓励摄入碱性食物:碱性食物可降低血清尿酸的浓度,促进尿酸的排出。蔬菜和水果属于碱性食物,能促进尿酸的排出又能供给丰富的维生素和无机盐,有利于痛风患者的康复。

(3)避免诱发痛风发作的食物:酒精可刺激嘌呤合成增加,升高血清和尿液中的尿酸水平。辣椒、生姜、芥末、咖喱等食品调料,浓茶、咖啡等饮料均能诱发痛风发作,应尽量避免食用。

(4)摄入充足的水分,保持足够的尿量:如患者心肺功能正常,应维持尿量每天 2000ml 左右,以促进尿酸的排泄。

2. 骨质疏松患者的饮食

(1)补充钙质:指导患者食用含钙丰富的食物,每日摄取钙超过 850mg,以满足机体骨骼中钙的正常代谢。含钙丰富的食物有牛奶、酸奶及其他奶制品,其次为排骨、软骨、豆类、虾米等。

(2)饮食结构合理:应荤素搭配、低盐为准。蛋白质是组成骨基质的原料,可增加钙的吸收和贮存,应摄入足够的蛋白质如肉、蛋、乳及豆类等。不吸烟、不饮酒、少饮咖啡、浓茶等。

(3)补充维生素 D:维生素 D 能促进食物中钙磷吸收,促进骨骼的钙化。含维生素 D 较高的食物有海鱼、动物肝脏、蛋黄、奶油等。高血压、糖尿病饮食管理详见本章第三节。

（四）自我监测

1. 用药的监测　慢性病患者通常需要长期服药治疗,社区护士应指导患者将药物的药名、时间、剂量、效果及不良反应等情况进行记录。如果患者能够细心记录,并把服药的情况提供给医务人员,就能达到安全用药和提高疗效的目的。

2. 临床表现和体检结果的监测　根据患者的病情,指导患者在家庭中把症状和监测的生理指标如血压、脉搏、血糖等指标按时间先后顺序进行记录。有些项目指标需要通过医院的技术和设备才能获得,如心电图、血生化指标、B超等。这些材料积累起来,有助于医生了解病情的变化,对诊断和治疗有帮助。

3. 生活方式的监测　指导患者每天记录饮食量、次数;运动锻炼情况、工作量;吸烟、饮酒等情况。生活方式与慢性病的进程密切相关,患者通过对生活方式的监测,可以及时判断生活方式是否科学、是否影响健康,以便于医生采取相应的治疗措施。

（五）就医指导

慢性病的诊疗是一项系统性很强的医疗"工程",涉及各个级别的医疗机构,医生应依据复查、随诊等结果对其进行针对性的指导,使患者能够主动配合医务人员积极治疗,使医疗服务水平达到最佳效果。

1. 慢性病患者就诊注意事项

(1)向慢性病患者提供一份当地各综合医院相关科室、专家门诊时间表以及预约就诊电话,以便患者有目的地咨询、预约。

(2)慢性病患者病情相对稳定,可指导患者避开门诊的高峰期,选择普通门诊即可;病情出现重大变化时,可选择专家门诊;已在综合医院确诊的慢性病患者,可以携带相关资料,选择社区卫生服务中心继续治疗、复查和随诊。

(3)在平日的诊疗过程中,患者应主动向医生汇报自身的健康情况,以便医生对病情的进展有深入的了解,从而得到医生的正确指导和帮助。

2. 慢性病患者急诊就医指征　慢性病患者在某些因素影响下,可出现一些急诊指征,社区护士应告知患者一旦发现,及时去医院急诊就医。例如:①原有症状突然加重;②出现意识改变;③出现肢体功能障碍或语言障碍;④难以缓解的疼痛、呼吸困难等症状。

四、社区护士在慢性病管理中的作用

1. 在慢性病预防中的作用　社区护士可以为社区各职业员工提供职业卫生防护知识,监测职业人群的健康状况,评估社区内各种职业的危险因素,策划各种健康促进活动,以维护各行各业劳动者的健康。

2. 在慢性病教育和指导中的作用　教育与指导将贯穿于社区护理服务始终,社区护士可以运用防病治病的专业知识、心理学与教育学等人文社会科学理论,解答居民的疑问和难题,成为社区居民的健康顾问。

3. 在制订慢性病个性化护理计划中的作用　社区护士通过制订个性化护理计划来满足不同慢性病患者疾病自我管理的需求,为患者获取更多的社会支持。

第三节 常见慢性病患者的社区管理与居家护理

目前,常见的慢性病如高血压、糖尿病、严重精神障碍、脑血管病等,尚无特效的治疗方法,也没有特异性的预防手段。但通过良好的社区管理和照护,我们可以控制或暂时终止疾病的发展,延缓并发症的出现,阻止疾病的进一步恶化,降低死亡率。

一、高血压

高血压(hypertension)是指在静息状态下动脉收缩压和(或)舒张压增高。高血压是一种以动脉压升高为特征,可伴有心脏、血管、脑和肾脏等器官功能性或器质性改变的全身性疾病,它有原发性高血压和继发性高血压之分。

目前,我国高血压诊断标准是,在非药物状态下,非同日多次重复测定所得血压值的平均值,收缩压≥140mmHg 和(或)舒张压≥90mmHg 即诊断为高血压。根据血压升高的水平,可进一步分为高血压1、2、3级(见表9-1)。

表9-1 血压水平分类和定义

分类	收缩压(mmHg)		舒张压(mmHg)
正常血压	<120	和	<80
正常高值	120~139	和(或)	80~89
高血压:	≥140	和(或)	≥90
1级高血压(轻度)	140~159	和(或)	90~99
2级高血压(中度)	160~179	和(或)	100~109
3级高血压(重度)	≥180	和(或)	≥110
单纯收缩期高血压	≥140	和	<90

注:若患者收缩压和舒张压分属不同的级别时,则以较高的级别作为标准;单独收缩期高血压也可按照收缩压水平分为1、2、3级

(一)流行病学特点

高血压是我国最常见的血管性疾病,被称为"第一杀手"。我国高血压呈现"三高三低"的流行病学特点,即患病率高、致残率高、病死率高、知晓率低、治疗率低、控制率低。2012 年,卫生部统计数据表明,全国 18 岁及以上成年人高血压患病率为 25.2%。我国高血压的患病率存在地区、城乡和民族差异,即北方高于南方,东部高于西部,城市高于农村,高原少数民族地区患病率较高。随着心、脑血管疾病患病率、病死率持续上升,成为我国中老年人致死致残的主要原因。经过全社会的共同努力,高血压的知晓率、治疗率和控制率有了明显提高,但仍然处于较低水平,高血压患者发生心、脑血管疾病的风险仍然存在。

(二)危险因素

高血压的病因未完全阐明,可能是遗传易感性和环境因素相互作用的结果,一般认为前者约占40%,后者占60%。高血压危险因素可分为不可改变因素和可改变因素。

1. **不可改变因素** 遗传、年龄和性别是高血压不可改变的危险因素。高血压的发病以多

基因遗传为主,有较明显的家族聚集性。父母均有高血压者,其子女的发病率高达46%,60%的高血压患者有高血压家族史。高血压发病的危险度随年龄增加而升高。男性发病率高于女性,但60岁以后性别差异缩小。

2. 可改变的行为危险因素　膳食高钠低钾、吸烟、饮酒、血脂异常、肥胖、精神应激、缺少体力活动等是高血压可改变的危险因素。

(1)饮食:钠盐的摄入量与血压水平呈显著相关。高钠摄入可使血压升高,而低钠摄入可降低血压。北方人群每人每天食盐摄入量(12~18g)高于南方(7~8g),北方人群血压水平也高于南方。在控制总热量后,膳食钠与收缩压和舒张压的相关系数分别达到0.63和0.58,人群平均每人每天摄入食盐增加2g,收缩压和舒张压分别升高2.0mmHg和1.2mmHg。钾盐的摄入量则与钠盐相反,保持足量的钾盐摄入可降低血压,也可降低心血管疾病的发病率和死亡率。

(2)吸烟:烟雾中的有害物质可损伤动脉内膜,引发动脉粥样硬化,并刺激交感神经引起小动脉收缩,使血压升高。吸烟者高血压患病率明显高于非吸烟者。

(3)大量饮酒:长期大量饮酒是高血压的重要危险因素之一。北京、广州两地的纵向研究表明,男性持续饮酒者比不饮酒者4年内发生高血压的危险性增高40%。我国10组人群前瞻性研究显示,饮酒量与高血压发病率呈显著正相关,饮白酒每日增加100g,患高血压的危险性增高19%~26%。另有报道,若每日饮酒两次或两次以上,可使收缩压上升1mmHg。

(4)血脂异常:血液中过量的胆固醇和脂肪会引起动脉粥样硬化,广泛的动脉粥样硬化又会导致高血压。

(5)肥胖:肥胖者发生高血压的机会比体重正常者多2~4倍,且肥胖的高血压患者比体重正常的高血压患者更容易患冠心病。

(6)精神应激:长期工作劳累、精神紧张、睡眠不足、焦虑或长期环境噪音、视觉刺激下也可引起高血压。因此,城市脑力劳动者高血压患病率超过体力劳动者,从事精神紧张度高的职业和长期噪音环境中工作的人群患高血压的概率较高。

(三)临床表现

高血压大多起病缓慢、隐匿,早期症状可出现头晕、头痛、视力模糊、疲劳、心悸等。约1/5患者在测量血压或发生并发症时才发现。长期血压增高,可引起脑、心脏、肾脏、眼等重要脏器功能损害,并出现相应的并发症。

(四)治疗原则

1. 血压控制的目标值　原则上应将血压降到患者能最大耐受的水平,一般主张控制目标值至少<140/90mmHg;糖尿病或慢性肾病合并高血压患者,血压控制目标值<130/80mmHg;老年人收缩期高血压的降压目标水平,收缩压140~150mmHg,舒张压<90mmHg,但不低于65~70mmHg。

2. 改善生活行为　主要是改变不良生活方式,消除不利于身心健康的行为和习惯。如合理膳食、适量运动、减轻体重、戒烟限酒、心理平衡等。

3. 降压药物治疗　适用于血压持续升高6个月以上,改善生活行为后血压仍未控制者;高血压2级或以上;高血压合并糖尿病或已有靶器官损害和并发症。抗高血压药物种类很多,大致可分为六类:利尿剂、β受体阻断药、钙通道拮抗剂、血管紧张素转换酶抑制剂、血管紧张素Ⅱ受体拮抗剂及α受体阻断药。

（五）社区管理

根据《国家基本公共卫生服务规范（第三版）》的要求，高血压患者的社区管理内容如下。

1. 高血压的社区筛查 ①对辖区内35岁及以上常住居民，每年到乡镇卫生院、村卫生室、社区卫生服务中心（站）就诊时为其测量血压；②对第一次发现收缩压≥140mmHg和（或）舒张压≥90mmHg的居民，在去除可能引起血压升高的因素后，预约其复查，非同日3次血压均高于正常，可初步诊断为高血压；如有必要，建议转诊到上级医院确诊，2周内随访转诊结果；对已确诊的原发性高血压患者纳入高血压患者健康管理；对可疑继发性高血压患者，及时转诊；③建议非高危人群至少每年测量1次血压；高危人群至少每半年测量1次血压，并接受医护人员的生活方式指导。高血压筛查的流程见图9-1。

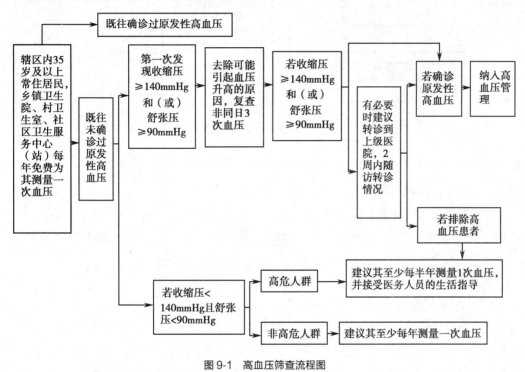

图9-1 高血压筛查流程图

2. 高血压患者的随访 对原发性高血压患者，每年要提供至少4次面对面的随访。随访内容包括：①测量血压并评估是否存在危急情况，如出现收缩压≥180mmHg和（或）舒张压≥110mmHg；意识改变、剧烈头痛或头晕、恶心、呕吐、视力模糊、眼痛、心悸、胸闷、喘憋不能平卧及妊娠期或哺乳期女性血压高于正常等危急情况之一，或存在不能处理的其他疾病时，须在初步处理后紧急转诊；对紧急转诊者，应在2周内主动随访转诊情况；②若不需要紧急转诊，询问上次随访到此次随访期间的症状；③测量体重、心率，计算体质指数（BMI）；④询问患者疾病情况（心脑血管疾病、糖尿病等）和生活方式（吸烟、饮酒、运动、摄盐情况等）；⑤了解患者服药情况。高血压患者随访流程见图9-2。

3. 高血压患者的分类干预 干预内容主要包括：①对血压控制满意（收缩压<140mmHg且舒张压<90mmHg）、无药物不良反应、无新发并发症或原有并发症无加重的患者，预约下一次随访时间；②对第一次出现血压控制不满意（收缩压≥140mmHg和（或）舒张压≥90mmHg），或出现药物不良反应的患者，结合其服药依从性，必要时增加现用药物剂量、更换或增加不同类型的降压药物，2周内随访；③对连续两次出现血压控制不满意或药物不良反应难以控制，以及出现新的并发症或原有并发症加重的患者，建议其转诊到上级医院，2周内主动随访转诊情况；

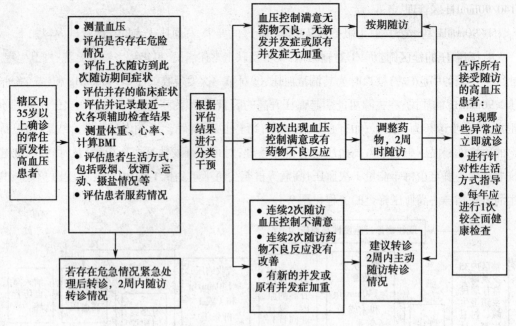

图 9-2　高血压患者随访流程图

④对所有的患者进行有针对性的健康教育,与患者一起制订生活方式改进目标,并在下一次随访时评估进展,指导患者出现异常时应立即就诊。

4. 高血压患者的健康体检　对原发性高血压患者,每年进行1次较全面的健康检查,可与随访相结合。内容包括体温、脉搏、呼吸、血压、身高、体重、腰围、皮肤、浅表淋巴结、心脏、肺部、腹部等常规体格检查,并对口腔、视力、听力和运动功能等进行粗测判断。

(六) 居家护理

1. 生活方式指导　对正常人群、高危人群、处于血压正常高值以及所有高血压患者,不论是否接受药物治疗,均需针对危险因素进行改变不良行为和生活方式的指导。高血压患者的食盐摄入量应低于健康人群,建议每日低于5g。超重者应注意限制热量和脂类的摄入,并增加体育锻炼。有饮酒习惯的高血压患者最好戒酒,特别是超重的高血压患者更应戒酒。此外,高血压患者生活方式指导的内容还包括合理膳食、戒烟、平衡心理、预防便秘等,并持之以恒,以预防和控制高血压及其他心血管疾病的发病风险。

2. 家庭用药指导　社区护士通过健康教育,提高患者和家属的遵医行为,提高患者对药物治疗的依从性,将血压控制在理想水平、防止血压大范围波动。社区护士应指导患者遵医嘱用药,不要随意增减剂量或更换药物,更不要随意停药。用药期间定期测量血压,观察药物的疗效和副作用。

3. 血压监测指导　指导内容主要包括监测频率、血压控制目标、血压测量方法和注意事项。患者在家中应该监测以下几种情况的血压:①上午6~10点和下午4~8点:此时间段的血压值为一天中最高值,测量该时段的血压可以了解血压的高峰,特别是每日清晨睡醒时,此时的血压水平可以反映服用的降压药物的降压作用能否持续到次日清晨;②服药后药物的降压作用达到高峰时:短效制剂一般在服药后2小时测量;中效制剂一般在服药后的2~4小时测量;长效制剂一般在服药后3~6小时测量;③血压不稳定或更换治疗方案时:此时应连续测2~4周,掌握自身血压规律、了解新方案的疗效。高血压患者的降压目标为:①普通患者血压降至

<140/90mmHg;②年轻患者、糖尿病患者及肾病患者血压降至<130/80mmHg;③老年人血压降至<150/90mmHg,如能耐受,可降低至140/90mmHg以下。

4. 指导患者预防和处理体位性低血压　通过健康教育让患者了解体位性低血压的表现,告知其在联合用药、服首剂药物或加量时特别注意。指导患者预防体位性低血压的方法:避免长时间站立,尤其在服药后最初几个小时;改变姿势时动作宜缓慢;服药时间可选在平静休息时,服药后继续休息一段时间再下床活动;如在睡前服药,夜间起床排尿时应注意安全;避免用过热的水洗澡,更不宜大量饮酒。指导患者在发生体位性低血压时,应立即采取头低足高位平卧,以利于增加回心血量和脑部供血。

5. 家庭随访　定期对社区高血压患者进行家庭随访,及时评价高血压患者健康状况及护理后的效果,建立健康档案,并定期复查以便及时发现问题并处理。

二、糖尿病

糖尿病(diabetes mellitus,DM)是由于胰岛素分泌缺陷和(或)作用缺陷而引起的一种代谢紊乱综合征,临床上以高血糖为主要特点,是一种慢性、终身性疾病。除碳水化合物外,蛋白质、脂肪代谢也有异常。久病可导致多系统损害,眼、肾、神经、心脏、血管等器官组织也可发生慢性进行性病变,从而引起功能缺陷及衰竭。重症或应激时可发生酮症酸中毒、高渗性昏迷等急性代谢紊乱。糖尿病可使患者生活质量降低、寿命缩短。因此,糖尿病的防治及其管理是社区卫生服务面临的重要任务。我国卫生部于1995年制定了国家糖尿病防治纲要,以指导全国的糖尿病防治工作。2006年8月中国疾病预防控制中心编写了《社区高血压、糖尿病综合防治管理手册》(试行本),2009年卫生部颁发了《国家基本公共卫生服务规范》,2017年进行修订,进一步帮助基层医护人员提高社区糖尿病防治水平,指导和规范糖尿病的社区综合防治与管理。

(一)流行病学特点

糖尿病是一种常见病、多发病,已成为发达国家继心血管病和肿瘤之后的第三大慢性病。据国际糖尿病联盟的最新统计显示,目前,全世界有4.25亿糖尿病患者,预计到2045年将达到6.29亿。我国糖尿病发病率也正在迅速增长,2017年全国糖尿病患者人数为1.144亿,居全球第一位,预计到2045年将达到1.198亿。1型糖尿病以青少年为主,2型糖尿病以成年人多见,占糖尿病群体的90%以上。我国2型糖尿病(T_2DM)的发病正趋向低龄化,近年发现T_2DM在儿童中的发病率升高。糖尿病患病率正随着人民生活水平的提高、人口老龄化的加快和生活方式的改变而迅速增加,患病率以每年1‰的速度递增,死亡率也已上升至继肿瘤、心血管疾病之后的第三位。我国糖尿病患病有地区差别,城市发病率高于农村;患病率随年龄增长而升高,女性发病高峰在60岁组,男性发病高峰则在70岁组。

(二)危险因素

不同类型糖尿病的病因不同,主要为遗传因素和环境因素两大类。2型糖尿病与下列危险因素有关:

1. 遗传　糖尿病属于多基因显性遗传性疾病,常呈现出家族聚集性,有糖尿病家族史者的患病率比无糖尿病家族史者高,2型糖尿病的遗传倾向更明显。

2. 不良的生活方式

(1)不合理膳食:饮食中高脂肪、高胆固醇饮食破坏了胰岛素的生成,是糖尿病的重要危险因素之一。

(2)肥胖或超重:肥胖是2型糖尿病的独立危险因素。

(3)缺乏活动:久坐少动容易造成机体对胰岛素敏感性下降。

(4)吸烟:吸烟为2型糖尿病重要危险因素。

3. 不合理用药 药物不合理使用可能会引发2型糖尿病,如噻嗪类利尿剂、类固醇类药物等。

4. 精神长期高度紧张 精神高度紧张造成肾上腺素分泌过多,从而引起血糖、血压持续增高,影响胰岛功能而增加糖尿病发病风险。

5. 高血压 高血压是影响糖尿病发生的重要危险因素。

(三)临床表现

本病多数起病缓慢,逐渐进展。临床表现包括两方面:

1. 代谢紊乱症候群 典型的"三多一少"症状(即多尿、多饮、多食、体重减轻)仅见于部分患者。2型糖尿病患者如出现典型的"三多一少"症状常提示已发病至少5~10年,可能已合并不同程度慢性并发症。

2. 并发症 分为慢性和急性两种并发症。慢性并发症主要包括:①大血管病变可引起冠心病、脑血管病、肾动脉和肢体动脉硬化等;②微血管病变可引起视网膜病变、糖尿病肾病、糖尿病性心肌病;③还可引起糖尿病神经病变、糖尿病足等。急性并发症主要包括糖尿病酮症酸中毒、高渗性昏迷、感染等。

(四)治疗原则

由于对糖尿病的病因和发病机制尚未充分明了,目前强调早期治疗、长期治疗、综合治疗、治疗方法个性化的原则。

长期坚持规范治疗是最重要的,包括控制饮食、坚持适量运动锻炼、合理用药、血糖监测、健康教育。

(五)社区管理

社区卫生服务机构应对辖区内35岁及以上的2型糖尿病患者进行规范管理,糖尿病患者的社区管理内容如下。

1. 糖尿病筛查 对在工作中发现的2型糖尿病高危人群进行针对性的健康教育,建议其每年至少测量1次空腹血糖,并且接受医护人员的健康指导。

2. 糖尿病患者的随访 对确诊的2型糖尿病患者,社区卫生服务机构每年应提供4次免费空腹血糖检测,至少进行4次面对面的随访。随访内容包括:①测量空腹血糖和血压,评估是否存在危急情况,如出现血糖≥16.7mmol/L或血糖≤3.9mmol/L;收缩压≥180mmHg和(或)舒张压≥110mmHg;有意识或行为改变、呼吸有烂苹果样气味、心悸、出汗、食欲减退、多饮、多尿、恶心、呕吐、腹痛、深大呼吸、皮肤潮红;持续性心动过速(心率超过100次/分);体温超过39℃或伴有其他突发异常情况,如视力突然下降、妊娠期或哺乳期血糖高于正常等危险情况之一,或者存在不能处理的其他疾病时,须在处理后紧急转诊。对于紧急转诊者,应在2周内主动随访转诊情况;②如果不需要紧急转诊,询问上次随访到此次随访期间的症状;③测量体重,计算体质指数(BMI),检查足背动脉搏动情况;④询问患者疾病情况和生活方式,如心脑血管疾病、吸烟、饮酒、运动、主食摄入情况等;⑤了解患者的服药情况。2型糖尿病患者的社区随访流程见图9-3。

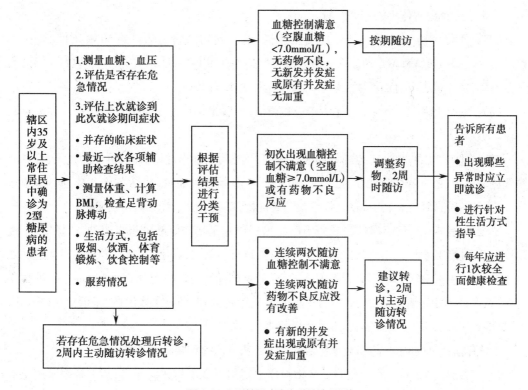

图9-3　2型糖尿病患者随访流程图

3. 糖尿病患者的分类干预　根据处在不同健康状况的糖尿病患者的具体情况,给予不同的有针对性的干预措施。具体分类干预方案为:①对血糖控制满意(空腹血糖<7.0mmol/L)、无药物不良反应、无新发并发症及原有并发症无加重的患者,预约下一次随访时间;②对第一次出现空腹血糖控制不满意(空腹血糖≥7.0mmol/L),或出现药物不良反应的患者,结合其服药依从性给予指导,必要时增加现有药物剂量、更换或增加不同类的降糖药物,2周内随访;③对连续两次出现空腹血糖控制不满意或药物不良反应难以控制,以及出现新的并发症或原有并发症加重的患者,建议其转诊到上级医院,2周内主动随访转诊情况;④对所有的患者进行有针对性的健康教育,与患者一起制订生活方式改进目标,并在下一次随访时评估进展,指导患者出现异常时应立即就诊。

4. 糖尿病患者的健康体检　对于确诊的2型糖尿病患者,每年进行1次较全面的健康检查,体检可与随访相结合。内容包括体温、脉搏、呼吸、血压、身高、体重、腰围、皮肤、浅表淋巴结、心脏、肺部、腹部等常规体格检查,并对口腔、视力、听力和运动功能等进行粗测判断。

(六)居家护理

1. 饮食指导　合理饮食是糖尿病治疗的一项基础措施,不论糖尿病的类型、病情轻重,也不论是否采用药物治疗,都必须持之以恒地严格实施饮食控制。

(1)总热量的制订:首先按患者性别、年龄、身高查表或用简易公式计算理想体重,即理想体重(kg)=身高(cm)−105。然后根据理想体重和工作性质,参照原来的生活习惯等因素,计算每日所需的总热量。一般成人每天每公斤体重需要热量：休息者为 105～125kJ（25～30kcal），轻体力劳动或脑力劳动者为 125.5～146.4kJ（30～35kcal），中度体力劳动者为 146.4～167.36kJ（35～40kcal），重度体力劳动者为 167.36kJ（40kcal）以上。孕妇、哺乳期、营养不良、低体重者，总热量可适当增加 10%左右。肥胖者除需增加运动外，还应酌情逐渐减少进食量，使患者体重下降至理想体重的±5%左右。

（2）碳水化合物、蛋白质、脂肪的分配：碳水化合物约占饮食总热量的 50%～60%，提倡用粗米、面和一定量杂粮；蛋白质成人一般以每日每公斤体重 0.8～1.2g 计算，对于孕妇、哺乳期、营养不良、低体重者及有消耗性疾病者可适当增加至 1.5～2.0g。

（3）三餐总热量的分配：根据患者的进食习惯，一般比例为 1/5、2/5、2/5，或者为 1/3、1/3、1/3 等方法。

糖尿病饮食注意事项：①控制总热量，当患者因控制饮食出现易饥时，可增加蔬菜、豆制品等低热量食物；超重者忌吃油炸、油煎食物；②严格限制各种甜食，包括各种食糖、糖果、甜点心、饼干及各种含糖饮料；③多食含纤维素高的食物，每天饮食中纤维素 40～60g 为宜。

2. 运动指导 运动治疗是糖尿病治疗的另一项基础措施。鼓励患者运动，选择快走、慢跑等中低强度的运动方式，宜于餐后 1 小时进行，每日 30 分钟以上，同时指导患者注意运动安全，避免低血糖。有下列情况的患者不宜运动：血糖未得到较好控制（血糖>14mmol/L，尿酮体阳性）或血糖不稳定者；合并严重眼、足、心、肾并发症者，如近期有眼底出血、尿蛋白在（++）以上、足部有破溃、心功能不全等；新近发生血栓者。

3. 药物治疗 糖尿病药物治疗包括口服降糖药物治疗和胰岛素治疗。

（1）口服降糖药物治疗：口服降糖药物治疗主要用于 2 型糖尿病患者，或 1 型糖尿病患者由于肥胖等存在胰岛素抵抗的情况。社区护士应指导患者遵医嘱服药，根据所服用药物的特点，掌握正确的服药方法，同时熟悉药物可能引起的不良反应，并做好应对。

（2）胰岛素治疗：糖尿病患者在接受胰岛素治疗后，应向患者讲解胰岛素注射的部位、方法和时间，尤其是在应激状态及患者进食少或未进食时的用量；要教会患者选择适宜注射部位及注射胰岛素的方法，阐明胰岛素的不良反应及其预防、使用胰岛素的注意事项等知识。胰岛素采用皮下注射，常用的注射部位为皮肤疏松的上臂外侧、腹部、大腿外侧、臀部，应经常更换注射部位预防注射部位产生硬结。抽吸及注射药液时，要注意无菌操作，普通胰岛素和中、长效胰岛素同时注射时，先抽取普通胰岛素，再抽取中、长效胰岛素，然后混匀。普通胰岛素于饭前30 分钟注射，鱼精蛋白锌胰岛素饭前 1 小时注射。注射胰岛素后要注意观察，预防低血糖反应。

4. 自我监测与检查指导 糖尿病患者应进行病情的自我监测与定期复查，有助于及时了解血糖控制情况，为药物治疗和非药物治疗的调整提供依据；也有助于早期发现糖尿病急慢性并发症，早期治疗，减少因并发症导致的严重后果。自我监测血糖或尿糖的注意事项：①监测时间：餐前、餐后两小时、临睡前；②监测频率：血糖控制良好或稳定的患者应每周监测一天或两天，血糖控制差、不稳定的患者或患其他急性病者应每天监测直到血糖得到控制；③如果不能实行血糖监测，也可用尿糖监测替代，可起到一定的警示作用。监测尿糖的控制目标是阴性，但是因肾糖阈的提高可出现"假阴性"，目前不主张用尿糖监测。

5. 皮肤护理指导

（1）保持清洁：加强个人清洁卫生，经常用中性肥皂和温水洗澡，避免用碱性肥皂；女患者阴部易瘙痒,指导排便后用温水清洗;每日更换清洁衣裤;清洗会阴的毛巾和盆应单独分开,毛巾经常太阳照射消毒。

(2)保持干燥:出汗后及时用温水擦干汗渍或更换内衣;会阴皮肤避免潮湿,应随时保持干燥。

(3)避免受伤和感染:避免接触坚、硬的物体,避免皮肤抓伤、刺伤和其他伤害;避免使用过烫物品;修剪指甲,避免皮肤抓伤;观察皮肤有无发红、肿胀、发热、疼痛等感染迹象,皮肤受伤或出现感染立即就医治疗;皮肤破损处遵医嘱予以药膏外涂。

6. 足部护理指导 糖尿病患者常因疏于双足的治疗及护理,最终将下肢部分或整个截肢,甚至有生命危险。因此,社区护士对每一位糖尿病患者均要进行糖尿病足的护理指导。

(1)糖尿病足的健康教育:社区护士要指导患者识别感觉缺失和循环不足的体征,增强糖尿病足的预防意识并督促实施,避免足部损伤,加强足部伤口护理。

(2)糖尿病足的预防措施

1)足部检查:①检查内容:双足有无皮肤破损、裂口、水疱、小伤口、红肿、鸡眼、胼胝、脚癣等。如果有鸡眼,不可自行处理,以免诱发感染。尤其要注意足趾之间有无红肿、皮肤温度是否过冷或过热、足趾间有无变形,触摸足部动脉搏动是否正常,如发现减弱或消失,立即就诊。②检查方法:患者可自我进行检查,若无法仔细看到足底,可用镜子辅助,若视力欠佳,可由家人帮助。③检查时间:每日均需检查。

2)洗足:①养成每天洗足的良好习惯,水温不宜太冷或太热(水温<40℃);②洗前用手腕掌侧测试水温,若对温度不敏感,可由家人帮助;③洗净后,用柔软、吸水性强的干毛巾轻轻擦干足部,尤其是足趾间,并可在趾间撒些爽身粉等以保持趾间干燥,切莫用力以免擦破皮肤。

3)鞋与袜的选择:鞋的选择包括①鞋面柔软透气、鞋底厚实且软;②鞋的尺寸大小合适。购鞋最适合的时间是下午或黄昏,因一天活动后,双脚会比早上略大,鞋不致过紧;③穿新鞋时,要防止足部皮肤损伤,可以在家先穿新鞋走动,感到不舒服时换拖鞋,使足逐渐适应新鞋;④穿前检查鞋的内面。袜的选择包括①柔软而透气:选棉袜,避免穿尼龙袜;②合适:不宜穿着弹性过强的袜子,尤其袜头部分不可过紧,以免影响血液循环;③保暖:冬天选较厚的羊毛袜保暖;④更换:袜子要每天更换,保持足部清洁;⑤完好:不可穿破袜,因破口可能套住脚趾或经缝补的袜子高低不平,既不舒服又影响血液循环。

4)运动足部:糖尿病足的下肢运动可以促进下肢的血液循环,预防足部痉挛和疼痛,其方法是:①平卧,双腿上举与床面呈60°~90°,持续30~120秒,使脚尖皮肤苍白或局部缺血;②足垂至床沿下2~5分钟至足底发热后,脚踝部左右上下活动3分钟,使脚部颜色红润;③平卧,用热水袋温暖足部5分钟。整个运动过程需要10分钟,每天反复约1小时,年老体弱者由他人协助完成。

(3)糖尿病足溃疡的护理:①减轻或解除体重对足部的压力,是促进溃疡愈合的第一步,也是最重要的一步。可以减轻体重及选择合适的鞋子,避免长时间行走。②合理使用抗生素。对糖尿病足溃疡分泌物进行细菌培养和药敏实验,应用敏感药物行静脉和局部用药,以最短的时间控制感染,促进溃疡的愈合。

7. 急性并发症的护理

(1)低血糖的处理原则:低血糖是糖尿病治疗过程中常见的并发症。预防低血糖应注意以下几点:药物治疗逐渐加量,谨慎进行调整;定时、定量进食;在体力活动前监测血糖,必要时吃一些糖类食物;不过量饮酒。如出现低血糖症状,意识清醒的患者应尽快口服含糖的饮料或吃一些糖果、点心等;意识不清的患者应立即送医院治疗。

（2）糖尿病酮症酸中毒的处理原则:怀疑患者发生糖尿病酮症酸中毒时,应立即检测血糖、尿酮体,呼叫"120",及时转送患者。

8. 心理护理 糖尿病是一种慢性、终身性疾病,在患病初期及长期的治疗过程中,患者可能发生各种心理问题。研究发现,糖尿病患者心理障碍的发生率高达30%～50%,焦虑、抑郁等消极情绪会影响血糖的控制。因此,加强糖尿病患者的心理护理,使患者保持良好的心态,积极应对糖尿病,是社区糖尿病患者管理的重要内容。糖尿病患者心理护理内容包括:①提供糖尿病的相关知识,使患者正确认识疾病,协助患者建立应对糖尿病的信心;②认真倾听患者的叙述并观察患者的心理活动,对患者的不遵医行为不作评判,给患者提供充分的理解与支持,及时肯定患者取得的进步;③鼓励患者家属支持和积极参与糖尿病控制,使患者感受到家人的支持与关心;④教给患者一些心理调适的技巧,包括放松情绪、宣泄、音乐疗法等。

三、严重精神障碍

精神疾病是一个全球性的社会卫生问题。随着经济社会的快速发展和转型,人们的心理面临着巨大的冲击和压力。精神疾病护理不仅要关心与解决患者的躯体、心理、社会功能问题,而且要更加关注其如何真正从医院重返社会,因此,社区精神障碍者的护理和对其家属的支援显得尤为重要。

（一）相关概念

1. 精神障碍 精神障碍(mental disorder),也称精神疾病,是指在各种因素的作用下(包括各种生物学因素、社会心理因素等),大脑功能失调,出现感知、思维、情感、行为、意志以及智力等精神运动方面的异常,需要用医学方法进行治疗的一类疾病。

2. 严重精神障碍 严重精神障碍(severe mental disorder)是指临床表现有幻觉、妄想、严重思维障碍、行为紊乱等精神病性症状,且患者社会生活能力严重受损的一组精神疾病。

（二）治疗原则

对严重精神障碍患者的处理包括药物治疗、非药物治疗、对家属的心理支持等。严重精神障碍治疗中最常用、最重要的治疗方法是药物治疗。抗精神病药的使用原则如下:

1. 早期、足量、足疗程的"全病程治疗" 药物治疗应该系统、规范,一旦确诊,即开始药物治疗。药物应达到治疗剂量,急性期治疗为期2个月左右。

2. 小剂量开始 治疗从小剂量开始,逐渐加量,到达高剂量时应密切观察,及时发现不良反应。一般情况下不能突然停药。

3. 维持治疗 首次发作维持治疗1～2年,第二次或多次复发者维持治疗时间更长,甚至终身服药。

4. 单药应用 尽可能单一用药。

5. 个性化治疗 结合患者的性别、年龄、躯体情况、药物过敏史、既往用药情况等因素,综合考虑,制订出适合患者的药物治疗方案。

（三）社区管理

严重精神障碍患者主要包括精神分裂症、分裂情感性障碍、偏执性精神病、双相情感障碍、癫痫所致精神障碍、精神发育迟滞伴发精神障碍。严重精神障碍患者社区管理的目的是提高患者对治疗的依从性，减少病情复发，减少肇事肇祸，促进患者的社会功能康复，从而降低精神疾病造成的家庭和社会负担，促进社会和谐。

1. 患者信息管理　通过全面评估、家属访谈、转收原承担治疗任务的专业医疗卫生机构的疾病诊疗相关信息，为患者建立居民健康档案，填写严重精神障碍患者个人信息补充表（见表9-2）。

表9-2　严重精神障碍患者个人信息补充表

姓名：

编号□□□ -□□□□□

监护人姓名			与患者关系	
监护人住址			监护人电话	
辖区村（居）委会联系人、电话				
户别		1 城镇　2 农村		□
就业情况		1 在岗工人　2 在岗管理者　3 农民　4 下岗或无业　5 在校学生 6 退休　7 专业技术人员　8 其他　9 不详		□
知情同意		1 同意参加管理 0 不同意参加管理 签字： 签字时间_____年_____月_____日		□
初次发病时间		_____年_____月_____日		
既往主要症状		1 幻觉　2 交流困难　3 猜疑　4 喜怒无常　5 行为怪异　6 兴奋话多 7 伤人毁物　8 悲观厌世　9 无故外走　10 自语自笑　11 孤僻懒散 12 其他		□/□/□/□/□/□/□/□/□/□
既往关锁情况		1 无关锁　2 关锁　3 关锁已解除		□
既往治疗情况	门诊	1 未治　2 间断门诊治疗　3 连续门诊治疗 首次抗精神病药治疗时间_____年_____月_____日		□
	住院	曾住精神专科医院/综合医院精神专科_____次		
目前诊断情况		诊断_____确诊医院_____确诊日期		
最近一次治疗效果		1 临床痊愈　2 好转　3 无变化　4 加重		□
危险行为		1 轻度滋事____次　2 肇事____次 3 肇祸_____次　4 其他危险行为____次 5 自伤_____次　6 自杀未遂____次 7 无		□/□/□/□/□/□
经济状况		1 贫困，在当地贫困线标准以下　2 非贫困		□
专科医生的意见 （如果有请记录）				
填表日期		年　月　日	医生签字	

2. 随访评估　每年至少随访4次，进行危险性评估；检查患者的精神状况，包括感觉、知觉、思维、情感和意志行为、自知力等；询问和评估患者的躯体疾病、社会功能情况、用药情况及

各项实验室检查结果等。危险性评估分为以下6级。

0级:无符合以下1~5级中的任何行为。

1级:口头威胁,喊叫,但没有打砸行为。

2级:打砸行为,局限在家里,针对财物,能被劝说制止。

3级:明显打砸行为,不分场合,针对财物,不能接受劝说而停止。

4级:持续的打砸行为,不分场合,针对财物或人,不能接受劝说而停止(包括自伤、自杀)。

5级:持械针对人的任何暴力行为,或者纵火、爆炸等行为,无论在家里还是公共场合。

严重精神障碍患者的随访流程见图9-4。

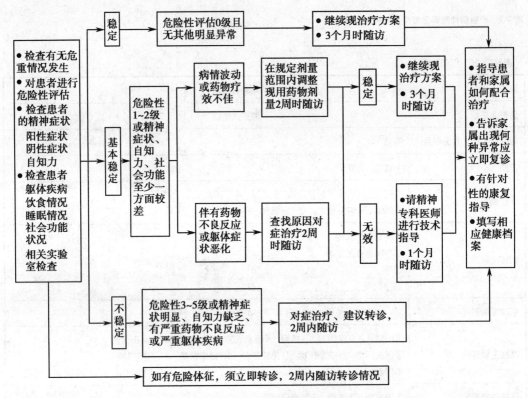

图9-4 严重精神障碍患者随访流程图

3. **分类干预** 根据患者的危险性评估分级、社会功能状况、精神症状评估、自知力判断,以及患者是否存在药物不良反应或躯体疾病情况对患者进行分类干预。具体措施包括:①病情不稳定患者:对症处理后立即转诊到上级医院,必要时报告当地公安部门,2周内随访。②病情基本稳定患者:在规定剂量范围内调整现用药物剂量,或者查找原因对症治疗,2周时随访。处理后病情趋于稳定者,可维持目前治疗方案,3个月时随访;未达到稳定者,请精神专科医师进行技术指导,1个月时随访。③病情稳定患者:继续执行原治疗方案,3个月时随访。在分类干预中,每次随访时,都应根据患者病情的控制情况,对患者及其家属进行有针对性的健康教育和生活技能训练等方面的康复指导,对家属提供心理支持和帮助。

4. **健康体检** 在监护人和(或)患者本人同意的情况下,每年进行1次健康检查。内容包括一般体格检查、血压、体重、血常规(含白细胞分类)、转氨酶、血糖、心电图。

(四)居家护理

1. **改善家庭的态度和行为** 教育家属做到:①尽快就医:早发现、早治疗,抓住治疗的有效时机;②接受现实,稳定情绪;③了解精神病的知识;④习惯于同精神病患者交流。

2. 做好安全护理 包括:①居住环境中不能有危险物品;危险物品放置在患者不易取得的地方,患者房间里不能有刀、剪、利器、皮带等危险品,尽量使用短毛巾或方巾,每周进行安全检查;②保管好精神药物:家属保管药物,每次服药后检查患者是否服下,防止患者藏药;③观察病情变化;④关心、爱护患者。

3. 协助患者服药,提高服药依从性 包括:①做好药物的保管,防止药物变质、失效、过期等;②家属按医嘱准备好药物,看患者服下;③患者拒绝服药时,要了解拒绝服药的原因,采取相应的措施;④密切观察药物的效果,出现不良反应时,应及时与医生联系。

4. 日常生活护理 包括:①饮食与睡眠:做到生活有规律,定时进餐,保证足够的营养和热量。为患者创造良好的睡眠环境。合理安排休息时间;睡前禁食浓茶、咖啡及各种刺激性的食物,不要看恐怖的小说、电视等。每晚睡眠时间不小于 8~10 小时。②心理支持:正确认识精神疾病,去除病耻感。与患者交流时态度要和蔼,关心患者。病情稳定无攻击行为的患者最好与家人同住。③鼓励患者参与活动,如家务劳动、亲友往来、文体活动等。

5. 帮助患者恢复自知力 家属应该主动与患者交谈,分析症状,帮助患者正确认识病情,促进其自知力的恢复。

6. 家庭康复训练 社区护士应指导家属对患者进行家庭生活技能训练,制订康复技能训练计划,引导患者适应环境,培养良好的生活习惯,保持衣饰床铺整洁,料理家务,使患者成为家里的主人,从而调动患者的主观能动性,解除患者的思想顾虑,为回归社会打好基础。

7. 预防复发 包括:①坚持服药;②识别复发早期的"预警症状",及时予以处理;③正确处理社会心理应激因素;④有效地求助;⑤保持良好的社会角色;⑥避免使用非法药物。

8. 降低自杀风险 引起自杀行为的核心原因是缺乏自信和产生绝望感。家属应保持乐观的态度,积极地感染并鼓舞患者;鼓励患者在遇到应激情况时表达自己的需要;鼓励患者用积极的态度应对继发的病态,如抑郁、焦虑、自责等。

9. 患者发生意外时的对策 患者出现自伤、伤人、噎食等意外时,家属应拨打医疗急救电话或者立即请附近社区卫生服务中心的医护人员抢救,同时,应先行及时对紧急情况进行处置,如止血、催吐、抠食、劝说等。

(刘国莲)

学习小结

本章从慢性病的概念、特点、危险因素、不良影响入手，深入探讨社区慢性病的管理原则及策略、社区管理流程、自我管理及社区护士的作用，进一步阐述了高血压、糖尿病的流行病学特点、危险因素、临床表现、治疗原则、社区管理及居家护理；阐述了严重精神障碍患者的社区管理。

学生通过本章的学习，能够识记慢性病的社区管理流程和自我管理方法，理解常见慢性病的危险因素、治疗原则，应用慢性病自我管理的方法指导高血压患者建立健康的生活方式，应用社区糖尿病管理方法有效指导糖尿病患者控制血糖预防并发症，应用社区资源有效管理严重精神障碍患者。

复习思考题

1. 2002 年，某社区高血压的患病率为 19.60%，高于同年全国高血压患病率的抽样调查结果（18.80%）。高血压是危害该社区人群健康的主要疾病，社区卫生服务中心高度重视高血压的社区管理，高血压患者的检出是社区管理的基本要素和首要任务。请问：如何对该社区进行高血压的筛查？

2. 张某，女性，70 岁，患糖尿病 10 余年，胰岛素治疗 2 年。自诉近 1 周自测餐后血糖在 13mmol/L，用药剂量未改变，饮食控制尚好，特前来社区卫生服务站咨询。请问：社区护士如何指导患者正确使用胰岛素？

3. 患者，女性，32 岁，患精神分裂症 10 年，曾住院治疗。近年来不与家人交流，不换衣服，不洗澡，拒绝服药。家人试图劝其服药时被攻击，药物须由其母偷偷兑入饮料中让她服用。请问：作为社区护士，应如何进行社区精神障碍患者家庭管理？

第十章　社区康复护理

10

学习目标	
掌握	康复、康复护理、社区康复、社区康复护理的概念；社区康复护理评估方法；社区康复护理常用技术。
熟悉	脑卒中患者的康复护理；慢性阻塞性肺疾病患者的康复护理。
了解	社区康复护理的对象、内容和原则。

随着医学科学的进步和发展、生活条件和环境卫生的改善,康复医学已经深入到医学的各个学科并贯穿于健康管理的全过程,尤其是在提高患者生活质量方面起到了积极的作用。

第一节　概述

"康复"一词产生于 19 世纪,原意是指"恢复""复原"。社区康复是 WHO 在 1976 年提出的一种全新的、有效的、经济的康复服务模式,是康复的重要实施途径之一。社区康复护理是社区康复医学的重要组成部分,其实施质量直接影响社区残疾人的康复水平和生活质量。

一、相关概念

(一)康复

WHO 对康复(rehabilitation)的定义是:康复是指综合地、协调地应用医学的、教育的、社会的、职业的各种方法,使病、伤、残者已经丧失的功能尽快地、最大可能地得到恢复和重建,使他们在生理上、精神上、社会上和经济上的能力得到尽可能的恢复,重新走向生活、工作和社会。

(二)康复护理

康复护理(rehabilitation nursing)是以康复的整体医疗计划为依据,围绕全面康复的目标,采取各种专门的功能训练及护理等措施,帮助病、伤、残者提高自理能力,以达到最大限度的康复并使其重返社会的护理过程。

(三)社区康复

社区康复(community-based rehabilitation,CBR)是以社区为基地开展残疾人康复的一项工作。2004 年,WHO 在《社区康复联合意见书》中对社区康复的界定是:"社区康复是以社区内所有残疾人的康复、机会均等及社会包容性提升为社区发展的一种战略。社区康复通过残疾人及其家属、残疾人组织、社区以及相关的政府和民间的卫生、教育、职业、社会机构和其他机构的共同努力来完成"。

相关链接　　　　《社区康复指南》的基本内容

2010 年,世界卫生组织在正式出版的《社区康复指南》(Community-Based Rehabilitation Guidelines)中,将社区康复分成以下五部分 25 个元素:①健康与康复:包括残疾人能享有健康教育、疾病和损伤预防、医疗、康复治疗和辅助器具等服务,这也是目前大部分国家和地区社区康复的主要内容;②教育:包括儿童早期教育、初级教育、高等教育、非正规教育和终身教育;③生计:包括技能发展、就业、社会保障;④社会融合:包括人际帮助、婚姻与家庭、文化与艺术、娱乐休闲与体育、公平,这部分内容更关注残疾人的内心和精神世界;⑤赋权:包括倡导与交流、社区动员、政治参与、自助组织和残疾人组织。

(四)社区康复护理

社区康复护理(community-based rehabilitation nursing)是将现代整体护理融入社区康复,在康复医师的指导下,在社区范围内,以家庭为单位,以健康为中心,以人的生命为全过程,社区护士依靠社区内各种力量,包括残疾者家属、义务工作者和所在社区的卫生、教育、劳动就业和社会服务等部门,对社区的伤残者进行的护理。

二、社区康复护理的对象

1. **残疾人** 包括残损、残疾和残障者,如肢体残疾、听力残疾、言语残疾、智力残疾、精神残疾、多重残疾和其他残疾的人。

2. **老年人** 按照自然规律,老年人经历着身心功能逐渐衰退的过程,常因机体老化或各种慢性病,引起功能障碍而致残疾。随着我国老龄化进程的加快,老年人的社区康复护理服务备受关注。

3. **慢性病患者** 许多慢性病患者病程进展缓慢或反复发作,使相应脏器与器官出现功能障碍,加重了原发病的病情,同时,疾病和环境可造成患者心理创伤,进而导致心理障碍。因此,慢性病患者对康复护理的需求更为明显。

4. **急性病、创伤及手术后患者** 这些患者无论早期、恢复期还是后遗症期,只要存在功能障碍,就是康复护理的对象。

三、社区康复护理的内容

社区康复护理应遵循全面康复的原则,根据康复对象的不同健康需求,纠正其不良行为,预防伤残和慢性病及其并发症的发生,最大限度地发挥伤残者的自理和自立能力,加强病、伤、残者的生活应对能力和适应能力,促进其全面康复。

1. **社区人群残疾普查** 依靠社区的力量,对社区康复对象及康复状况进行全面评估,开展社区健康状况及社区残疾人普查,了解残疾的人数、程度、分布等,并做好分类统计分析,为残疾预防和康复护理计划提供依据。

2. **残疾的预防工作** 积极开展残疾的三级预防工作,协调和依靠社区各方面力量,进行健康教育,落实各项残疾预防措施,尽量避免或减少残疾的发生。

3. **康复训练与指导** 依靠社区力量,采用各种康复护理技术,对残疾人开展有针对性的康复功能训练和康复指导,包括教育康复、职业康复、社会康复、独立生活、辅助器材使用等方面的指导。对疑难和复杂的病例则需要转诊到区、县、市以上的医院或康复中心等有关的专业机构进行康复诊断和治疗。

4. **提供心理支持** 残疾人有其特殊和复杂的心理活动,甚至会有精神及心理障碍和行为异常。康复医护人员应同情并理解患者,时刻掌握其心理动态,及时耐心地提供心理支持。通过心理指导与治疗,使其面对现实,以积极的态度配合康复治疗。

四、社区康复护理的原则

社区护士充分利用社区的资源,积极开展残疾的三级预防工作,根据康复对象的不同需求,利用康复护理技术,为其提供身体、精神、教育、职业、社会生活等全面、整体的康复护理。社区康复护理应遵循以下原则:

1. **功能训练贯穿全程的原则** 功能训练是康复护理的基本内容。早期进行功能训练能够有效预防残疾的发生和发展,后期进行功能训练能够最大限度地保存并恢复机体的功能。社区护士应在总体康复治疗计划下,坚持对患者进行康复功能训练,促进其功能恢复。

2. **功能训练与日常生活结合的原则** 康复护理训练应注重实用性,将训练内容与日常生活活动训练相结合,帮助患者最大限度地恢复自理和自立能力,最终实现自我康复。

3. **重视心理康复的原则** 患者由于自身缺陷,会出现自卑、悲观、失落、抑郁等消极情绪,影响康复的效果。在实施康复护理过程中,应注意观察患者的情绪变化,引导其面对现实,通过积极的康复训练发挥其残存功能,使其最大限度地适应生活,更好地融入社会。

4. **提倡相互协作的原则** 良好的协作是帮助患者取得最大康复效果的关键,社区护士必须与康复小组的其他医务人员进行良好的沟通和交流,及时解决康复中遇到的各种问题。

第二节 社区康复护理方法

康复的最终目的是提高残疾人和疾病后遗症者的生活质量。要实现康复目标,康复护理人员必须具有相关的专业知识并运用科学的工作方法,即社区康复护理程序。

一、社区康复护理评估方法

社区康复护理评估是社区康复护理程序的第一步,它通过收集社区康复护理对象(个体、家庭、社区)相关的资料,对资料进行整理和分析,从而发现影响社区人群的主要健康问题,找出导致这些问题的相关因素,为社区康复护理诊断和社区康复护理计划提供依据。

(一)评估的内容

1. **社区评估** 包括社区的社会环境和地理环境、社区伤残者人口学特征、社区健康状况及康复状况等。社区的社会环境和地理环境主要包括社区伤残者生活的社会、经济和文化状况以及生活居住环境等方面的信息。社区伤残者人口学特征主要包括人口数量、性别、年龄、教育程度、职业状况及婚姻状况等。社区健康状况及康复状况主要包括社区疾病及流行趋势、主要疾病类型、卫生服务状况、康复设施状况及社会支持系统。

2. 家庭评估 包括社区伤残者的家庭结构、家庭功能、家庭环境、家庭资源及家庭资料分析等。

3. 个人评估 包括个人病史、体格检查、康复功能检查、康复评定报告等。询问病史的内容包括现病史、过去史、发育史、心理行为史、家庭和社会生活史。重点询问功能障碍发生的时间、原因、发展过程,对日常生活活动、工作、学习、社会活动的影响,以及治疗和适应情况。体格检查的重点在于与残疾有关的肢体及器官系统的检查。康复功能检查包括评估伤残者功能状况及残存的能力,以及患者的转移能力、平衡能力、日常生活能力、心理状态、语言能力、职业能力、社会生活能力等。

(二)康复护理评定方法

1. 肌力评定 患者由于肢体活动受限、缺乏功能锻炼或功能锻炼不当,往往存在肌力低下等问题。肌力评定是测定受试者在主动运动时肌肉或肌群产生的最大收缩力量。通过肌力评定可以判断有无肌力低下以及肌力低下的范围和程度,找出导致肌力低下的原因,为制订治疗、康复训练计划提供依据。肌力评定分手法检查和器械检查两种。常用徒手肌力检查(manual muscle testing, MMT),其评定标准用 Lovett 分级法(见表 10-1)。

表 10-1 Lovett 分级法评定标准

级别	名称	标准
0	零(zero, O)	无可测知的肌肉收缩
1	微缩(trace, T)	有轻微收缩,但不能引起关节运动
2	差(poor, P)	在减重状态下,能作关节全范围运动
3	尚可(fair, F)	能抗重力作关节全范围运动,但不能抗阻力
4	良好(good, G)	能抗重力及一定阻力,完成关节全范围运动
5	正常(normal, N)	能抗重力及充分阻力,完成关节全范围运动

2. 肌张力评定 肌张力是指肌肉组织在静息状态下的一种不随意的、持续的、微小的收缩,即在做被动运动时,所显示的肌肉紧张度。肌张力评定主要是手法检查,首先观察并触摸受检肌肉在放松、静止状态下的紧张度,然后通过被动运动来判断。肌张力临床分级是一种定量评定方法,检查者根据被动活动肢体时所感觉到的肢体反应或阻力将其分为 0~4 级(见表 10-2)。

表 10-2 肌张力临床分级

级别	肌张力	标准
0	软瘫	被动活动肢体无反应
1	低张力	被动活动肢体反应减弱
2	正常	被动活动肢体反应正常
3	轻、中度增高	被动活动肢体有阻力反应
4	重度增高	被动活动肢体有持续性阻力反应

3. 关节活动范围评定　关节活动范围(range of motion, ROM)是指关节的运动弧度或关节的远端向近端运动,远端骨所达到的最终位置与开始位置之间的夹角,即远端骨所移动的角度。关节活动范围评定就是测量远端骨所移动的角度,可分为主动关节活动范围和被动关节活动范围。测量工具有通用量角器、电子角度计、皮尺、两脚规等,根据测量部位和测量需要的不同,选择不同的测量工具进行测量。主要关节 ROM 的测量方法见表 10-3。

表 10-3　主要关节 ROM 的测量方法

关节	运动	体位	量角器放置方法			正常参考值
			轴心	固定臂	移动臂	
肩关节	屈	坐或立位,臂置于体侧,肘伸直	肩峰	与腋中线平行	与肱骨纵轴平行	屈 0°~180°
	伸					伸 0°~50°
	外展	坐和站位,臂置于体侧,肘伸直	肩峰	与身体中线平行	与肱骨纵轴平行	0°~180°
	内旋	仰卧,肩外展90°,肘屈90°	鹰嘴	与腋中线平行	与前臂纵轴平行	各 0°~90°
	外旋					
肘关节	屈	仰卧或坐或立位,臂取解剖位	肱骨外上髁	与肱骨纵轴平行	与桡骨纵轴平行	0°~150°
	伸					
腕关节	屈	坐或站位,前臂完全旋前	尺骨茎突	与前臂纵轴平行	与第二掌骨纵轴平行	屈 0°~90°
	伸					伸 0°~70°
	尺、桡侧偏移或外展	坐位,屈肘,前臂旋前,腕中立位	腕背侧中点	前臂背侧中线	第三掌骨纵轴	桡偏 0°~25° 尺偏 0°~55°
髋关节	屈	仰卧或侧卧,对侧下肢伸直	股骨大转子	与身体纵轴平行	与股骨纵轴平行	0°~125°
	伸	侧卧,被测下肢在上	股骨大转子	与身体纵轴平行	与股骨纵轴平行	0°~15°
	内收	仰卧	髂前上棘	左右髂前上棘连线的垂直线	髂前上棘至髌骨中心的连线	各 0°~45°
	外展					
	内旋	仰卧,两小腿于床缘外下垂	髌骨下端	与地面垂直	与胫骨纵轴平行	各 0°~45°
	外旋					
膝关节	屈	俯卧、侧卧或坐在椅子边缘	股骨外踝	与股骨纵轴平行	与胫骨纵轴平行	屈 0°~150°
	伸					伸 0°
踝关节	背屈	仰卧,踝处于中立位	腓骨纵轴线与足外缘交叉处	与腓骨纵轴平行	与第五跖骨纵轴平行	背屈 0°~20°
	跖屈					跖屈 0~45°
	内翻	俯卧,足位于床缘外	踝后方两踝中点	小腿后纵轴	轴心与足跟中点连线	内翻 0°~35°
	外翻					外翻 0°~25°

4. 认知功能筛查量表　简易精神状态量表(mini mental state examination, MMSE)作为认知障碍的筛查量表,应用范围广,还可以用于社区人群中痴呆的筛选(见表 10-4)。

表 10-4　简易精神状态量表

1. 现在请问您一些问题:

　(1)今年是哪年?

　(2)现在是什么季节?

　(3)现在是几月份?

　(4)今天是几号?

　(5)今天是星期几?

(6)这是什么城市?

(7)这是什么区?

(8)这是什么医院?

(9)这是第几层楼?

(10)这是什么地方(地址)?

2. 现在我要告诉您三种东西的名称,我说完后请您重复一遍。请您记住这三种东西,几分钟后我还要再问您。

(1)"皮球"

(2)"国旗"

(3)"树木"

请您重复。

3. 现在请您算一算,100减去7,然后从所得的数算下去,请您将每减去一个"7"后的答案告诉我,直到我说"停"为止。

(1)100减去7=

(2)再减去7=

(3)再减去7=

(4)再减去7=

(5)再减去7=

4. 现在请您说出刚才我让您记住的是哪三种东西?

(1)"皮球"

(2)"国旗"

(3)"树木"

5. (1)检查者出示手表,问这是什么?

(2)检查者出示钢笔,问这是什么?

6. 请您跟我说"四十四只石狮子"。

7. 我给您一张卡片(注:卡片上面写着"请闭上眼睛"),请您念一念这句话,并按上面的意思去做。

8. 我给您一张纸,请您按我说的去做,现在开始:

(1)用右手拿着这张纸;

(2)用两只手将它对折起来;

(3)放在您的右腿上。

9. 请您给我写一个完整的句子。

10. 请您照着下面图案的样子把它画下来。

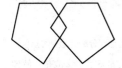

注:正确为1分,错误为0分

注:MMSE总分范围0~30分。正常与异常的分界值与受教育程度有关:文盲(未受教育)组17分,小学(受教育年限≤6年)组20分,中学或以上(受教育年限>6年)组24分;分界值以下为有认知功能障碍,以上为正常

5. 日常生活活动能力评定 日常生活活动(activities of daily living, ADL)能力评定是用特定的方法,从实用的角度出发,对患者独立生活能力及残损状况进行测定,评定患者日常生活基本功能的定量和定性指标。在康复护理中,常用 Barthel 指数评定(见表 10-5)。Barthel 指数评定简单、可信度高、灵敏性高,是目前临床应用最广、研究最多的一种 ADL 的评定方法,它不仅可以用来评定治疗前后的功能状况,而且可以预测治疗效果、住院时间及预后。

表 10-5 Barthel 指数评定内容及记分法

项目	自理	稍依赖	较大依赖	完全依赖
进食	10	5	0	0
洗澡	5	0	0	0
修饰	5	0	0	0
穿衣	10	5	0	0
大便	10	5	0	0
小便	10	5	0	0
上厕所	10	5	0	0
床椅转移	15	10	5	0
行走	15	10	5	0
上下楼梯	10	5	0	0

注:总分为100分。20分以下者为完全残疾,生活完全依赖;20~40分者为重度残疾,生活明显依赖;40~60分者为中度残疾,有功能障碍,生活需要帮助;60分以上者为良,生活基本自理

6. 偏瘫恢复功能评价 常采用 Brunnstrom 六阶段功能评定法(见表 10-6)。Brunnstrom 六阶段功能评定法是评价脑卒中偏瘫肢体运动功能最常用的方法之一,根据脑卒中恢复过程中的变化,将上肢、手及下肢运动功能分为六个阶段或等级,应用其能精细观察肢体完全瘫痪之后,先出现共同运动,以后又分解成单独运动的恢复过程。

表 10-6 Brunnstrom 六阶段功能评定法

阶段	上肢	手	下肢
1	弛缓麻痹,无随意运动	弛缓麻痹,无随意运动	弛缓麻痹,无随意运动
2	开始出现痉挛,共同运动模式可作为联合反应的表现而引出	仅有极细微的屈指动作	出现痉挛,仅有极少的随意运动
3	痉挛加剧,可随意发起共同运动,并有一定的关节运动	能全指屈曲,钩状抓握,但不能伸指,有时可由反射引起	①随意引起共同运动;②坐位和立位时,有髋、膝、踝的协同性屈曲
4	痉挛开始减弱,出现一些脱离共同运动的模式:①手臂可触及腰骶部;②上肢前屈 90°(肘伸展);③屈肘90°,前臂能旋前、旋后	能侧方抓握及拇指带动松开,手指能部分随意地、小范围地伸展	开始脱离共同运动出现分离运动:①坐位,足跟触地,踝能背屈;②坐位,足可向后滑动,使屈膝大于90°
5	痉挛减弱,基本脱离共同运动,出现分离运动:①上肢外展 90°(肘伸展,前臂旋前);②上肢前平举及上举过头(肘伸展);③肘伸展位,前臂能旋前,旋后	①用手掌抓握,能握圆柱状及球形物,但不熟练;②能随意全指伸开,但范围大小不等	从共同运动到分离运动:①立位,髋伸展位能屈膝;②立位,膝伸直,足稍向前踏出,踝能背屈

阶段	上肢	手	下肢
6	痉挛基本消失，协调运动正常或接近正常，5级动作的运动速度达健侧2/3以上	①能进行各种抓握；②全范围的伸指；③可进行单个指活动，但比健侧稍差	协调运动大致正常，下述运动速度达健侧2/3以上。①立位，髋能外展超过骨盆上提范围；②坐位，髋可交替内、外旋，并伴有踝内、外翻

7. 平衡功能评定

（1）三级平衡检测法：是临床上经常使用的方法。一级平衡为静态平衡，被测试者在不需要帮助的情况下能维持所要求的体位。二级平衡为自动态平衡，被测试者能维持所要求的体位，并能在一定范围内主动移动身体重心后仍维持原来的体位。三级平衡为他动态平衡，被测试者在受到外力干扰而移动身体重心后仍恢复并维持原来的体位。

（2）Berg平衡评定量表（Berg balance scale）：是脑卒中康复临床与研究中最常用的量表，共包括14项检测内容，分别是从坐位站起、独立站立、无靠背坐位、从站立位坐下、转移、无支持闭目站立、双足并拢无支持站立、上臂前伸、站立位从地面拾物、站立位转身向后看、转身360°、双足交替踏台阶、双足前后位无支撑站立、单腿站立。每项评分0~4分，总分为56分，测试一般可在20分钟内完成。得分有0~20分、21~40分、41~56分三组，其代表的平衡能力分别对应于坐轮椅、辅助步行和独立行走三种活动状态。如总分低于40分，则预示着有跌倒的危险。

二、社区康复护理常用技术

社区康复护理是一种面向基层的康复服务方式，社区护士应根据康复护理评定的结果，以患者功能训练为中心，采用适当的康复护理技术，使其最大限度地恢复功能，争取早日重返社会。

（一）环境改造

良好的康复环境有利于实现康复目标，无障碍设施是建设良好康复环境的最基本要求。由于残疾人行动不便，常需借助各种辅助工具，因此，社区护士应了解康复环境和设施的基本要求，重视康复环境的建立和选择。

1. 社区环境 环境应有利于功能障碍者，设斜坡楼梯、平台等无障碍通道，以便轮椅通行；人行道应设置缘石坡道，宽度应至少1.2m；公共卫生间应设有残疾人厕位，并安装坐式便器等。

2. 居室环境 在家庭环境中，房间需光线充足且通风情况良好；地面应平坦、防滑；床、椅的高度在60cm左右；各种开关、桌面、窗户和窗台的高度均应调整至合适高度；房间、卫生间等房门应采用推拉门或折叠门，不设门槛，门把手宜采用横执把手；在楼道、走廊、卫生间、浴室和房间的墙壁上距地面1m高处应安装扶手；厨房要有足够空间供轮椅或助行器转向，厨具放置要便于取用；浴室安装长把水龙头开关、坐式便器、坐式淋浴，地面进行防滑处理。

（二）体位及其变换

基本的体位有患侧卧位、健侧卧位、仰卧位、俯卧位、床上坐位、立位。体位变换包括移动、翻身、坐立转换等,其目的是防止压疮和肢体挛缩,保持关节良好的功能位置。

1. 体位

(1)患侧卧位:又称第一体位或首选体位。患侧卧位对偏瘫患者的康复来说是最重要的体位,即患侧肢体在下方,健侧肢体在上方的侧卧位。取患侧卧位时,患者头下给予适宜高度的软枕,躯干稍向后旋转,后背用枕头支撑。患侧上肢前伸,前臂外旋,将患肩拉出以避免受压和回缩,手指伸展,掌心向上。患侧髋关节伸展,膝关节轻度屈曲,放置舒适位,患侧踝关节应屈曲90°位,防止足下垂。健侧上肢放在身上,健侧下肢屈曲置于软枕上(见图10-1)。

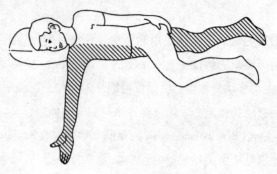

图 10-1　患侧卧位

(2)健侧卧位:即健侧肢体在下方,患侧肢体在上方的侧卧位。取健侧卧位时,患者头下给予适宜高度的软枕。患侧上肢下垫枕,使患肩充分前伸,患侧肘关节伸展,腕、指关节伸展放于枕上,掌心向下。患侧髋关节和膝关节前屈90°左右,置于另一软枕上,注意患侧踝关节不能内翻悬空,以防造成足内翻下垂。健侧上肢可置于舒适位置,下肢平放于床上(见图10-2)。

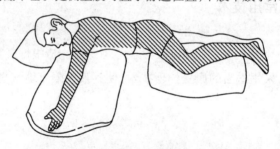

图 10-2　健侧卧位

(3)仰卧位:患者面朝上仰卧,患侧肩下垫一厚软垫,使肩部上抬前挺,患侧上臂外旋稍外展,肘关节、腕关节伸直,掌心朝上,手指自然伸直分开,整个患侧上肢放置于软垫上。在患侧髋部、臀部、大腿外侧下放一枕头,以防下肢外旋畸形。膝关节稍垫起使微屈向内(见图10-3)。

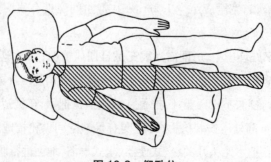

图 10-3　仰卧位

(4)俯卧位:如患者心、肺功能及骨骼情况允许,可采用俯卧位。患者俯卧位时,头偏向一侧,两臂屈曲置于头两侧,胸部、髋部、踝部下方给予适宜高度的软枕。俯卧位可使患者髋关节充分伸展,并可缓解身体后部骨隆突处受压组织部位的压力。

(5)床上坐位:当病情允许时,应鼓励患者尽早在床上坐起。为保持躯体平衡,可在患者背后放置软枕垫实,使脊柱伸展,髋关节屈曲90°左右,达到直立坐位的姿势,患侧上肢抬高,放置于软枕上(见图10-4)。长期卧床的患者坐起时,易发生直立性低血压,宜先从半坐位开始,患者耐受后,逐渐过渡至坐位。

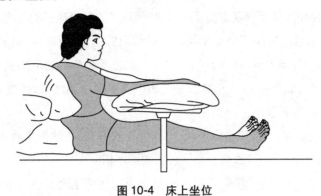

图10-4 床上坐位

(6)立位:患者能够自行坐稳且下肢肌力允许时,可进行起立动作及立位平衡训练,逐渐从扶床站立、依扶站立(扶人、扶拐、扶双杠)到自己站立。患者立位时,护理人员要给予必要的协助,要注意扶持,保护患者,以防意外。

2. 体位变换

(1)床上移动:健侧足伸到患侧足下方,勾住患侧足向一侧动,健侧足和肩支起臀部,然后将下半身移向该侧,臀部向该侧移动,头向该侧移动。患者完成困难时,护理人员可一手放于患者膝关节上方,一手抬起患者臀部,帮助其向一侧移动。

(2)床上翻身:包括主动翻身法和被动翻身法。

1)主动翻身法:患者两手十指交叉相握,在健侧上肢的辅助下,双上肢伸肘,肩关节前屈并上举,屈膝,健侧上肢带动患侧上肢摆向健侧,利用摆动的惯性向患侧翻身。向健侧翻身时,患者屈肘,健侧手前臂托住患侧肘,健侧腿插入患侧腿下方,旋转身体,同时以健侧腿搬动患侧腿、健侧肘搬动患侧肘翻向健侧。

2)被动翻身法:护士一手置于患者颈部下方,一手置于患侧肩胛骨周围,将患者头部及上半部躯干转为侧卧位。然后一手置于患侧骨盆将其转向前方,另一手置于患侧膝关节后方,将患侧下肢旋转并摆放于自然半屈位。向患侧翻身时,帮助患者将患侧上肢外展置于90°体位,患者自行将身体转向患侧。若患者完成有困难,护士可采用向健侧翻身的方法,帮助患者完成动作。

(3)坐立体位转换:当患者身体状况允许时,护士应鼓励患者进行坐立体位转换。患者坐稳后,开始时以健侧足进行,双足开立,腰向前倾,用健侧手抓住扶手,使上半身前倾,使重心移至健侧足上,同时站起。站稳后再试将重心移向患肢,作轮流负重训练。护士可协助患者进行扶站、独立站立,也可给予单拐或双拐辅助器辅助。

(三)日常生活活动能力训练

日常生活活动(activities of daily living, ADL)是指人们为了维持生存以及适应生存环境而每天必须反复进行的、最基本的、最具有共性的活动。日常生活活动能力训练的目的是帮助病伤残者维持、促进和恢复自理能力,以改善健康状况,提高生活质量,使残疾者在家庭和社会中尽量不依赖或部分依赖他人而完成各项功能活动,为回归社会创造必要的条件。日常生活活动能力训练主要包括个人卫生活动训练、更衣训练、进食训练、排泄功能训练、移动训练、轮椅训练等。

1. **个人卫生活动训练**　包括洗手、洗脸、刷牙、梳头、洗澡等。根据患者残疾情况,尽量训练其自己洗漱。洗漱用品应放在患者方便取用的位置;根据患者实际情况,可设计辅助器具,如加粗牙杯手柄直径和改良牙刷以方便抓握、用长柄弯头的海绵球帮助清洗背部等。

2. **更衣训练**　患者能够保持坐位平衡后,可指导其进行穿脱衣裤、鞋袜等训练。训练患者穿脱衣物时,应遵循先穿患侧、先脱健侧的原则。如患者关节活动范围受限,穿脱普通衣服困难,可设计特制衣服,如宽大的前开襟衣服。如患者手指协调性差,不能系、解衣带或纽扣时,可使用拉链、摁扣、搭扣等。

(1)穿脱套头上衣:穿衣时,患者取坐位,整理好上衣方向,用健侧手将患侧手臂套进衣袖并拉至肘关节以上,再穿健侧手,最后套头。脱衣的顺序相反。

(2)穿脱开襟上衣:穿衣时,患者取坐位,用健侧手将患侧手臂套进衣袖内,将上衣提至肩部,健侧手转到身后将另一侧衣袖拉至健侧斜上方,穿入健侧手臂,系好纽扣(见图 10-5)。脱衣的顺序相反。

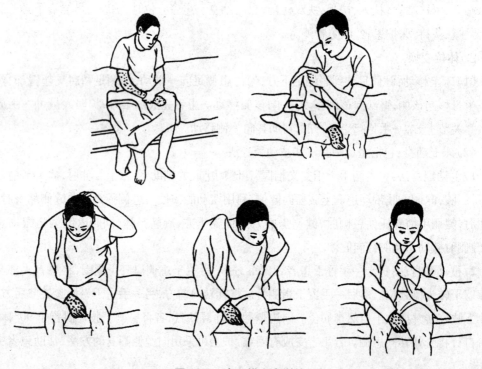

图 10-5　穿开襟上衣训练

(3)穿脱裤子:穿裤子时,患者取坐位,将患侧腿放在健侧腿上,套上裤腿,拉至膝关节以上,放下患侧腿,穿健侧裤腿,拉到膝关节以上,站起后向上提至腰部,整理穿好裤子(见图 10-6)。脱裤的顺序相反。

(4)穿脱鞋袜:患者取坐位,将患侧腿抬起置于健侧腿上,用健侧手为患侧足穿袜子或鞋。将患侧腿放下,重心移至患侧,将健侧腿放在患侧腿上方,用健侧手穿好健侧足的袜子或鞋。脱袜子和鞋的顺序相反。

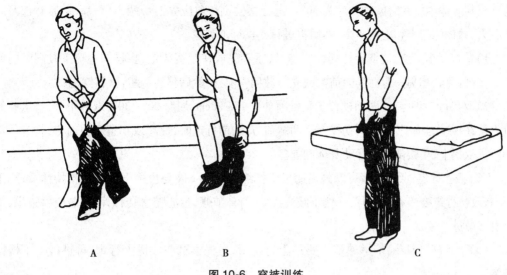

图 10-6 穿裤训练

3. 进食训练 根据患者的功能状态选择适当的餐具,进行体位改变、餐具使用等进餐姿势的训练。

(1)体位选择:进餐时可选择半卧位。根据患者残疾程度不同,选择不同的方法,指导患者用健侧手和肘部的力量坐起,或由他人帮助和使用辅助设备等坐起,维持坐位平衡训练,做到坐好、坐稳。

(2)进食动作训练:食物及餐具放在患者便于使用的位置上。丧失抓握能力、协调性差或关节活动范围受限的患者常无法使用普通餐具,应将餐具加以改良,以便于患者抓握和使用。先训练患者手部动作,再训练进餐动作。有吞咽困难的患者在进餐前,应先做咀嚼和吞咽动作的训练,在确定无误咽危险并能顺利喝水时,可先用流质类饮食,逐步从流质过渡到半流质再到普食,从少量饮食过渡到正常饮食。

4. 排泄功能训练 指导患者做好膀胱排尿功能训练和肠道排便训练。

(1)膀胱排尿功能训练:常用的训练方法包括盆底肌肉训练、排尿习惯训练、诱导排尿反射、屏气法、手压法等。训练时应循序渐进,每2~5小时训练1次,每次10~15分钟。通过膀胱排尿功能训练,可促进患者恢复排尿反射,重新建立排尿规律,预防泌尿系统感染,保护肾脏与膀胱功能。

(2)肠道排便训练:通过调节饮食结构、按摩腹部、训练定时排便等方法,帮助患者建立正常排便规律,在一定时间内排净大便,消除或减少由于大便失禁造成的心理负担,预防因便秘、腹泻、大便失禁所导致的并发症,从而提高患者的生活质量。排便费力时可配合使用缓泻剂、栓剂,必要时给予灌肠。对于无力排便的瘫痪患者,可戴手套用示指蘸润滑剂,伸入肛门做环形刺激。

5. 移动训练 当患者能平稳站立时,应进行移动训练。移动训练是帮助患者学会移动时所需的各种动作,以能够独立完成日常生活活动。

(1)扶持行走训练:护士站在患者的患侧进行扶持,一手扶住患者患侧手,使其掌心向前,另一手从患侧腋下穿出置于胸前,手背靠在胸前处,与患者一起缓慢向前步行。

(2)拐杖行走训练:拐杖训练是用于使用假肢或瘫痪患者恢复行走能力的重要锻炼方法。拐杖长度应按患者的身高及上肢长度而定,拐杖末端着地与同侧足尖中位距离15cm左右,上臂外展与人体中轴线之间的角度为30°。进行拐杖训练前应先锻炼两上臂、肩部、腰背部及腹部肌力,并训练起坐和立位平衡,然后再进行拐杖行走训练。

1)单拐行走训练:健侧臂持拐杖行走时,重心先放在健侧腿上,拐杖与患侧下肢同时向前迈出,健侧下肢和另一臂摆动向前。或先将健侧臂前移,然后移患侧腿,再移健侧腿。

2)双拐行走训练:将两拐杖置于足趾前外侧15~20cm,屈肘20°~30°,双肩下沉,将上肢的肌力落在拐杖的横把上,将两拐杖置于两腿前方,向前行走时,提起双拐置于更前方,将身体重心置于双拐上,用腰部力量摆动身体向前。

(3)独立行走训练:患者可以先借助平衡杠练习健侧下肢与患侧下肢交换支持体重,矫正步态,改善行走姿势。行走时,一侧下肢先迈出,身体前倾,重心随之转移,两下肢交替迈出,整个身体前进。

(4)上下楼梯训练:能够熟练在平地上行走后,可先尝试在坡道上行走,再进行上下楼梯训练。

1)扶栏杆上下楼梯训练:上楼梯时,患者健侧手扶栏杆,先将患肢伸向前方,用健侧足踏上一级,然后将患肢踏上与健肢并行;下楼时,患者健侧手扶栏杆,患侧足先下一级,然后健侧足再下与患侧足并行。

2)使用拐杖上下楼梯训练:上楼时,先将拐杖立在上一级台阶上,健肢蹬上,然后患肢跟上与健肢并行;下楼时,先将拐杖立于下一级台阶上,健肢先下,然后患肢再下。

6. 轮椅训练 轮椅具有轻便、坚固耐用、易收纳搬动、便于操纵控制的特点,是残疾者使用最广泛的辅助性支具,轮椅的使用应根据不同患者残损的程度及保留的功能等具体情况而定,应按处方要求配置和使用轮椅。指导患者使用轮椅,帮助其积极投入社区活动,融入社会,改善生活质量。

(1)轮椅处方

1)座位高度:坐下时,膝关节屈曲90°时足跟至腘窝的距离一般为40~45cm。如座位太高,则轮椅不易推入至桌面下;座位太低则患者承受的压力太大。

2)座位宽度:轮椅座位宽度应为两侧臀部最宽处之间的距离再加上5cm为座位的最佳宽度,即坐下后臀部侧边各有2.5cm的空隙。如座位过宽,不易坐稳,操纵轮椅不便,肢体易疲劳;座位过窄,则患者坐起不便,臀部及大腿组织易受压迫。

3)座位长度:座位长度为后臀部向后最突出部至小腿腓肠肌后缘之间的水平距离减去5~7cm。座位过长,会压迫腘窝部,影响局部血液循环;座位过短,身体重心过于集中,局部受压过重,重心太靠前,轮椅平衡难以掌控。

4)靠背高度:轮椅的背高要求尽可能低,为座面至腋窝的距离减去10cm,但颈椎高位损伤者应选用高靠背,距离为座面至肩部的距离。

5)扶手高度:坐下时,上臂垂直,前臂平放于扶手上,椅面至前臂下缘的高度再加上2.5cm即为扶手高度。如使用坐垫,还应加上坐垫高度。扶手太高,上臂被迫上抬,易疲劳;扶手太低,需要前倾上身才能维持平衡,不仅易疲劳,甚至还会影响呼吸。

6)脚托高度:与座位高度有关。为安全起见,脚托至少应与地面保持5cm的距离。

7)坐垫:为预防压疮,可在靠背上和座位上放置坐垫,坐垫应选择透气性好的材料。

8)其他辅助件:为满足特殊患者需要而设计,可增加手柄摩擦面、扶手安装臂托和轮椅桌,以方便患者饮食、阅读和书写。

（2）轮椅的驱动训练：自行操作轮椅的患者，向前推时先将轮椅闸松开，身体重心后移坐稳，双目正视前方，双上肢向后伸，屈肘，双手紧握轮环后半部分。推动时，上身前倾，双上肢同时向前推并伸直肘关节，当肘关节完全伸直时，放开轮环，如此反复进行。若是偏瘫患者，可利用健侧肢体操纵轮椅。后退时注意观察后方环境，身体稍前倾，缓慢后退，操纵动作与前进时相反。训练时要指导患者熟练掌握轮椅闸的使用，以确保安全。

（3）床与轮椅之间的转移

1）从床移到轮椅：将轮椅置于患者健侧床边，轮椅面向床尾，与床呈30°角，打开踏板，关好轮椅闸。患者用健侧手抓住床档，双足尽量靠近轮椅下方，躯干前倾，然后健侧手和下肢用力支撑身体，站立起来。健侧手扶住轮椅远侧扶手，以健侧腿为轴旋转身体，然后弯腰缓慢而平稳地坐在轮椅上。调整好位置后，用健侧足抬起患侧足，用健侧手将患侧腿放在脚踏板上，松开轮椅闸，轮椅后退离床。

2）从轮椅移到床上：移动轮椅至床旁，使患者健侧靠近床边，与床呈30°角，关好轮椅闸。患者用健侧手提起患侧足，将脚踏板移向一侧，身体向前倾斜并向下撑使臀部向前移至轮椅前缘，双足踏在地上，使健侧足略后于患侧足。健侧手抓住床扶手，身体前屈，用健侧上、下肢支撑身体站立起来，健侧手撑在床边，以健侧腿为轴转身缓慢坐在床上（见图10-7）。

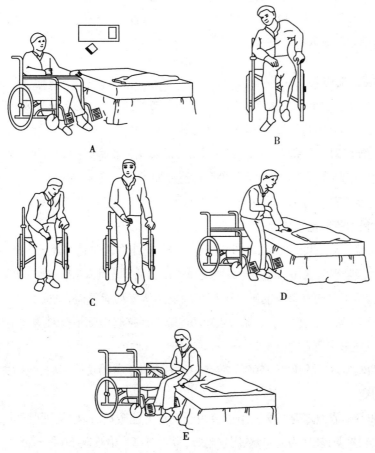

图 10-7　从轮椅移到床上

（4）乘轮椅如厕训练：坐便两侧须安装扶手。患者先将轮椅靠近厕座，关好轮椅闸，旋开脚踏板，身体移向轮椅座前缘，解开裤子，用健侧手扶轮椅扶手站起，然后握住墙上扶手，转身坐于坐便器上。如厕完毕后，用健侧手提起裤子站起整理，再坐到轮椅上返回。训练时，患者身旁须有人保护，以免发生意外。

第三节 社区常见疾病患者的康复护理

社区康复护理可以向肢体残疾或功能障碍者提供医疗护理的救助和服务,协助患者得到社会的帮助和支持,促进他们适应社会生活。

一、脑卒中患者的康复护理

脑卒中(cerebral apoplexy),又称脑血管意外,是指由于各种原因引起急性脑血管循环障碍所致的持续性(>24小时)、局限性或弥漫性脑功能缺损的一组疾病的总称。根据病因和临床表现的不同,可分为出血性脑卒中(脑实质内出血、蛛网膜下腔出血)和缺血性脑卒中(脑梗死、脑栓塞)。脑卒中以突发头痛、头晕、意识障碍等全脑症状和偏瘫、失语及感觉减退等局灶性神经功能缺损为主要特征。

脑卒中的高发病率、高死亡率、高致残率和高复发率严重威胁人类健康,给家庭及社会带来沉重负担。因此,开展社区脑卒中康复护理对改善患者功能障碍、提高其生活自理能力、促进其最大限度回归社会具有重要意义。

(一)常见功能障碍

脑血管意外患者由于病变性质、部位、大小等不同,可能单独发生一种或同时发生多种障碍,偏瘫和失语是脑卒中患者最常见的功能障碍。

1. **运动功能障碍** 是最常见功能障碍之一,常表现为软瘫,是残疾的重要原因。其功能恢复一般经过软瘫期、痉挛期、相对恢复期和后遗症期。

2. **感觉功能障碍** 约65%的脑卒中患者有不同程度的感觉功能障碍,主要有痛觉、温度觉、触觉、本体觉和图形觉的减退或消失。

3. **共济障碍** 又称共济失调,是四肢协调动作和行走时的身体平衡发生障碍。

4. **认知功能障碍** 认知功能属于大脑皮质的高级活动范围,包括感觉、知觉、记忆、注意、识别、理解和智能等。约有35%的脑卒中患者会发生认知功能障碍,主要表现为注意力、定向力、计算力、处理问题能力等水平下降。认知功能障碍损害的程度不仅对脑卒中患者预后有明显的影响,而且还影响患者的康复训练过程。

5. **言语功能障碍** 约40%~50%的脑卒中患者会发生言语功能障碍,包括失语症、构音障碍和言语失用症。

6. **摄食和吞咽能力障碍** 脑卒中患者由于运动功能障碍,口腔周围肌群协调能力、摄食和吞咽运动控制失调,表现为流口水、喝水呛咳,食物在口腔中难以下咽。

7. **日常生活活动能力障碍** 脑卒中患者由于运动功能、感觉功能、认知功能等多种功能障碍并存,导致日常生活能力下降或丧失。

8. **心理障碍** 脑卒中患者由于脑组织受损,常导致情绪障碍、行为障碍、躯体化不适主诉增多、社会适应不良和日常生活无规律等心理问题。

9. **其他** 可因面神经功能障碍而出现额纹消失、口角歪斜及鼻唇沟变浅等表情肌运动障碍,可影响发音和饮食;还可出现大小便功能障碍和自主神经功能障碍。

(二)康复护理评定

对脑卒中患者进行康复护理的前、中、后期,应定期进行详细的康复护理评定,根据脑卒中患者的各种功能障碍及其程度制订康复护理方案。

1. 脑损伤严重程度评定 可采用格拉斯哥昏迷量表(Glasgow coma scale,GCS)进行评定。GCS 是根据睁眼情况(1~4 分)、肢体运动(1~6 分)和言语表达(1~5 分)来判定患者脑损伤的严重程度。GCS≤8 分为重度脑损伤,呈昏迷状态;9~12 分为中度脑损伤;13~15 分为轻度脑损伤。

2. 运动功能评定 常用 Brunnstrom 运动功能评定法、上田敏评定法、Fugl-Meyer 运动功能评定等方法对患者的运动模式、肌张力、肌肉协调能力进行评定。

3. 平衡功能评定法 可采用三级平衡检测法和 Berg 平衡评定量表进行评定。

4. ADL 评定 常用 Barthel 指数进行评定。

5. 生存质量评定 可采用访谈法、自我报告、观察法及量表评定法进行评定。生存质量的评定至少包括 6 个方面,即身体功能、心理状况、独立能力、社会关系、生存环境、宗教信仰与精神寄托。常用的评定量表包括世界卫生组织生存质量评定量表(WHOQOL-100)、健康状况SF36(36-item short-form)及健康生存质量表(quality of well-being scale,QWB)等。

6. 其他功能障碍的评定 包括感觉功能评定、认知功能评定、失语症评定、构音障碍评定和心理评定等。

(三)康复护理措施

根据脑卒中患者疾病发展的不同时期提供相应的康复护理,以达到防止并发症、减少后遗症及继发残疾,以及功能恢复的目的,提高日常生活活动能力。

1. 软瘫期的康复护理 软瘫期是指发病 1~3 周内(脑出血 2~3 周,脑梗死 1 周左右),患者生命体征平稳,意识清楚或有轻度意识障碍,患肢肌力、肌张力低下,腱反射减弱或消失。在不影响临床抢救、不造成患者病情加重的前提下,应及时做好康复护理,预防并发症及继发性损害的发生。

(1)良肢位:又称抗痉挛体位,是为防止或对抗痉挛模式的出现,保护肩关节以及早期诱发分离运动而设计的一种治疗性体位,能预防上肢屈肌和下肢伸肌的典型痉挛模式,是早期抗痉挛治疗的重要措施之一。主要有患侧卧位、健侧卧位及仰卧位。

(2)被动运动:如患者生命体征平稳、病情稳定,在发病后 3~4 日,虽无主动肌力收缩,无法完成主动运动,但应对其患肢所有关节做全范围的关节被动运动,以防关节挛缩。每日 2~3次,从大关节到小关节缓慢进行,要循序渐进,直至主动运动恢复。

(3)主动运动:能完成主动运动的患者,可通过徒手操和器械练习等,促使肩胛带和骨盆带的功能恢复。此期所有主动训练应在床上进行,幅度由小到大,要循序渐进,活动范围应在达到最大可能范围后再稍用力超出,以轻度疼痛作为终止信号,然后稍作停顿,再还原。

1)翻身训练:指导患者学会两侧翻身,以免长期固定于一种姿势,出现肺部感染、压疮等并发症。

2)桥式运动:在床上进行翻身训练时,须加强患侧伸髋屈膝肌的练习,可有效避免患者以后行走时出现偏瘫步态。具体方法:患者仰卧位上肢放于体侧;双下肢屈髋屈膝;双足平踏于床面,伸髋,使臀部抬离床面,维持该姿势持续5~10秒。若髋外旋外展无法支持时,护士可帮助其将患侧膝稳定。进一步训练逐渐让患者将健侧足抬离床面,单用患侧负重进行上述运动。

(4)按摩:按摩患肢可促进血液和淋巴回流,防止和减轻水肿,同时也是一种运动-感觉刺激,利于患者运动功能的恢复。

2. 痉挛期的康复护理　在软瘫期2~3周左右,肢体开始出现痉挛并逐渐加重,常持续3个月左右。此期的康复护理目标是通过摆放抗痉挛姿势来控制异常的运动模式和预防痉挛模式,促进分离运动恢复,加强偏瘫侧肢体的主动活动并与日常生活活动相结合。

(1)抗痉挛训练:患者患侧上肢大多以屈肌痉挛占优势,下肢大多以伸肌痉挛占优势。上肢可采用卧位抗痉挛训练:采用 Bobath 式握手上举上肢,使患侧肩胛骨向前,患侧肘伸直;下肢可采用仰卧位双腿屈曲,采用 Bobath 式握手抱住双膝,将头抬起,前后摆动使下肢更屈曲。此外,桥式运动也有利于抵制下肢伸肌痉挛。

(2)患侧肢体功能训练:①被动运动肩胛带和肩关节:患者仰卧,采用 Bobath 式握手以健侧手带动患侧手上举,伸直和加压患侧臂;②下肢控制能力训练:可通过髋、膝屈曲训练,踝背屈训练及下肢内收和外展控制训练进行。

(3)坐位、立位及平衡训练:详见本章第二节相关内容。

3. 恢复期康复护理　恢复期一般在发病后的4~6个月。该期肢体肌肉痉挛已基本消失,分离运动平衡,协调性良好,但速度较慢。因此,该期的康复护理目标是指导患者进一步进行选择性主动运动,恢复运动速度,掌握日常生活活动技能,提高患者生活质量。

(1)上肢和手功能训练:进一步加大痉挛阶段中各种训练的难度,抑制共同运动,提高运动速度,促进恢复手的精细动作。

(2)下肢功能训练:抑制痉挛,促进患者下肢运动的协调性,进一步增加其下肢的负重能力,提高其步行效率。

(3)ADL 训练:详见本章第二节相关内容。

4. 后遗症期康复护理　后遗症期一般在发病后1~2年左右。脑损伤导致的功能障碍,受损的功能在相当长的时间内不会有明显的改善,主要表现为偏瘫侧上肢运动控制能力差和手功能障碍、构音障碍、失语、运动姿势异常等。此期康复护理目标为指导患者继续进行训练和利用残余功能,使用健侧肢体代偿部分患侧肢体的功能,同时指导家属尽可能改善患者的周围环境,以实现患者最大程度的生活自理。包括帮助患者及家属进行家庭起居用品的设置和改造,保证患者活动无障碍;继续维持各项功能训练,防止患者异常肌张力和挛缩进一步加重;进行各种代偿性功能训练,包括矫形器、轮椅等的使用,以补偿患者的患肢功能。

5. 心理支持与护理　脑卒中患者因偏瘫、失语等后遗症,生活不能完全自理,往往表现出焦虑、忧郁、悲观、恐惧、暴躁、易怒等心理反应。特别在与他人交流困难时,会显得焦虑不安。社区护士应尊重、同情和理解患者,耐心细致地与患者交谈和沟通,积极进行心理疏导。指导患者正确认识自身疾病,对患者提出的各种问题进行合理解释,鼓励患者以简单语言、手势或用笔写字来表达。同时,鼓励家属关心体贴患者,多与患者交流,创造良好的家庭气氛,使患者解除心理障碍,树立康复信心。

6. 健康教育　指导患者保持卧室安静舒适,尽量避免引起血压及颅内压增高的诱因;戒烟戒酒,控制血糖和血脂在正常范围;积极治疗疾病,密切观察病情变化,如有异常变化应及时就诊,避免复发或加重病情。

二、慢性阻塞性肺疾病患者的康复护理

慢性阻塞性肺疾病(chronic obstructive pulmonary disease,COPD)是一种可以预防和治疗的常见疾病,其特征是持续存在的气流受限。气流受限呈进行性发展,伴有气道和肺对有害颗粒或气体所致慢性炎症反应的增加。急性加重和合并症影响患者整体疾病的严重程度。肺功能检查对明确是否存在气流受限有重要意义。

COPD 患者因肺功能进行性减退,其劳动力和生活质量将受到严重损害,已成为影响人类健康的重要公共卫生问题。根据 WHO 和世界银行赞助的全球性疾病负担研究课题估计,全球男性和女性 COPD 发病率分别为 9‰～34‰和 17‰～33‰。欧洲最新研究调查显示,吸烟盛行地区 COPD 发病率高达 80‰～100‰。我国的流行病学调查表明,40 岁以上人群 COPD 患病率为 8.2%,患病率之高十分惊人。

(一)病因
病因尚不明确,可能与下列因素有关。

1. 不可干预的危险因素 与遗传有关,我国人群中 α_1-抗胰蛋白酶缺乏在肺气肿发病中的作用尚待明确。基因多态性在 COPD 的发病中有一定作用。

2. 可干预的危险因素

(1)吸烟:吸烟是 COPD 最常见的危险因素。吸烟者呼吸道症状、肺功能受损程度以及患病后病死率均明显高于非吸烟者。被动吸烟亦可引起 COPD 的发生。

(2)职业性粉尘和化学物质:接触职业性致纤维化尘埃(煤粉、硅石、石棉)和混合物(混合型粉尘、煤气油烟混合物),均可导致与吸烟无关的 COPD。

(3)空气污染:在通风欠佳的居所中采用生物燃料烹饪和取暖所致的室内空气污染与COPD 的发病有关。室外空气污染与 COPD 发病的关系尚待明确。

(4)感染:呼吸道感染是 COPD 发病和症状加剧的另一个重要因素,主要为病毒和细菌感染。

(5)社会经济状况:COPD 发病与社会经济状况相关。这可能与社会地位低,经济条件差,存在室内、室外空气污染,居住环境拥挤,营养不良等状况有关。

(二)临床表现

1. 症状 呼吸系统症状有慢性咳嗽、咳痰、气短或呼吸困难、喘息和胸闷;全身性症状有体重下降、食欲减退、外周肌肉萎缩和功能障碍,常伴有精神抑郁和(或)焦虑等心理问题。

2. 体征 桶状胸,常见呼吸变浅,频率增快,皮肤黏膜发绀,伴右心衰竭者可见下肢水肿、肝脏增大;肺叩诊可呈过清音;两肺呼吸音可减低,呼气相延长,心音遥远,剑突部心音较清晰响亮。

3. 分期 COPD 病程可分为急性加重期与稳定期。急性加重期是指患者出现超越日常状况的持续恶化,并需改变基础 COPD 的常规用药者。稳定期则指患者咳嗽、咳痰、气短等症状稳定或症状轻微。

(三)治疗原则

1. 稳定期 避免或防止粉尘、烟雾及有害气体吸入;应用药物如支气管舒张剂治疗;配合家庭氧疗、呼吸功能锻炼等。

2. 急性加重期 选择敏感的抗菌药物、支气管舒张剂及糖皮质激素治疗。

3. 并发症的治疗 不需要改变COPD治疗方案,对于并发症的治疗可根据相应疾病的治疗原则进行。

(四)康复护理措施

1. 协助进行COPD筛查 应对吸烟者、职业性接触粉尘者及空气污染严重地区人群进行评估,高危人群进行筛查,及早发现COPD。

2. 指导COPD患者进行自我护理

(1)戒烟:戒烟已被明确证明可有效延缓肺功能的进行性下降。因此,应该教育并督导吸烟的COPD患者戒烟,并避免被动吸烟。

劝导患者戒烟的方法有:①加强健康教育,树立戒烟的决心和信心;②采取逐步戒烟的方法,如逐步减少每天吸烟支数,逐步延长吸烟间隔时间;③避免诱发吸烟的因素,如不与吸烟的人聚会,不随身带烟、打火机等;④家庭成员应随时提醒戒烟者,注意吸烟的危害;⑤采用替代疗法,如用戒烟糖或戒烟茶代替吸烟。

(2)避免诱因:嘱患者尽量避免或防止粉尘、烟雾及有害气体吸入。

(3)饮食:选择高热量、高蛋白、高维生素、易消化的食物,少量多餐,细嚼慢咽,避免过多摄入碳酸饮料、马铃薯、豆类等产气食物,鼓励多饮水以稀释痰液。

(4)长期家庭氧疗(long term oxygen therapy,LTOT):对COPD并发慢性呼吸衰竭者可提高生活质量和生存率。一般采用鼻导管持续低流量(1~2L/min)吸氧,每天持续15小时以上(包括睡眠时间)。LTOT的使用指征:①$PaO_2 \leqslant 55mmHg$或动脉血氧饱和度$SaO_2 \leqslant 88\%$,有或没有高碳酸血症均可使用;②PaO_2 55~60mmHg或$SaO_2 < 89\%$,并有肺动脉高压、心力衰竭或红细胞增多症(红细胞比积>55%)。目的是使患者在海平面、静息状态下,达到$PaO_2 \geqslant 60mmHg$和(或)使SaO_2升至90%。

家庭用氧注意事项:①用氧安全尤为重要,供氧装置应防震、防油、防火、防热,并远离烟火和易燃品,至少距离火炉5m,距暖气1m;②控制氧气流量,一般为1~2L/min,且应调好流量再使用;③氧疗装置如鼻导管、鼻塞、湿化瓶等应定期消毒;④氧气的湿化,从压缩瓶内放出的氧气湿度大多低于4%,低流量给氧一般应用湿化瓶,湿化瓶内应加1/2的冷开水;⑤购买制氧机的患者应仔细阅读说明书后再按要求使用。

(5)呼吸功能锻炼

1)缩唇呼吸:通过缩唇形成的微弱阻力延长呼气时间,增加呼气时的气道阻力,延缓小气道的闭陷。方法为用鼻吸气,缩唇(吹口哨样),用口缓慢呼气,同时配合腹式呼吸。

吸气与呼气时间比为1:2或1:3;缩唇大小程度以呼气时能使距口唇约15~25cm处的蜡烛火焰倾斜但不熄灭为宜。

2)腹式呼吸(膈式呼吸):患者取立位、平卧位或半卧位,用手、小枕或书本置于上腹部以观察腹部运动,配合缩唇呼吸进行。用鼻吸气时使膈肌最大程度下降,腹肌松弛,腹部鼓起;用口缓慢呼气时,腹肌收缩,膈肌松弛,因腹腔内压力增高而使膈肌上抬,促使气体排出,腹部下陷。

缩唇呼吸和腹式呼吸每天训练3~4次,每次重复8~10遍。

(6)康复运动:推荐在空气清新的环境下进行散步、慢跑、太极拳、气功等有氧运动。餐后2小时内避免运动,运动强度以与人交谈时不发生明显气促为宜,活动时间可逐渐增加。

相关链接　　　　　　　　　太极拳可作为传统肺康复锻炼的替代方法

　　广州呼吸健康研究院研究团队的最新研究成果在 *CHEST* 杂志发表:太极拳这一柔缓的、循序渐进的运动方式可作为一种成本更低、更易实行的康复锻炼形式,在改善COPD患者功能状态方面的效果与传统肺康复锻炼相当。

　　这项研究纳入120名未使用过支气管舒张剂的中国农村COPD患者,在给予所有患者茚达特罗治疗后将他们随机分成两组,分别接受传统肺康复锻炼和太极拳锻炼。该项目的主要负责人、呼吸疾病国家重点实验室罗远明教授称,研究结果显示在正式康复锻炼结束时,两组患者的圣乔治呼吸问卷评分改善程度相近,而在康复锻炼结束后第3个月,生活质量量表、六分钟步行距离、呼吸困难量表、股四头肌肌力在太极拳组中的改善较肺康复组则更为显著,可以认为太极拳是传统肺康复锻炼合适的替代方法,甚至可能获得更好的远期收益。

(7)预防感染:保持室内空气新鲜;避免接触呼吸道感染者,减少被感染的机会;根据气温变化适时增减衣物,避免感冒。

(8)心理疏导:鼓励COPD患者以积极的心态对待疾病,培养生活爱好以分散注意力,缓解紧张、焦虑情绪。

3. 随访　开展门诊随诊、电话随访,指导COPD患者出现呼吸困难加重、发热等症状时,应及时到医院就诊。

（李　强）

学习小结

本章主要解释了康复、社区康复、康复护理、社区康复护理等概念，陈述了社区康复护理的对象、内容和原则，阐述了社区康复护理评估方法、社区康复护理常用技术，介绍了脑卒中患者、慢性阻塞性肺疾病患者的康复护理，使学生对社区康复及社区康复护理有了一个较为全面的了解，为其今后在社区康复护理的研究和应用提供了一些思路和方法。

通过本章内容的学习，强调社区护士应重视加强社区康复知识的普及宣传教育工作，同时提高自身的专业素质，应识记康复、康复护理、社区康复、社区康复护理的概念，理解社区康复护理的对象、内容和原则，运用社区康复护理评估方法和康复护理常用技术为脑卒中患者、慢性阻塞性肺疾病等患者提供社区康复护理服务，使患者早日回归社会。

复习思考题

1. 患者，男性，60岁，高血压病史10余年，1个月前因脑卒中入院，住院期间接受了系统的治疗和护理，病情基本得到控制，由于经济困难，患者及家属要求出院回家进行休养。目前，患者在家里卧病在床，神志清，有偏瘫及感觉功能减退等症状。请问：作为社区护士，应如何指导患者进行日常活动训练？

2. 李先生，62岁，吸烟25年，患慢性支气管炎15年。近6个月活动后气促明显，3日前由于天气突变，咳嗽加重，痰多，黏稠不易咳出，诊断"慢性阻塞性肺疾病，肺部感染"收入院。经吸氧、抗炎、祛痰、平喘等治疗后，病情好转，予以出院。出院时，血气分析示 PaO_2 50mmHg，$PaCO_2$ 35mmHg。

李先生平日以素食为主，尤其爱吃豆制品。患病前每日吸烟20支，现每日1~2支。脾气急躁、易怒，喜欢看电视、下象棋等室内娱乐活动，无宗教信仰。李先生与老伴同住，有一儿一女，均已结婚生子，儿子与其住在一起，家庭关系融洽。家庭经济状况和支持系统良好，但家人不知道应该怎样协助李先生改善呼吸困难的症状。请问：

(1)该患者生活习惯是否科学？

(2)应如何指导患者进行自我健康管理？

(3)该患者是否需要长期家庭氧疗？如果进行家庭氧疗，应指导患者注意哪些问题？

第十一章　社区临终关怀

11

随着社会和科学的发展,人口老龄化的迅速增长,临终关怀日益受到关注,它与预防、治疗和康复同等重要。因此,社区护士要更新观念,满足临终患者的健康需求,为临终患者提供整体护理、人文关怀的服务。

第一节　概述

临终关怀是由多学科的专业人员组成的临终关怀团队共同为临终患者实施治疗和护理服务,而护士在临终关怀服务中起着重要作用。因此,护士应掌握临终关怀的相关知识,才能为临终患者提供更专业的服务。

一、临终关怀的概念

(一)临终的概念

临终(dying)又称濒死,是指由于疾病末期或意外事故,造成人体主要器官生理功能衰竭,生命活动走向终结,不能用现有的医疗技术挽救其生命,死亡即将发生的过程。临终是死亡过程的最初阶段,其特点是机体各脏器功能及各项生命体征极度微弱,并随时可能停止。临终的时限目前尚没有统一的界定标准,在美国,临终阶段的时间范围为存活 6 个月以内;在日本,为 2~6 个月;在英国,为预后 1 年以内;在我国,为 2~3 个月。

(二)临终关怀的概念

临终关怀(hospice care)是指由多学科的专业人员和社会各层次人员(护士、医生、社会工作者、志愿者以及政府和慈善团体人士等)组成的团队向临终患者及其家属提供的包括生理、心理和社会等方面的一种全面性支持和照料。其目的在于使临终患者的生命得到尊重,症状得到减轻或控制,生命质量得以提高,患者能够安宁、舒适地走完人生的最后旅程,同时使临终患者家属的身心健康得到维护和增强。临终关怀是一种人性化的关怀理念。早在 18 世纪,法国的慈善修女会在全国建立了临终关怀组织,为临终患者提供合理而有尊严的护理措施。19世纪爱尔兰都柏林临终关怀机构成立,标志着现代临终关怀的产生。20 世纪 60 年代,临终关怀运动正式兴起。1967 年,英国伦敦的圣·克里斯多福安宁院(Saint Christopher's Hospice)率先尝试以医疗团队为临终患者提供各种全面的专业服务,并辅导家属度过哀恸期的医疗照顾方式,该机构影响深远,成为以后所有临终关怀组织的参考。目前全世界已有 70 多个国家和地区开展了临终关怀服务,在英国、美国等发达国家已发展成为一门独立的学科。我国第一个临终关怀机构于 1988 年在天津成立,近年来,全国各地以临终关怀机构、综合医院内附设临终关怀病房、社区康宁中心及居家照料等多种形式开展临终关怀。

二、临终关怀的意义

临终关怀是我国卫生保健体系自我完善的必然趋势与要求,是社会进步和卫生保健发展的重要体现,特别是随着我国进入老龄化社会,对临终关怀的需求更为迫切,更具有实际意义。

1. 符合人类追求高生命质量的客观要求　临终关怀关注人的尊严,在减轻或消除患者生理、心理痛苦的同时,使患者获得安宁、平静、舒适,保持应有的生命质量。

2. 体现医护工作者对人性的尊重和关怀　用精湛的护理技能以及姑息、支持疗法等对患者实施整体护理,为其提供心理上的关怀与安慰,减轻躯体和精神上的痛苦,使其有尊严地走完生命的最后阶段,体现对生命的尊重。

3. 减轻家庭和社会的负担,减少医疗资源的浪费　实施临终关怀是主动关注患者生活质量,减轻患者家庭不必要的经济支出,同时,不盲目地浪费昂贵的医疗资源。

4. 帮助患者及家属正确面对死亡　了解临终患者与家属的心理需求,给予心理支持及对症干预,使患者坦然面对死亡,同时,缓解患者家属在亲人离去后的悲伤情绪,使其逐步投入和适应新的生活。

5. 促进社会文明与进步　临终关怀体现了现代社会人们对生活质量的追求,体现了现代护理对人类生命全过程的关注,是社会文明与进步的标志。

三、临终关怀的原则

临终关怀是对救治无望的患者实施临终照护,是以提高临终患者生活质量为宗旨,而非无限延长患者的生存期,因此,社区护士应明确临终关怀的基本原则和伦理原则。

(一)基本原则

1. 照顾为主的原则　对临终患者提供生理和心理的全面照顾和支持,协助建立正常、健康的人际关系和社会支持系统。

2. 适度治疗的原则　对临终患者采取的治疗以姑息治疗为主,针对患者的症状采取相应的治疗和个体化护理,以减轻或解除患者的痛苦,同时减少不必要的医疗资源支出。

3. 关注心理的原则　针对临终患者的复杂心理活动,应主动了解其心理需求,给予关心和安抚,提供心理支持,帮助患者正确地面对死亡。

4. 整体服务的原则　为临终患者及其家属提供全面的护理服务,包括照护临终患者、帮助家属应对哀痛、提供居丧服务、社会支持等。

5. 人道主义的原则　对临终患者表示同情与理解,表达更多的爱心和关心,主动提供支持和帮助,尊重他们的权利与尊严,满足他们合理的需求。

(二)伦理原则

1. 知情同意的原则　帮助患者了解自身的疾病,树立正确的死亡观,向患者及其家属详细解释各种治疗的方法及其效果、副作用等,尊重患者及家属根据自身情况选择治疗手段的权利。

2. 尊重和关怀的原则　使用药物缓解或消除患者痛苦,同时,应主动了解患者的心理反应和需求,用爱心去抚慰患者,有针对性地提供心理辅导和支持。

3. 公平的原则　公平、公正、友爱地对待每个临终患者,满足其生命安全和身心健康不受侵害的权力。

第二节 社区舒缓护理

舒缓护理作为一种全面照顾,通过对临终患者常见症状的预测、预防及处理来优化患者生命质量,涵盖生理、心理、情感、社会等方面,贯穿于疾病的始终。社区护士应了解临终患者和家属的生理和心理需求,给予理解和关爱,营造安详和谐的环境,帮助他们提高生活质量,让患者能舒适、宁静、坦然地走完人生的旅程,减轻家属的悲伤和痛苦,尽快适应新的生活。

一、临终患者常见症状及其护理

临终患者常发生器官功能衰竭,表现出疼痛、恶心、呕吐、呼吸困难、排便异常、压疮等症状,护士应及时评估,制订相关的护理措施,有针对性地进行护理。

(一)疼痛

疼痛是临终患者常见的临床症状,疾病不仅对患者的躯体造成痛苦,而且在精神、心理、社会关系方面同样带来不同程度的影响。疼痛发生时,伴随紧张、不安、焦虑、沮丧、痛苦、厌食、失眠、恐惧等,严重影响患者的生活质量。随着疼痛程度的加剧和时间的延长,患者的人格常发生不同程度的改变。因此,在护理过程中要观察疼痛性质、部位、程度及持续时间,及时采取有效措施控制或减轻疼痛,提高其生活质量。

1. **治疗** 控制疼痛的方法包括药物镇痛和非药物镇痛。

(1)药物镇痛:WHO癌痛治疗专家委员会于1986年提出了癌痛药物治疗遵循的三阶梯镇痛疗法(three steps analgesic therapy),其基本原则是口服给药、按时给药、按阶梯给药、个体化给药、注意细节。按患者疼痛程度选用镇痛药物,轻度疼痛可给予非阿片类镇痛药物(如阿司匹林)加减辅助药;中度疼痛可给予弱阿片类镇痛药物(如可卡因)加减非阿片类镇痛药物和辅助药;重度疼痛用强阿片类镇痛药物(如吗啡)加减非阿片类镇痛药物和辅助药。

(2)非药物镇痛:根据引起或加重患者疼痛的原因和程度,在使用药物镇痛的同时配合非药物镇痛方法,帮助患者减轻疼痛和缓解躯体不适,这些方法包括松弛疗法、音乐疗法、针刺疗法、神经阻滞疗法、意念止痛法等。

2. **护理**

(1)护理评估:疼痛是患者的一种主观感受,评估时首先要重视患者的主诉,不能主观臆断;其次是动态评估各项疼痛指标,观察疼痛的变化。常用的评估方法有:

1)WHO四级疼痛分级法

0级:无痛。

1级(轻度疼痛):有疼痛但不严重,尚可忍受,睡眠不受影响。

2级(中度疼痛):疼痛明显,不能忍受,睡眠受干扰,要求用镇痛剂。

3级(重度疼痛):疼痛剧烈,不能忍受,睡眠严重受干扰,需要用镇痛剂。

2)口述描绘评分法(Verbal Descriptor Scale,VDS):该方法是采用形容词来描述疼痛的强度。把一条直线等分成5段,每个点均有相应的描述疼痛的形容词,从"没有疼痛""轻度疼痛"

"中度疼痛""重度疼痛""非常严重的疼痛"到"无法忍受的疼痛",按由轻到重的顺序排列。"没有疼痛"被评估为0分,之后每级增加1分。因此,每个疼痛的描述都有相应的评分,以便定量分析疼痛。这样,患者的疼痛程度评分就是最适合其疼痛水平的形容词所代表的数字(见图11-1)。

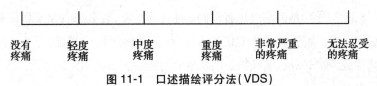

图11-1 口述描绘评分法(VDS)

3)数字等级评分法(numeric rating scale,NRS):目前临床常用数字疼痛评估量表来评估患者疼痛强度。量表是由0~10数字等份标出的线性标尺,"0"表示无痛,"10"表示最痛。患者根据自己所感受到的疼痛程度在直线上选择某一点画上"×"代表当时疼痛的程度(见图11-2)。

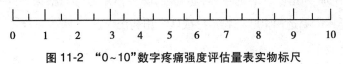

图11-2 "0~10"数字疼痛强度评估量表实物标尺

4)视觉模拟评分法(visual analogue scale,VAS):是目前临床上最常用的疼痛程度定量评估方法。在纸上画一条10cm的长线,不作任何划分,仅在直线两端分别为"0"和"10""0"表示无痛,"10"表示难以忍受的剧烈疼痛。请患者根据自己感受到的疼痛程度在直线上做出标记,然后使用直尺测量从"0"端到患者确定点的直线距离,用测量到的数字表达疼痛强度(见图11-3)。

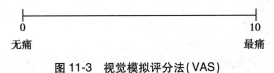

图11-3 视觉模拟评分法(VAS)

5)Wong-Baker面部表情疼痛评分法(wong-baker faces pain rating scale):目前临床常用于老年人、儿童及智力受损的成年人。"0"表示非常愉快,无疼痛;"1"表示有一点疼痛;"2"表示轻微疼痛;"3"表示疼痛较明显;"4"表示疼痛较严重;"5"表示剧烈疼痛,但不一定哭泣。患者根据自己当前感受,选择相应的脸谱表达疼痛程度(见图11-4)。

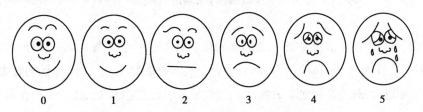

图11-4 Wong-Baker 面部表情疼痛评分法

(2)护理措施

1)加强基础护理:保持口腔、皮肤的清洁,预防并发症的发生。

2)心理护理:鼓励患者说出痛苦的感受,表示同情和理解,给予安慰;指导患者疼痛时采用深呼吸、肌肉放松、听舒缓音乐等行为疗法,调动患者积极的心理因素,减轻或解除焦虑等不良情绪,指导家属提供必要的家庭支持。

3)为患者创造良好的环境:保持环境安静,光线充足,通风良好,温湿度适宜,减轻外界因素对患者的不良刺激,使患者感到轻松、舒适。

4)观察镇痛药物的效果及副作用:镇痛药的副作用主要有出血、消化道溃疡、肝肾功能损伤等。阿片类镇痛药的副作用有恶心、呕吐、便秘和尿潴留,甚至呼吸抑制。用药期间应密切监测患者意识状态及呼吸情况,及时发现异常并遵照医嘱对症处理。

5)教育指导:①指导和帮助临终患者正确表述疼痛程度,教会患者及家属使用疼痛评估的工具;②指导临终患者了解镇痛药物的使用方法、疗效及副作用;③向临终患者及其家属做好耐心的解释,减轻或消除其对镇痛药物耐药及成瘾的担心。

(二)恶心、呕吐

恶心、呕吐也是临终患者的常见症状,常由药物因素引起,如控制疼痛的阿片类药物会诱发患者出现恶心、呕吐等胃肠道症状;其次,消化道梗阻、电解质紊乱等也会引起恶心、呕吐。

1. 治疗　治疗原则是以预防为主,对症处理,减轻不舒适感。根据不同原因采取相应的对症治疗措施,遵照医嘱选用止吐药物治疗或联合用药治疗。

2. 护理

(1)护理评估

1)恶心、呕吐发生的原因及诱发因素:是否与周围环境、服用镇痛药物及消化道梗阻等因素有关。

2)患者恶心、呕吐的程度、频率,呕吐物的量及性质。

3)患者的精神状态:呕吐是否与患者的精神因素有关,有无焦虑、抑郁。

4)患者有无脱水征象:观察患者皮肤黏膜是否干燥,眼眶有无凹陷,尿量、尿液的颜色及比重等情况。

(2)护理措施

1)创造良好的环境:①为患者营造轻松、舒适的治疗环境;注意减少各种不良刺激,如污物、药物、异常气味等,以防不良的条件反射而诱发恶心、呕吐;②保持舒适的体位,发生呕吐时取侧卧位或头偏向一侧,以防窒息;③呕吐后帮助患者漱口,及时清理呕吐物。

2)遵照医嘱正确使用药物:常用的止吐药物有恩丹西酮、格雷司琼、托烷司琼、甲氧氯普胺等。对呕吐严重者可根据病情使用镇静剂如地西泮、H_2 受体阻断药及地塞米松等。甲氧氯普胺使用后可发生锥体外系症状和直立性低血压,用药前应向患者做好解释,用药后加强观察和巡视。

3)饮食护理:①给予清淡易消化、适合患者口味的食物,少食多餐;②适当增加富含色氨酸的食物,如豌豆苗、熟栗子、乌贼、糯米等,注意色、香、味的搭配,避免油腻、辛辣的食物;③可在呕吐的间歇期进食,避免餐后立即平躺,预防食物反流引起恶心、呕吐;④避免进食有强烈刺激气味的食物,如臭豆腐、麻辣食品等;⑤保持口腔清洁卫生,增进患者的舒适感和食欲感。

4)准确记录出入量:监测患者的体重、电解质、尿量,了解有无脱水情况,根据患者病情制订和修改膳食计划,补充足够的液体,保证水、电解质平衡。

5)心理护理:有针对性地进行心理疏导,加强交流和沟通,帮助患者正确应对不适,给予安慰,减轻烦躁、焦虑、紧张等不良情绪,保持乐观的精神状态。

(三)呼吸困难

临终患者因呼吸功能下降或因不能自主清理呼吸道分泌物而导致呼吸困难,表现为气促和呼吸费力,使患者及家属产生恐惧感,应采取积极的治疗措施和耐心的心理疏导,减轻患者恐惧感,让其主动配合治疗。

1. 治疗 治疗原则是保持呼吸道通畅,改善或减轻呼吸困难。遵照医嘱用药、氧疗,必要时吸痰。

2. 护理

（1）护理评估

1）呼吸困难发生的原因及诱因。

2）伴随的症状及体征,包括患者的意识、面部及口唇与甲床颜色、呼吸频率及深浅度、体位及肺部体征等。

3）生理生化指标,包括血氧饱和度、动脉血气分析、肺功能等。

4）患者及其家属的心理反应。

（2）护理措施:保持空气流通,环境清洁;做好口腔与皮肤护理;病情允许时可适当取半卧位或坐位,以患者感觉舒适为宜;每日摄入足够的热量、液体;痰液咳出困难时,帮助患者翻身拍背,给予雾化吸入,指导有效咳嗽,必要时用吸痰机及时吸出痰液和口腔内分泌物;密切观察病情、药物疗效和副作用。

（四）排尿异常

临终患者在生命最后48小时内会出现排尿形态紊乱,表现为尿潴留或尿失禁。

1. 治疗 治疗原则是根据患者的情况,及时对症处理。

2. 护理

（1）护理评估:评估患者的症状和体征,分析引起排尿异常的原因。

（2）护理措施

1）尿潴留患者的护理:安抚患者,诱导排尿,如协助患者采取舒适的体位、听流水声、帮助患者按摩或热敷下腹部,采取以上措施仍不能排尿者,遵照医嘱行导尿术,留置导尿管者按留置导尿护理常规进行护理。

2）尿失禁患者的护理:男患者用阴茎套或接尿器接取尿液,女患者可用一次性纸尿裤或尿垫,并及时更换,保持患者会阴部皮肤及床单的清洁干燥,预防浸渍性皮炎,保证患者的舒适。

（五）便秘

临终患者常因活动减少或绝对卧床休息、镇痛或止吐药物的使用、器官功能衰竭等原因导致便秘。

1. 治疗 治疗原则是根据便秘程度、病因和类型,对症用药和处理。

2. 护理

（1）护理评估:评估患者的排便习惯、便秘的自我处理方式、饮食及药物使用情况等。

（2）护理措施:指导患者进行饮食调节,多吃富含纤维素的食物,如新鲜的蔬菜;摄入足够的水分,如果汁及汤类;鼓励患者养成定时排便习惯,每日进行腹部按摩2次,每次30分钟,以促进肠蠕动;观察患者每日的排便情况,及时发现异常,如每日排便次数减少或排便困难,可用开塞露或遵医嘱使用缓泻剂,如酚酞、番泻叶等;上述方法不能帮助患者排便时,遵医嘱行灌肠。

（六）压疮

临终患者因恶病质、卧床时间长、活动减少、大小便失禁等因素，发生压疮的危险性增大，应及时做好预防措施。

1. 治疗 治疗原则采取局部治疗为主、全身治疗为辅的综合治疗策略。主要的方法有物理治疗、药物治疗和手术治疗等。

2. 护理

（1）护理评估：评估发生压疮的危险因素及危险系数，临床常使用的评估工具有 Norton 评分表和 Braden 评分表。通过评估患者的一般情况、精神状况、活动能力、大小便情况、营养状况、皮肤潮湿、受力情况等内容来判断发生压疮的危险性。

（2）护理措施：以预防为主，防止受压部位持续受压，每 1~2 小时协助患者更换体位；在受压或骨隆突部位垫减压用具，如小棉垫、软枕、海绵垫、啫喱垫等；长期卧床的患者可用气垫床或多浪床预防压疮的发生；若发生压疮，可根据压疮的分期及时对症处理。

二、临终患者的心理护理

临终患者意识到死亡将无法避免时，常会出现悲痛欲绝、极度恐惧、焦虑烦躁等异常心理和不良情绪，护士应及时了解和掌握临终患者的心理反应和行为变化，制订相应的护理干预措施。

（一）心理反应

美国医学博士 Kubler Ross 把临终患者的心理反应过程归纳为五个发展阶段：

1. 否认期（denial） 患者获知自己患不治之症时表现出震惊与否认。患者不承认自己患了绝症或是病情恶化，认为"一定是搞错了"，可能是医生的误诊。他们常怀侥幸心理到处求医，希望推翻诊断。这是患者面对即将死亡的第一个反应，大部分患者对这种心理应激能很快适应，但因人而异，有的患者直到迫近死亡仍处于否认期。

2. 愤怒期（anger） 当患者无法继续否定其病情或者疾病得到确诊时，出现气愤、暴怒和嫉妒。患者认为上天对自己不公平，厄运为何偏偏降临在自己身上，感到委屈、愤怒、怨天尤人，容易把这些情绪指向家属和医护人员，甚至无故发脾气、指责和辱骂他人，以发泄他们内心的苦闷与愤怒情绪。

3. 协议期（bargaining） 愤怒的心理逐渐消失后，患者开始接受事实，他们经常会表示："假如能给我半年的时间，我会……"。患者虽承认事实的存在，但仍会期望发生奇迹，希望有高超的技术和良药能延长生存期，此期持续时间较短，表现不明显，是一种延缓死亡的乞求，是人的生命本能和生存欲望的体现。

4. 忧郁期（depression） 临终患者的病情恶化，身体更加虚弱，失落感取代了他们的气愤或暴怒。患者感觉无法阻止死亡的降临，表现出对周围事物的淡漠、反应迟钝、少言寡语、对任何东西均不感兴趣。随着病情的进一步恶化，会产生失落感、无助感，抑郁和绝望。他们希望与亲朋好友见面，希望亲人、家属时刻陪伴。临终患者经历过内心剧痛和抑郁，易于达到"接纳"死亡的境界，实现在安详和宁静中死去。

5. 接受期（acceptance） 患者开始接受即将面临死亡的事实，认为自己已经竭尽全力,没有什么悲哀和痛苦了,不再抱怨命运,情感淡漠,平静和坦然地面对现实,喜欢独处,睡眠时间延长。

（二）护理措施

1. **否认期** 护士真诚对待患者,耐心倾听,因势利导,对患者的感受表示理解,减少其怀疑和逃避的心理;多陪伴患者,帮助患者寻求帮助,防止意外事件的发生;护士不要迎合患者的期望,但也不可随意反驳或与患者争论;劝解患者的亲属不可当着患者的面表现出难过或过度忧伤,使患者感受到心理安慰。

2. **愤怒期** 愤怒是一种适应性反应。护士要谅解与宽容患者,真诚以待,耐心相劝,绝不可与患者争论;允许患者适当发泄出内心的愤怒,但要注意制止和防卫患者的破坏性行为,预防意外事件的发生,必要时遵照医嘱辅以镇静药物稳定其情绪;护士要向患者亲友说明情况,鼓励他们给予患者关心、关爱、理解,并与医护人员合作帮助患者平稳度过这一阶段。

3. **协议期** 护士要主动关心、安慰患者,与患者沟通交流,积极引导,减轻其思想负担和精神压力,使患者能配合治疗;对有病痛的患者,要对症治疗,减轻和控制症状,使患者感到舒适。

4. **忧郁期** 护士应多给予患者关爱和生活照顾,增加其对生活的希望;同情和支持患者,尽量满足患者的需求;鼓励其亲友多来探望和陪伴,但不要在患者面前过于悲伤,以免诱发患者不良情绪;加强安全防护措施,专人陪护,尤其是做好"三防"护理,防自伤、防伤人、防意外事件发生。

5. **接受期** 提供安静、舒适的环境和氛围,减少外界干扰;鼓励家属多陪伴和照顾患者,让患者表达临终心愿,尊重患者的宗教信仰,尽量满足其合理需求,让患者平静、有尊严地离开人世。

三、临终患者家属的心理护理

面对临终患者,其家属经历着痛苦的情感折磨,会出现各种不同的心理反应,护士应主动与家属加强沟通,适时提供心理支持,引导他们正确认识死亡,缓解和消除其对死亡的恐惧与不安,帮助其接受亲人死亡的现实。

（一）心理反应

随着临终患者的病情变化,其家属常表现出以下心理变化过程:

1. **震惊** 当家属得知患者病情无法医治时,常表现为不理解及难以接受亲人即将离世的事实,甚至痛不欲生;家属甚至出现一些反常行为及言谈,说话语无伦次,思维紊乱,自控力降低,依赖性增强。

2. **内疚** 患者家属常常怀有内疚、失落或孤独感,后悔自己以前没有好好对待亲人,没有尽全力挽救患者的生命,显得沮丧和忧伤;有的甚至迁怒于医院设备不先进,抢救技术不高超等。

3. **孤独感** 随着患者的病情日渐恶化,家属常触景生情,出现伤感、孤独感等痛苦的情绪。

4. **矛盾** 患者家属即使了解患者已无治愈希望,但受感情的驱使,仍会努力到处寻求"仙丹妙方",盼望患者出现"绝处逢生"的奇迹。

5. **悲伤** 救治无效,患者逝世,家属感到绝望、痛苦,无力从事任何事情。

6. **解脱** 患者逝世后,家属度过哀伤后,因解除了照顾患者时的身心负担和经济负担而产生解脱的感觉。

7. **重组生活** 家属接受亲人逝去的事实,开始重新安排自己的生活,寻找新的生活方向。

相关链接　　　　　居丧者的悲伤反应

居丧是指一个人丧失亲人时所处的状况。悲伤是居丧者的心理和情感反应。美国社会学家 Parkes 认为,居丧者所产生的悲伤反应分为四个阶段,每个阶段的转换是逐渐推进的,各阶段之间没有明显界限。

1. 麻木阶段　主要表现为麻木和震惊,反应时间可能持续几分钟、几个小时或者几天,个体不能通过正常渠道缓解悲伤。

2. 渴望阶段　希望死去的亲人能够回来,反复回忆死者生前所做的事。

3. 颓丧阶段　祈求死者复生的希望破灭,感到人生的空虚和失败,对一切事物不感兴趣。

4. 复原阶段　意识到只有放弃不现实的期望,才能重新建立新的生活取向,恢复正常生活。

经历上述四个阶段需要一年左右的时间,但有些人悲伤一直不会终结,需要通过社会支持,给予家属正向的鼓励与帮助,才能增强其对生命的信心,尽快消除悲伤。

(二)心理护理

社区护士应掌握患者家属的心理反应特点,进行早期干预,才能够帮助他们应对各种心理反应,及早减轻和消除痛苦,找到新的生活目标。

1. **满足家属照顾患者的需要** 安排家属与患者的主管医生和护士沟通交流,使家属及时了解患者的病情进展及预后;与家属讨论患者身心状况的变化,让他们参与制订护理计划;为家属提供与患者单独相处的时间和环境,使其希望照顾患者的心理得到满足,如设立临终单间等。

2. **鼓励家属表达情感** 主动与家属沟通,换位思考,给予家属关心、同情、安慰、支持和理解;解释临终患者生理、心理变化的原因,减少家属的疑虑;与家属会谈时,提供安静、私密的环境,耐心倾听,鼓励家属打破自我封闭的情感,发泄内心的痛苦;通过语言与非语言性的交流,稳定家属的情绪,帮助家属接受即将失去亲人的事实。

3. **指导家属对患者的生活照顾** 指导家属掌握关爱患者及照顾患者的技能,如翻身、按摩、喂食及日常生活护理等,使其在照顾亲人的过程中获得心理上的慰藉,降低失去亲人的悲痛。

4. **协助维持家庭亲情** 协助家属安排与患者进行日常的家庭活动,体现家庭的温暖,如安排家属与患者共同进餐、读报、看电视、听音乐、下棋等。

5. **尊重患者及家属的文化背景与宗教信仰** 应用医学知识引导家属科学认识死亡、正视死亡,对于有宗教信仰的患者,协助家属帮助患者完成心愿,帮助家属接受亲人即将离世的现实。

6. 满足家属的生理需求　患者临终事件对家属带来不良影响,护士应主动劝慰家属适当休息、平衡膳食、合理运动,并尽可能提供帮助。

7. 指导家属临终道别　患者濒死阶段,家属得知亲人即将离世会情绪激动,感到不知所措,护士应指导家属合理面对,提供家属与患者单独相处的机会,让家属陪伴患者,并教会家属向患者道别的方法。

8. 开展居丧照护　居丧照护是在患者去世前后为患者家属提供的心理支持,帮助家属接受事实,顺利度过居丧期。居丧照护人员由护士、社会工作者和志愿者组成,主要协助家属准备后事、办理丧事及家属的居丧辅导工作。

(1)陪伴与聆听:鼓励患者家属倾诉情感,给予关心与安慰,并向家属传递"医护人员已经尽力了,家属也已经尽力了"的信息,减轻家属自责与愧疚感觉。

(2)协助办理丧事:包括协助患者的亲属完成葬礼,尽力按照家属的意愿和风俗、宗教信仰办理。

(3)鼓励表达内心的悲痛情绪:患者家属所表现的悲伤情绪是一种自然情感的流露,协助其表达愤怒情绪和释放悲伤情感,同时引导和适度纠正家属非理性及不实际的想法,如与死者相关的幻觉等。

(4)协助处理实际问题:护士鼓励患者家属正视问题,支持和帮助其克服困难,处理好面临的各种生活问题,建立新的生活方式。

(5)促进适应新的生活:护士应设法使家属减轻对死者情感上的过度依恋,减轻或消除持续的悲伤,协助建立新的人际关系,开始新的生活。

相关链接　　安宁室

安宁室是患者家属与逝者告别的特别场所,充分体现了医学科学的发展与现代文明的发展,体现了医护人员的人文关怀。

1. 安宁室的设置　在国外及中国香港特别行政区、中国澳门特别行政区、北京、上海、广州等医院设立了独立于治疗护理区域外的空间,提供给家属休息。室内选用柠檬黄和暖色调进行装修,在视觉上增添温馨和温暖的感觉。墙面上,设立各种画框,安放不同的宗教画像,提供宗教背景音乐,家属根据逝者的宗教信仰,选择画像,并播放音乐,满足逝者及家属宗教信仰的需求。

2. 亲情告别　安宁室是家属与逝者进行告别的人文关怀场所,同时也为失去亲人的家属提供了怀念、寄思逝者的空间,家属及众亲朋好友可以在此互相关爱及互相陪伴安慰。他们可以在安宁室摆上逝者平时喜爱的衣物、食品、物品等,为逝者祈祷,使逝者能够安宁有尊严地"离去"。安宁室可以满足家属的心理需求,降低家属在失去亲人后的悲痛,体现了护理人员对逝者及其家属身、心、社会的全面关怀和尊重。

第三节 生命教育

生命教育最早由美国学者 J. Donald Walters 于 1968 年提出，他创办了 Ananda 社区生命教育学校。J. Donald Walters 认为，生命教育是一种生命观教育，它和生命本身有相同的目标；个体在心灵与心智、身体与精神的各个层面上逐渐进步，最终变成比较平衡、成熟、有效率、快乐、和谐的人。1979 年，澳大利亚成立了"生命教育中心"（life education center, LEC），明确提出"生命教育"的概念，这也是全世界最早的生命教育机构。20 世纪末，中国香港特别行政区、中国台湾省学者对生命教育给予关注，其生命教育涉及宗教教育、德育、伦理、公民教育等多方面内容，并出版了专著如《香港的生命教育》等。生命教育理论的不断发展，已成为一种关怀人之精神生命的理论。有学者认为，生命教育也是一种全人教育，即凡是与个体生命存在和发展有关的内容都属于生命教育的范畴。

一、生命教育的理论基础

生命教育理论基础主要包含有五种理论，这些理论互相联系、互相作用，阐释了生命教育的内涵，用以指导具体的实践活动。

1. **生命哲学** 生命哲学认为生命具有自主性、创造性、发展性和生成性，而不是静止的、孤立的、非连续的和机械的，凸显生命的完整和发展。生命哲学把促进个体生命成长、发挥个体生命潜能、提升个体生命质量和实现个体生命价值作为教育的出发点和落脚点，为生命教育的发展指明了方向。

2. **实用主义教育哲学** 实用主义哲学主张教育即成长、生活，在教育中学会生活的技能，教育的过程就是生活的过程；主张教育融入生活，使生活中的各种挑战成为个体走向成熟的机遇；在教学过程中重视直接经验的积累，强调体验性学习。

3. **存在主义哲学** 存在主义哲学认为生命教育的本质是一种"信仰"教育，强调人的独特性和主观能动性，倡导人的主体意识和个性自由。存在主义重视对死亡的研究，为生命教育的产生奠定了基础。

4. **人本主义心理学** 人本主义心理学主张以人的本性和价值为重点，教育应帮助人们在获得物质世界成功的同时，寻找生活中的真正幸福，从而满足人类的本质需要。

5. **生命伦理学** 生命伦理学的研究重点是人及其生命价值，包括生命标准的界定、生命价值的讨论、对临终关怀的倡导等。生命伦理学的目的在于发展生命、完善生命、追求理想生命，不仅从理论建构上拓展了生命教育的内涵，也极大地丰富了生命教育的具体实践内容。

二、生命教育的主要特点和内容

生命教育是一种系统工程，最早起源于儿童、青少年教育，随着不断宣传与发展，生命教育的内涵得到丰富，范畴逐步扩展到"全人"，涵盖儿童、青少年、大学生、成人、老年人等各个阶段，需要经历长期的教育过程。随着医学人文与伦理学的迅速发展，临终关怀开始重视生命教育。本章主要阐述老年人生命教育的特点与内容。

（一）老年人生命教育的特点

1. 强调特异性与个体性 由于老年人的身心变化较大,个人经历、价值观、经济状况等差异也较大,因此,社区护士需要结合老年人的个体特点,有针对性地开展生命教育。

2. 以提升生命质量为目标 老年人生命教育的目的是激发老年人的生命活力与潜能,减轻或解除老年人的无归宿感和孤独感,全面提升老年人生命质量。

（二）老年人生命教育的主要内容

1. 死亡教育 死亡教育是老年人生命教育的重要环节。尽管死亡是每个生命无法抗拒的自然规律,是生命过程的终结,但无论是在东方还是西方,人们对于死亡的恐惧和避讳都存在,我国自古有"乐生忌死"的文化传统,对死亡的话题避忌不谈。因此,在适当的时机进行死亡教育,使其意识到死亡是一种自然的过程,正是由于死亡的存在,显示生命的完整和意义,可以帮助老年人消除对死亡的恐惧、焦虑等心理,解决生死困惑,坦然面对死亡,为处理自我之死、亲人之死做好心理上的准备。

(1)死亡教育的概念:死亡教育是死亡有关知识的社会化、大众化过程,帮助人们正确认识和对待死亡,是开展临终关怀的基础。其宗旨是帮助个体科学、人道地认识死亡,善待生命,掌握健康、积极的生命观,创造有价值的人生。

(2)死亡教育的内容:死亡教育涉及内容广泛,包括医学、护理学、生物学、哲学、社会学、心理学、伦理学及法学等学科内容。

1)死亡基本知识教育:包括死亡的概念、定义和死亡标准的判断,死亡的原因与过程,死亡的不同方式的选择,死亡的社会价值与意义等。

2)死亡心理教育:引导患者认识生命的诞生和归宿,辩证地看待生和死,树立科学的生死观。告知患者生命的不可逆性,正确对待疾病。帮助患者理解亲人的感受,实施有效心理疏导。

3)居丧教育:介绍处理遗体的方式、葬礼仪式、对亲友吊唁方式的安排等。

2. 生命价值教育 通过老年课堂、社区教育课堂、宣传画册、视频、网络等多种教育形式,定期为居家老人、社区老人、养老院老人开展教育活动,进行体验、交流和分享,教会老年人珍惜当下,保持乐观情绪,积极参加有益身心的活动。

(张小燕)

学习小结

本章阐述了社区临终关怀的概念、意义、原则，临终患者常见症状及其护理，临终患者及其家属的心理反应与护理，生命教育的理论基础、特点与内容。

学生通过学习本章的内容，识记临终关怀的概念、临终患者常见症状与护理、临终患者及其家属的心理反应及护理，理解临终关怀的意义及原则、老年人生命教育的内容，能够融会贯通地运用临终关怀的知识，为社区临终患者及其家属提供科学、有针对性、个体化的护理，实现临终关怀的意义。

复习思考题

1. 患者，女性，65岁，晚期肝癌，肝区疼痛剧烈，腹腔大量积液，呼吸困难，患者感到痛苦、悲哀，认为上天对自己不公平，希望是误诊，不愿意与人沟通，不愿配合治疗及护理。请问：

(1) 该临终患者有哪些心理反应？

(2) 如何制订针对性的护理措施？

2. 患者，男性，50岁，确诊肺癌晚期，全身多处转移，无法手术，给予对症支持治疗，病情恶化，出现神志不清，呼吸困难。家属震惊、不相信，要求用"仙丹妙方"救治患者，延长患者的生命。请问：

(1) 患者家属会出现哪些心理变化？

(2) 如何给患者家属提供有效的护理措施？

第十二章　社区中医护理

12

中医药学有着数千年的悠久历史,是中华民族在长期的生产和生活实践中认识生命、维护健康、战胜疾病的宝贵经验总结。中医护理是中医药学的重要组成部分,是随着中医学的形成和发展逐渐发展起来的。中医护理以中医理论为指导,结合预防、保健、康复和养生等措施,并运用独特的传统中医护理技术,对患者及老、弱、幼、残者施以护理,具有内容丰富、价格低廉、方法简单、疗效肯定等特点,易于被社区居民所接受。因此,中医护理在社区应用广泛,社区护士应具备中医护理的基本知识,才能更好地为社区居民提供具有中医护理特色的社区护理。

第一节　概述

一、社区中医护理基本知识

(一)中医生活起居调护

生活起居护理是指社区护士对患者进行生活起居方面的指导,以保养患者的正气,调整机体内外阴阳的平衡,增强机体抗御外邪的能力,起到预防、保健、康复及治疗的作用。

1. 起居有常

(1)顺应四时,平衡阴阳:中医学认为,人与自然界是一个有机的整体。人们在生活起居中,应顺应四时的变化,春保肝、夏保心、秋保肺、冬保肾;遵循"夏养阳,秋冬养阴,虚邪贼风,避之有时"的原则。①春季气候变化较大,老年人、小儿和身体虚弱者,要随时增减衣服,切忌过早脱衣减被。"捂"入春后应"夜卧早起,广步于庭",即多到户外活动,可使春气升发有序,阳气增长。②夏季气候炎热,应"夜卧早起,无厌于日",可以适当午休,以避炎热,消除疲劳。③秋季气候冷热多变,易感外邪,应"早卧早起,与鸡俱兴",适当进行耐寒锻炼。衣着方面遵循"春捂秋冻"的原则。秋季气候干燥,应多喝开水、淡茶、果汁饮料、豆浆等流质以养阴润燥,弥补阴津的损伤。④冬季阴气盛极,阳气潜伏,宜"早卧晚起,必待日光"。早睡以养人体阳气,晚起以护人体阴精,日出以后再到户外活动。

(2)睡眠充足,适当锻炼:睡眠是人体的一种生理需要,也是调节阴阳平衡的重要手段。睡眠应与昼夜阴阳消长的规律相一致。"服药千朝,不如独眠一宿",睡眠不足,易耗伤正气。为保证高质量睡眠应安卧有方,如养成按时就寝、按时起床的作息规律。睡子午觉(即午睡)也是养生法之一,有利于人体养阴、养阳。适度的锻炼能使气血流畅,筋骨坚实,提神爽志,增强抗病能力。

(3)慎避外邪,形神共养:应根据四时气候变化,及时添减衣服,避免外邪侵袭。在生活起居护理时,既要注意形的保养,也要注意神的调摄。形是神的物质基础,神是形的外在表现,两者密切相关,相辅相成。

2. 劳逸适度　①避免过劳:经常合理的体力劳动和脑力劳动,可使机体精气充沛,经络通畅,提高抗病能力。但过度劳倦却降低机体抵抗力,影响内在脏腑的功能。孙思邈在《备急千金要方》中指出："养性之道,常欲小劳,但莫大疲及强所不能堪耳。"因此,应避免久视、久坐、久行及神劳。所谓神劳是指过度用脑、精神过度疲劳。思虑劳神过度,最易耗伤心血,损伤脾运。②避免过逸:过逸是指过度的空闲,包括体力和脑力过于安逸。中医学认为逸则气滞。形体过度安逸,筋骨肌肉日久不用,可使气血迟滞而不流畅,消化功能减退,身体软弱无力,动则气喘、心悸。

3. 环境适宜 居室宜通风整洁,温湿度适宜,光线适度。

(二)中医饮食调护

饮食是维持人体生命活动的重要因素,合理的饮食是人体五脏六腑、四肢百骸得以濡养的源泉。饮食不当则可使人体正气虚弱,抵抗力下降,导致多种疾病的发生。饮食与健康和疾病有密切的关系。中医学认为合理的饮食和良好的饮食习惯是维持机体正常功能的关键之一。食物与药物一样即"药食同源",具有四性五味、性味归经和升降沉浮的作用趋向。

1. 食物的性味和功效

(1)食物的性:是指食物具有寒凉温热的性质,即四性,也称为四气。凡适用于热性体质或病症的食物,就归属于凉性或寒性食物,这类食物具有清热泻火,解毒和平肝安神等作用。常见寒性食物如绿豆、苦瓜、冬瓜、茄子、西瓜、海带;常见的凉性食物如豆腐、鸭蛋、黄瓜、莲子、绿茶。与此相反,凡适用于寒性体质或病症的食物,则属于温性或热性食物,具有温中散寒、助阳、活血和益气等作用。常见热性食物如辣椒、胡椒、桂皮;常见温性食物如羊肉、鸡肉、牛肉、生姜、大蒜、韭菜、桂圆肉等。还有一类食物介于寒和热、温和凉之间,既不寒也不热,既不温也不凉,称为平性食物,这类食物作用比较缓和。常见平性食物如玉米、红薯、胡萝卜、牛奶、猪肉、山药、香菇等。

(2)食物的味:是指食物有酸、辛、甘、苦、咸五种不同的味道,即五味。不同的味道,具有不同的功效。概括而言,辛散、酸收、甘缓、苦坚、咸软。即辛味的食物具有散发行气的作用,如生姜、葱、蒜等;酸味的食物具有收敛固涩的作用,如梅子、五味子等,还具有生津止渴或消食作用,如柠檬、山楂等;甘味的食物具有补益缓急的作用,如大枣、银耳、南瓜、山药等;苦味的食物具有祛热、泻火除湿的作用,如苦瓜、莴笋叶、芥菜;咸味的食物具有泻下通便、软坚散结的作用,如紫菜、海藻等。

(3)食物的归经:是指食物作用的定位,即食物对人体某个脏腑及其经络产生明显的作用,而对其他脏腑和经络作用比较小或没有作用。这种观点是历代养生学家长期的经验总结,是对食物主导作用范围的定位。

(4)食物的升降沉浮:是指食物的定向作用,即食物在人体内作用的趋向。升即上升之意,浮即散发之意,二者都是向上向外,故属阳,具有升阳、发表、散寒、催吐等作用。沉即泻利之意,降即下降之意,两者都是向下向内,故属阴,具有潜阳、降逆、泻下、利尿等作用。

(5)食物的功效:饮食治疗功效概括起来有以下三方面:①补益脏腑。中医主张对体质虚弱的患者用血肉之品来滋补。如鸡汤可用于虚劳,当归羊肉汤可用于产后血虚等。米面、水果、蔬菜等有改善人体机能、补益脏腑气血的作用。如粳米可补脾和胃、润肺,银耳有益气生津等作用。②泻实祛邪。对某些邪实的病症,可选用相应的食物来泻实祛邪,以达治病的目的。如食滞患者,可选用山楂以消积食;脾虚水肿患者,可食苡仁粥以利水消肿。③调整阴阳。利用食物的性、味特点,达到调理阴阳、维持阴阳平衡的目的。如牛肉、羊肉性甘温,能扶助阳气,可用于阳气虚弱、畏寒肢冷的患者;百合、淡菜、甲鱼、海参、银耳等性甘凉、寒,能养阴生津,可用于阴虚的患者。在日常生活中,热性体质或热性疾病可选用寒性的食物,相反,偏寒体质或寒性疾病,可选用热性食物。

2. 饮食调护的原则

(1)饮食有节,适时定量:遵循"早饭宜好,午饭宜饱,晚饭宜少"的原则。清代马齐《陆地仙经》提出:"早饭淡而早,午饭厚而饱,晚饭须要少,若能常如此,无病直到老。"

(2)调和五味,荤素搭配:食物有四气五味,各有归经,若饮食偏嗜则可导致人体脏腑阴阳失调而发生多种疾病。

(3)重视脾胃,注意卫生:脾胃为后天之本、气血生化之源,应重视脾胃功能的保护。

(4)辨证施食,相因相宜:应根据个体特点,结合食物的性味、归经选择食物,遵循"寒者热之,热者寒之,虚者补之,实则泻之"的调护原则,做到因人、因时、因地制宜即"三因制宜"。

二、社区中医护理的优势

随着社区老年人口增多、疾病谱改变、慢性疾病患者增多,在社区开展中医护理的优势愈来愈显著,需求也愈来愈大。2003年4月,国务院通过了《中华人民共和国中医药条例》,其中提到要在乡镇等基层卫生服务机构建立社区卫生服务站,以便为社区居民提供中医药服务。2015年10月《中共中央关于制定国民经济和社会发展第十三个五年规划的建议》明确指出"坚持中西医并重,促进中医药、民族医药发展"。

1. 中医护理的方法适合在社区开展 中医护理技术具有简、便、验、廉等特点,毒副反应小、使用范围广,适于在社区运用。如针灸、拔罐、按摩、刮痧、中药贴敷、中药熏洗、中药静脉注射和穴位注射、耳穴埋籽、脐疗、中药离子透入等在社区慢性病居家护理中应用广泛,尤其是按摩法简便易行,备受社区居民的喜爱。中医养生方法及护理技术因其低廉性,对经济不发达或贫困的农村地区尤为实用。

2. 中医护理有着深厚的群众基础 中医学发展历史悠久,广大人民群众对其有深厚的感情,信赖度高,为中医药事业发展奠定了坚实的社会基础。社区居民越来越关注自然疗法和中药,尤其是老年人更注重养生保健,追求身心健康,因此,中医护理广泛进入社区和家庭,有着广阔的发展前景。

在社区卫生服务工作中,应将中医药有机地融入社区,并渗透到预防、医疗、保健、康复、健康教育等各项工作中,开展中医护理的综合服务,使中医护理在社区卫生服务中发挥应有的作用。

第二节　社区常用中医护理技术

一、拔罐法

拔罐是以罐为工具,利用罐内燃烧或热蒸、抽吸等方法排除罐内空气,形成负压,使之吸附于施治部位的体表或腧穴而产生刺激,使局部皮肤充血的一种治疗方法。常用的罐有竹罐、玻璃罐、塑料罐、负压吸引罐等。

(一)使用范围

拔罐法有温经通络、行气活血、逐寒祛湿、止痛消肿、促进机体新陈代谢、改善人体微循环、提高人体免疫功能的功效,可用于治疗风寒湿痹、外感风寒、咳嗽、喘逆、跌打损伤、胃肠功能失调及神经、血液、妇科等疾病。

(二)评估

评估患者有无自发性出血、高热,皮肤有无过敏、溃疡、水肿,是否为孕妇等。

(三)用物准备

玻璃罐(家庭可用玻璃杯、药瓶、竹筒代替,注意各种罐的口缘光滑无损)或气压罐、95%酒精棉球、止血钳或镊子、酒精灯、火柴或打火机、凡士林或液状石蜡、棉签、弯盘等。

(四)操作步骤

1. 拔火罐步骤

(1)部位选择:根据病情选好腧穴或部位,取适当体位,暴露患者局部皮肤,注意保暖。

(2)拔罐:用镊子或止血钳夹住95%的酒精棉球,点燃后,将棉球在罐内绕1~2圈后立即退出,并迅速将罐扣在相应部位。

(3)留罐或走罐:①留罐:拔罐后将罐留置10~15分钟,以局部皮肤充血、出现皮下瘀血为度;②走罐:又称推罐,先在所拔部位的皮肤或罐口上涂少许凡士林或液状石蜡,将罐扣住后,手握罐上下或左右往返推移,以皮肤潮红为度。

(4)起罐:起罐时一手握罐,一手按压罐口周围皮肤,使空气进入罐内,即可将罐取下。

2. 拔气罐步骤 拔气罐是指利用机械抽气原理使罐体内形成负压,罐体吸附在选定的部位,使皮下及浅层肌肉充血,刺激人体皮部、经筋、经络腧穴的一种方法。

(1)用物准备:气罐、75%酒精、棉签。

(2)清洁消毒:用棉签蘸75%酒精清洁气罐内部。

(3)部位选择:根据病情选好腧穴或部位,取适当体位,暴露患者局部皮肤,注意保暖,用75%酒精棉签消毒拔罐穴位及周围皮肤。

(4)拔罐:对应相应的穴位放好气罐,将拔罐手柄置于罐上并拉动手柄产生负压,罐体吸附后即可取下拔罐手柄。

(5)起罐:10~15分钟后拔起出气阀门,使空气经缝隙进入罐内,罐体自然与皮肤脱离,即可取下气罐。

(五)注意事项

1. 拔罐要选择适当体位和肌肉较丰满的部位,骨骼凹凸不平和毛发较多处均不宜拔罐。

2. 选择大小适宜的罐,罐口应平滑、无裂纹。

3. 用火罐时应注意勿烫伤患者。若烫伤或留罐后出现水泡时,小水泡无须处理,用无菌纱布或凡士林纱布覆盖,防止擦破。水泡较大时,用注射器将水泡内液体抽出,再用无菌纱布或凡士林纱布外敷,勿损伤水泡皮肤,以防感染。

二、艾灸法

艾灸法是通过艾条的温热刺激经络腧穴达到温经散寒、活血行气、消肿散结、回阳救逆及预防保健作用的一种方法。

（一）使用范围

主要适用于虚证、寒证。如中焦虚寒性呕吐、腹痛、腹泻，脾肾阳虚、无气暴脱所致久泄、脱肛、阳痿、月经不调等，气虚下陷所致的脏器下垂，风寒湿痹而致的腰腿痛。常灸足三里、气海、关元、大椎等穴位。

（二）评估

评估患者主要症状及既往史；患者的体质及艾灸处的皮肤情况；对疼痛的耐受情况；心理状况。

（三）用物准备

艾条或艾炷、艾盒、75%酒精棉球、无菌毫针、无菌镊子、火柴、凡士林、弯盘、纱布、生姜或食盐。

（四）操作步骤

1. **部位选择** 根据要求选择适当的体位，暴露患者局部皮肤。

2. **根据病情需要选择不同的艾灸方法。**

（1）艾炷灸：分为直接灸和间接灸。间接灸又可分为隔姜灸、隔盐灸、隔蒜灸或隔附子饼灸。间接灸的操作方法是将鲜生姜或蒜、食盐、附子饼切成0.2~0.3cm厚之薄片，中间以针刺数孔，置于腧穴或患部以火点燃艾炷施灸，至皮肤红润为度。

（2）艾条灸：分为温和灸和雀啄灸。温和灸是将艾条燃着一端，与施灸部位皮肤相距2~3cm左右的距离，使患者感到温热而无灼痛，一般每穴灸5~15分钟，至皮肤红润为度。雀啄灸是将艾条点燃一端，与皮肤保持距离不固定，上下移动施灸。

（3）温针灸：先进行针刺，得气后将长3~5cm的艾条插在针柄上，或用艾绒捏在针柄上点燃，直到燃尽为止。

3. **结束** 除去艾炷燃尽后的灰烬和间隔物，或拿起燃烧的艾条，或起针。

（五）注意事项

1. 施灸的顺序一般为先上后下，先背后腹，先头身后四肢，先阳经后阴经。

2. 艾炷或艾条燃尽后应立即除去灰烬，防止烫伤皮肤，熄灭后的艾条应装入小口玻璃瓶或铁罐内，可加少量水以防复燃。

3. 施灸后局部皮肤出现微红、灼热属于正常现象，无须特殊处理。如灸后局部起泡，小水泡可自行吸收，较大水泡可用注射器抽出液体，用消毒纱布或凡士林纱布覆盖，勿损伤水泡皮肤，以防止感染。

4. 实热证、阴虚发热者，一般不适宜灸法；孕妇的腹部和腰骶部也不宜施灸。

三、刮痧法

刮痧法是用边缘钝滑的器具,如铜钱、硬币、小汤匙等蘸油或清水在人体体表反复刮动,使皮下出现细小的出血点,状如沙粒,促使全身气血流畅,邪气外透于表,达到治疗目的的一种方法。

(一)使用范围

主要适用于中暑、腹痛、腹泻、痧证,以及外感病邪所致的发热、头痛、恶心、呕吐、肩周炎等。

(二)评估

评估患者局部皮肤有无溃烂、损伤、炎症等;有无出血倾向,如白血病、再生障碍性贫血等;有无严重心脑血管病、肝肾功能障碍、消瘦及精神疾病;有无急性扭伤及骨折部位。

(三)用物准备

刮痧板、小药杯、液状石蜡或植物油、纱布、弯盘。

(四)操作步骤

1. **部位选择**　采用适当体位,暴露刮痧部位。刮痧部位主要选在背部,亦可在头部、颈部、前胸、四肢。急性扭伤及骨折部位,禁止刮痧。

2. **刮痧方法**　操作者用右手持刮痧板蘸取植物油,在选定的体表部位从上至下、由内向外,单方向反复刮动10~20次,逐渐加重用力,直至皮下呈现紫红色斑点。一般要求先刮颈项部,再刮脊椎两侧部,然后再刮胸部及四肢部位。

(五)注意事项

1. 掌握刮痧手法的轻重,用力应均匀,力度适中,及时调整,不可强求出痧,禁用暴力。由上而下顺刮,并时常蘸取植物油或清水保持肌肤润滑,不能干刮,以免刮伤皮肤。

2. 刮痧过程中应注意观察患者面色、局部皮肤颜色的变化。

3. 嘱患者刮痧后保持情绪稳定。禁食生冷、油腻食物。

4. 使用过的刮具应清洁消毒后备用。

四、推拿法

推拿法是指依靠术者的手法作用于人体的局部或穴位上,刺激和调动机体的抗病能力,达到祛除病邪、舒筋活络、活血祛瘀、调整气血及内脏功能的一种操作技术。

(一)使用范围

推拿法适用范围相当广泛,可应用于临床各科疾病。

1. **骨外科疾病**　颈椎病、落枕、腰椎间盘突出症、肩周炎、软组织损伤等。

2. **普外科疾病**　术后肠粘连、慢性前列腺炎、慢性阑尾炎、下肢静脉曲张、乳痈等。

3. **内科疾病**　胃脘痛、失眠、头痛、感冒、久泻、中风后遗症、尿潴留等。

4. **妇科疾病** 月经失调、痛经、闭经、慢性盆腔炎等。

5. **儿科疾病** 小儿发热、腹泻、疳积、惊风、便秘、脱肛、肠套叠、哮喘、遗尿、夜啼、小儿麻痹后遗症等。

6. **五官科疾病** 鼻炎、耳聋、耳鸣、斜视、近视等。

（二）评估

评估患者的躯体活动、肌力、精神、言语、社会功能情况。

（三）用物准备

备暂空床（软床）、高低不等的凳子、靠背椅、各种规格的软垫或大小不等的枕头、大毛巾等，按实际情况准备推拿介质（如滑石粉、生姜水、冬青膏、冷水、麻油、鸡蛋清等）。

（四）操作步骤

1. **㨰法** 用手背近小指侧部分或小指、无名指、中指的掌指关节部分，附着于一定部位，以肘部为支点，前臂做主动摆动，带动腕部做屈伸和前臂旋转运动。频率为每分钟120~160次。

2. **一指禅推法** 用拇指指端螺纹面或偏峰着力于一定的部位或穴位，腕部放松，沉肩、垂肘、悬腕，肘关节略低于腕，以肘部为交点，前臂做主动摆动，带动腕部摆动和拇指关节做屈伸运动。频率为每分钟120~160次。

3. **摩法** 以手掌掌面或食指、中指、无名指指面附着于施术部位，以腕关节为中心，连同前臂做节律性的环转运动。摩法分为掌摩法、指摩法，频率为每分钟120次左右。

4. **擦法** 大鱼际部、掌根或小鱼际部附着于一定部位，手指自然伸开，整个指掌贴在患者体表的治疗部位，以肩关节为支点，上臂主动带动手掌做前后或上下往返直线摩擦运动。频率为每分钟100~120次。

5. **推法** 用指、掌或肘部着力于一定的部位进行单方向的直线运动。推法可分为指推、掌推和肘推法。

6. **按法** 用拇指端或指腹按压体表称为指按法；用单掌或双掌，也可用双掌重叠按压体表称为掌按法。

7. **揉法** 用手掌大鱼际、掌根部分或手指螺纹面，吸定于一定的部位或穴位，以肘部为支点，前臂做主动摆动，带动腕部及掌指做轻缓柔和的环形运动。揉法可分为掌揉法和指揉法，频率为每分钟120~160次。

8. **拿法** 用拇指和食、中指或用拇指与其余的四指对称用力，在相应的部位或穴位做节律性一紧一松的拿捏。

9. **拍法** 手指自然并拢，掌指关节微屈，用虚掌平稳而有节奏地拍打患部。

10. **搓法** 是用双手掌面夹住一定部位，相对用力做快速搓揉，同时上下往返的一种手法。取马步，沉肩、垂肘，操作时双手用力要对称，搓动要快，移动要慢。手法频率每分钟120次以上，适用于腰背、胁肋及四肢部位，以上肢部最常用，一般用于推拿结束时。

11. **捏法** 用拇指与食、中两指或拇指与其余四指将患处皮肤、肌肉、肌腱捏起，相对用力挤压。操作时要循序而下，均匀而有节律。此法适用于头部、颈项部、肩部及四肢。

（五）注意事项

1. 根据病情选择推拿的经络与穴位。操作者双手保持清洁和温暖，勿戴戒指，指甲要经常修剪。

2. 在选定的部位选择数种推拿手法施术,要求手法持久、有力、均匀、柔和,从而达到组织深部。根据具体情况随时调整手法与力度,禁用暴力。一般每次 15~20 分钟。

3. 在腰腹部施术前,应先嘱患者排尿;治疗中注意保暖,防止受凉。

4. 为减少阻力或提高疗效,操作者手上可蘸水、滑石粉、液状石蜡、姜汁、酒等。

第三节　中医护理在社区不同人群保健中的应用

一、在亚健康人群保健中的应用

亚健康状态又称"第三状态"、亚疾病状态、浅病状态、不定陈述综合征等,是指人的身心处于疾病与健康之间的一种低质状态,是机体虽无明确的疾病,但在生理上、心理上出现种种不适应的感觉和症状,从而呈现活力和对外界适应力降低的一种生理状态。这种状态多由人体生理机能或代谢机能低下、退化或衰老所致。中医学认为,健康是指机体内部的阴阳平衡,以及机体与外界环境的平衡。机体的正常生理平衡被破坏,引起"阴阳失调、气血失调、脏腑功能失和",导致亚健康的发生。中医对亚健康的诊断采用体质辨识方法,运用中医体质量表判断体质类型。该量表由我国中医专家王琦制定而成,共 60 个条目,于 2009 年被中华中医药学会选定为中医体质评定的标准化指标,在亚健康人群评定中被广泛应用。人体体质分为九种类型,即平和质、气虚质、阳虚质、阴虚质、痰湿质、湿热质、血瘀质、气郁质和特禀质,平和质为正常体质,其他八种体质为偏颇体质即亚健康状态。根据不同的体质类型,提出相对应的调护措施。

(一)阴虚体质

1. **临床表现**　由于体内津液、精血等阴液亏少,以阴虚内热为主要特征的体质状态。常表现为:手足心热,平素易口燥咽干,鼻微干,口渴喜冷饮,大便干燥,舌红少津少苔;面色潮红,有烘热感,目干涩,视物花,唇红微干,皮肤偏干,易生皱纹,眩晕耳鸣,睡眠差,小便短涩,脉象弦细或数。

2. **保健原则**　重在滋阴降火,镇静安神。

3. **饮食调护**　选择甘凉滋润、生津养阴的食品,如大枣、黑豆、核桃、黑芝麻、荞麦、小麦、黑木耳等;宜吃新鲜蔬菜瓜果或含纤维素、维生素较多的食物及优质蛋白质含量丰富的食品,如鸭肉、甲鱼。平时可多食用滋阴的粥汤,如枣杞粳米粥、麦冬粳米粥、银耳红枣羹、百合莲子羹、海参当归汤等。忌吃辛辣刺激、煎炸炒爆的食品。

4. **休息与运动**　注意休息,睡好中午觉是阴虚体质养生保健的基本生活要求。

(二)阳虚体质

1. **临床表现**　由于阳气不足,以虚寒现象为主要特征的体质状态。常表现为:平素畏寒,手足不温,喜热饮食,精神不振,睡眠偏多,舌淡胖嫩、边有齿痕、苔润,脉象沉迟而弱;面色㿠白,目胞晦暗,口唇色淡,毛发易落,易出汗,大便溏薄,小便清长。

2. 保健原则 重在扶阳固本,防寒保暖。

3. 饮食调护 应用温热食物调养,以益气助阳。如牛肉、羊肉、乳制品、蛋类、海虾、淡菜、韭菜、鲜生姜、大蒜等,水果则以荔枝、桂圆、杨梅、橘子、苹果、葡萄等为宜。

(三)气虚体质

1. 临床表现 由于元气不足,以气息低弱、机体、脏腑功能状态低下为主要特征的一种体质状态。常表现为:平素语音低怯,气短懒言,肢体容易疲乏,精神不振,易出汗,舌淡红,舌体胖大、边有齿痕,脉象虚缓;面色偏黄,目光少神,口淡,唇色少华,毛发不华,头晕,健忘,大便正常,或有便秘但不结硬,或大便不成形,便后仍觉未尽,小便正常或偏多。

2. 保健原则 重在益气健脾,慎避风邪。

3. 饮食调护 糯米性温,味甘有补脾益气的作用,脾虚者宜用之煮粥服食;番薯性平,味甘,能补中、暖胃、肥五脏,脾虚之人可用番薯当主粮,常食之;薏苡仁性微寒,味甘,具有健脾益胃的功效,脾虚者宜用苡仁米同粳米煮粥服食,相得益彰;牛肚性平,味甘,具有补中益气、养脾胃的功效;鲫鱼性平,味甘入脾、胃、大肠经,有健脾养胃作用;鸡肉性温,味甘,补脾益气,补精填髓,常用药膳黄芪煨老母鸡;大枣性温,味甘,有补脾胃,益气血的作用,脾虚气血者,宜用大枣煨烂服食。

(四)湿热体质

1. 临床表现 以湿热内蕴为主要特征的体质状态。常表现为:平素面垢油光,易生痤疮粉刺,舌质偏红,苔黄腻,容易口苦口干,身重困倦;体偏胖或苍瘦,心烦懈怠,眼睛红赤,大便燥结或黏滞,小便短赤,男易阴囊潮湿,女易带下增多,脉象多见滑数。

2. 保健原则 重在疏肝利胆、祛湿清热。

3. 饮食调护 合理饮食,避免湿热加重。一日三餐应定点定时,不要过饱,八分饱即可。另外,合理选择具有祛湿热作用的甘寒、甘平食物,如薏米、红豆、绿豆、芹菜、黄瓜、藕等。

4. 穴位按摩 身体穴位是大药,祛湿祛热随手调。合谷穴配太冲穴。这两穴同时采取按揉的方法,一天两次,每次各5~10分钟,既能清大肠之热,又能泻肝火。

(五)痰湿体质

1. 临床表现 由于水液内停而痰湿凝聚,以黏滞重浊为主要特征的体质状态。常表现为:面部皮肤油脂较多,多汗且粘,胸闷,痰多;面色淡黄而暗,眼胞微浮,容易困倦,平素舌体胖大,舌苔白腻,口粘腻或甜,身重不爽,脉滑,喜食肥甘甜粘,大便正常或不实,小便不多或微混。

2. 保健原则 重在祛湿痰,畅达气血。

3. 饮食调护 宜多选用除湿利痰的食物。适宜于痰湿体质者的食物类别如下:①蔬菜类:山药、芋头、韭菜、金针菜、木耳、南瓜、冬瓜、冬瓜子、丝瓜、黄瓜、苦瓜、甜瓜、芹菜、苋菜、荠菜、白萝卜、胡萝卜、西红柿、藕、茼蒿、茭白、竹笋、茄子、洋葱、辣椒、葱、姜、蒜等;②主食类:薏米、荞麦、燕麦、小米、小麦、大米、玉米;③水果类:西瓜、香蕉、苹果、荔枝、柠檬、樱桃、杨梅、石榴、槟榔、栗子等;④鱼虾类:青鱼、鲫鱼、鲢鱼、鳊鱼、带鱼、泥鳅、黄鳝、河虾、海参、海蜇等;⑤肉类:牛肉、羊肉、狗肉、鸡肉等;⑥豆类及其制品:黄豆、绿豆、蚕豆、红小豆、豆腐、豆浆等;⑦蛋奶类:鸭蛋、鹌鹑蛋、牛奶;⑧其他:荷叶、菊花、杏仁、莲藕粉、茯苓饼。

（六）血瘀体质

1. 临床表现 指体内有血液运行不畅的潜在倾向或瘀血内阻的病理基础,并表现出一系列外在征象的体质状态。常表现为:平素面色晦暗,皮肤偏暗或色素沉着,容易出现瘀斑、易患疼痛,口唇暗淡或紫,舌质暗有点、片状瘀斑,舌下静脉曲张,脉象细涩或结代;眼眶暗黑,鼻部暗滞,发易脱落,肌肤干,女性多见痛经、闭经或经血中多凝血块,或经色紫黑有块、崩漏或有出血倾向。

2. 保健原则 重在活血散瘀。

3. 饮食调护 宜多吃行气、活血功能的食物。适宜的食物:白萝卜、油菜、韭菜、洋葱、黑大豆、黄豆、慈姑、香菇、黑木耳、大蒜、生姜、茴香、桂皮、丁香、山楂、桃仁、银杏、柑橘、柠檬、柚子、金橘、黄酒、红葡萄酒、玫瑰花茶、茉莉花茶等。不适合的食物:甘薯、芋艿、蚕豆、栗子等容易胀气的食物;肥肉、奶油、鳗鱼、蟹黄、蛋黄、鱼、巧克力、油炸食品、甜食等会增高血脂,影响气血运行。

4. 运动 活血化瘀有效的方法是运动,坚持合理的运动能促进血液循环,使气血通畅,瘀者得疏,滞者得行,从而起到"活血化瘀""祛瘀生新"的作用。

（七）气郁体质

1. 临床表现 由于长期情志不畅,以气机郁滞为主要特征的体质状态。常表现为:性格内向不稳定、忧郁脆弱、敏感多疑,对精神刺激适应能力较差,平素郁忧面貌,神情多烦闷不乐;胸胁胀满,或走窜疼痛,多伴善太息,或嗳气呃逆,或咽间有异物感,或乳房胀痛,睡眠较差,食欲减退,惊悸怔忡,健忘,痰多,大便多干,小便正常,舌淡红,苔薄白,脉象弦细。

2. 保健原则 重在行气解郁。

3. 饮食调护 多吃行气解郁的食物,如牛奶、小麦、蒿子秆、海带、海藻、萝卜、金橘、黄花菜、山楂、玫瑰花等。忌食辛辣、咖啡、浓茶等刺激品,少食肥甘厚味的食物。白面是气郁体质者的最佳食品,中医认为,小麦味甘、性平,入脾、胃、心、肾、大肠等经,因此也可入三焦经。常吃小麦可养心安神、健脾养胃、厚肠止泻、和胃制酸、消烦止渴、消肿止痛、益肾补阳,在缓解失眠、腹泻、腰腿疼痛方面也有相当效用。

4. 情志调护 畅达情志为气郁体质者的养生准则。《黄帝内经·素问·上古天真论》中说:"恬淡虚无,真气从之,精神内守,病安从来"。气郁体质者应调养气血、畅达情志、疏导气机,多参与社会生活,结交朋友,让养生从养"心"开始。

（八）特禀体质（过敏体质）

1. 临床表现 表现为一种特异性体质,多由先天性、遗传性疾病、过敏反应、原发性免疫缺陷等所致。其特点为:垂直遗传性、先天性、家族性。

2. 保健原则 重在益气固表,养血消风。

3. 饮食调护 中医认为过敏主要是肺气不足,卫表不固,《灵枢·百病始生》中说:"此必因虚邪之风,与其身形,两虚相得,乃客其形"。也就是说,正气不足是过敏性疾病发生的内在原因,卫表不固,给了外邪入侵的机会,最好于每年春夏之际经常服用药膳"鳝鱼煲猪肾",具有益气固表、温肾健脾的功效。取黄鳝250克用盐或热水洗去黏液,洗净,切段;猪肾100克用盐或生粉揉洗干净;然后将黄鳝、猪肾与生姜3片一起放进瓦煲内,加入清水2000毫升(约8碗量),武火煮沸后,改为文火煲2小时,加入适量盐即可。此汤对过敏性鼻炎效果较好,也是春夏绝佳的养生汤品,适合经常服食。

4. 避免过敏原 避免生活中的过敏原。

二、在儿童保健中的应用

儿童具有生机旺盛而又稚嫩柔软的生理特点,一方面生机蓬勃,发育旺盛;另一方面脏腑娇嫩,形气未充。其发病容易,传变迅速;而又脏气清灵,易趋康复。中医护理对儿童,尤其是0~36个月的儿童具有独特的保健作用。《国家基本公共卫生服务规范(第三版)》对0~36个月儿童制订了明确的中医药健康管理服务规范。

0~36个月儿童中医药健康管理服务主要针对小儿生理、病理特点和主要健康问题,通过对家长开展中医饮食起居指导、传授中医穴位按揉方法,改善儿童健康状况,促进儿童生长发育。

(一)中医药保健服务内容

1. 预约家长 在儿童6、12、18、24、30、36月龄时,结合儿童健康体检和预约接种的时间,预约儿童家长来基层卫生医疗机构接受儿童中医药健康指导。

2. 中医饮食起居指导 根据不同月龄儿童特点,向家长提供儿童中医饮食调养、起居活动指导。

3. 传授中医穴位按揉方法 在儿童6、12月龄时,向家长传授按摩腹和捏脊的方法;在18、24月龄时,向家长传授按摩迎香、足三里穴的方法;在30、36月龄时,向家长传授按揉四神聪穴的方法。

(二)中医护理保健方法

1. 饮食调养

(1)养成良好的哺乳习惯,尽量延长夜间喂奶的间隔时间。

(2)养成良好的饮食习惯,避免偏食,节制零食,按时进食。

(3)食物宜细、软、烂、碎,而且品种多样。

(4)严格控制冷饮,寒凉食物要适度。

2. 起居调护

(1)保证充足睡眠时间,逐步养成夜间睡眠、白天活动的习惯。

(2)养成良好的小便习惯,适时把尿;培养每日定时大便的习惯。

(3)衣着要宽松,不可紧束而妨碍气血流通,影响骨骼的生长发育。

(4)春季注意保暖,正确理解"春捂";夏季纳凉要适度,避免直吹电风扇,空调温度不可过低;秋季避免保暖过度,提倡"三分寒",正确理解"秋冻";冬季室内不宜过度密闭保暖,应适当通风,保持空气新鲜。

(5)经常到户外活动,多见风日,以增强体质。

3. 推拿方法

(1)摩腹:①位置:腹部;②操作方法:操作者用手掌掌面或示指、中指、环指的指面附着于儿童腹部,以腕关节连同前臂反复做环形有节律的移动,每次1~3分钟;③功效:具有改变脾胃功能,促进消化吸收的作用。

（2）捏脊：①位置：背脊正中，督脉两侧的大椎至尾骨末端处；②操作方法：操作者用双手的中指、环指和示指握成空拳状，手指半屈，拇指伸直并对准示指的前半段；施术从长强穴开始，操作者用双手示指与拇指合作，在示指向前轻推患儿皮肤的基础上，与拇指一起将长强穴的皮肤捏拿起来，然后沿督脉两侧，自下而上，至大椎穴；③功效：具有疏通经络、调整阴阳、促进气血运行、改善脏腑功能以及增强机体抗病能力等作用。

（3）按揉迎香穴：迎香是人体腧穴之一，属于手阳明大肠经。此腧穴在鼻翼外缘中点旁，鼻唇沟中。按揉迎香穴具有疏散风热、通利鼻窍的作用。

（4）按揉足三里穴：足三里穴位于小腿外侧，外膝眼下 3 寸，胫骨前脊旁开一横指。按揉足三里穴具有补益中气、止泻、安神、促进食欲的功效。

（5）按揉四神聪穴：四神聪穴为经外奇穴。位于头顶部，在百会前后左右各 1 寸，共四穴。按揉四神聪穴具有镇静安神、清头明目、醒脑开窍的功效。

三、在围绝经期妇女保健中的应用

妇女中医保健源远流长，对保障妇女的身体健康起到了很大的作用。《素问·上古天真论》云：（女子）"七七任脉虚，太冲脉衰少，天癸竭，地道不通，故形坏而无子。"妇女到了 45~55 岁，因肾气逐渐衰退，月经逐渐停止，绝经前期及绝经后期数年内称为围绝经期。妇女围绝经期因肾气渐衰，冲任脉虚，阴阳每每不相协调，在此期间常出现头晕耳鸣、心悸失眠、烦躁易怒、烘热汗出等症。其症状轻重可因人而异，与生活环境、精神因素密切相关。做好围绝经期妇女保健，可以减轻症状，或缩短反应时间，消除思想顾虑，保持精神舒畅。

（一）饮食调护

饮食是精气、津液、气血的重要来源，是人体五脏六腑、四肢百骸濡养的源泉。历代医家十分重视饮食调养对妇女保健的作用。围绝经期多见于肝肾阴虚或阴虚火旺，故此期适宜吃具有滋补肝肾、养血补血、滋阴降火作用的食物；忌食辛辣香燥、肥甘厚味及炸、烤、炒、爆等温热助火食物。肝肾阴虚者，宜食木耳、桑葚、山药、黑芝麻、甲鱼、淡菜等；阴虚阳亢者，宜食鸭肉、牡蛎、海参等；心肾不交者，宜食莲子肉、酸枣仁、百合等；脾肾阳虚者，宜食羊肉、狗肉、栗子等。日常应多食新鲜蔬菜、水果、瘦肉、豆类食品，如芹菜、油菜、西红柿、胡萝卜、蘑菇、海带、红枣等，少食盐和糖，还可配合食用一些具有抗衰老作用的保健食品，如蜂王浆、花粉等。

（二）情志调护

妇女诸病与情志密切相关，尤其是过度的忧、怒、悲、恐，可导致阴阳失调，脏腑功能紊乱，百病丛生。忧思伤脾，脾气耗损则气血生化和统摄等功能受累，可致月经失调、闭经等。此外，情志不畅还可加重原有病症。因此，妇女保健应特别重视情志调护，经常观察情志变化，指导围绝经期妇女了解这一过程，积极对待，并采取说理疏导、移情相制、顺情从欲、气功调神等方法进行调节，顺利度过围绝经期。部分女性在此期出现心烦易怒、头晕、乏力、面红汗出、腰膝酸软、畏寒、浮肿等，易导致恐惧、忧伤或恼怒，使气血逆乱，症状加剧。应指导其保持乐观情绪，树立信心，并告知患者经过调治症状可以消失或减轻，以消除疑虑，促进其坚持配合治疗和调护。

（三）起居调护

围绝经期妇女肾气渐衰，易疲乏，故应劳逸结合，不宜过度操劳，预防脏腑气血功能紊乱所致的月经失调和肿瘤的发生。提倡适当的体育活动，锻炼身体，增强体质；调节生活规律，保证充足睡眠和休息；坚持工作，增加社会交往，减少紧张忧虑；适当从事家务劳动，既可分散对不适的注意力，又可享受天伦之乐。

四、在老年人保健中的应用

随着年龄的增长，老年人体质逐渐下降，对疾病的抵抗力降低，因此，老年人是社区保健的重点人群。全社会尤其是社区医护人员，都应尊重和关心老年人，为他们创造良好的生活环境和社会环境，使他们能够健康地安度晚年。

（一）饮食调护

老年人可采用中医药膳"寓医于食"，通过日常饮食改善体质，达到营养滋补、保健强身和防病治病的目的。

1. 向老年人发放中医食疗健康处方、宣传单，通过开设主题讲座等方式，使社区老年人确立科学合理的饮食观念。

2. 普及中医饮食保健知识、食疗药膳等，有利于提高老年人免疫力和自我保健能力，预防疾病发生。

3. **结合四时进行饮食调养**　自然界四时气候的变化对人体的生活和健康产生多方面的影响。一年四时的春温、夏热、秋凉、冬寒都有一定的限度，人体若顺应这种变化则健康无病；当气候出现反常变化，或人体不能随季节更替做相应的调整时，则会产生不适，甚至导致疾病的发生。调养方法是：①春季养生应着眼于"生"字，宜多食蔬菜，如菠菜、芹菜、春笋、荠菜等；②夏季养生应着眼于"长"字，饮食以清淡、少油腻、易消化为原则，宜多食新鲜水果，如西瓜、番茄、菠萝等，其他清凉生津食品，如金银花、菊花、鲜芦根、绿豆、冬瓜、苦瓜、黄瓜、生菜、豆芽等；③长夏养生宜选用茯苓、藿香、山药、莲子、薏苡仁、扁豆、丝瓜等利湿健脾之品，不宜进食滋腻碍胃的食物；④秋季养生以养"收"为原则，饮食宜选用寒温偏性不明显的平性药食，同时，宜食用濡润滋阴之品以保护阴津，如沙参、麦冬、阿胶、甘草等；⑤冬季养生应着眼于"藏"字。饮食宜选用温补之品，如生姜、肉桂、羊肉等温补之品。

（二）情志调养

情志是人们对外界客观事物的正常反应。中医学认为，情志是五脏之气化生的。若情志失调，则容易损伤脏腑气血，影响健康。历代养生医家非常重视情志与人体健康的关系，重视调志摄神，以祛病延年。

1. **和喜怒**　喜是乐观的外在表现，对人体的生理功能有促进作用。但喜要适度，不宜太过。怒是情志致病的魁首，对人体健康的危害较大。因此，老年人要养生延年，保持健康，必须戒怒。

2. **去悲忧**　悲忧，即忧伤、悲伤，是对人体健康有害的一种情志，应当注意克服。悲忧不仅损神，而且伤气，对人体十分有害。

3. **节思虑**　思虑是心神的功能之一，人不可无思，但过则有害。过度思虑常会出现头昏、心慌、失眠、多梦等症状。

4. 防惊恐　"惊则气乱,恐则气下"。惊恐往往导致心神失守,肾气不固,出现心慌、失眠等症状。因此,老年人应注意避免惊恐。

(三)四气调神

人的脏腑活动必须与外在的环境协调统一,才能保持阴阳平衡。精神意识作为人体内在脏腑活动的主宰,同样要顺应自然界四时气候的变化,使精神活动顺应自然规律,达到养生防病的目的。

1. 春季养神　春与肝相应,春季养神既要力戒暴怒,更忌情怀忧郁,要做到心胸开阔,乐观愉快。在春季,老年人可多出去踏青,登山赏花,使自己的精神情志与大自然相适应。

2. 夏季养神　夏与心相应,夏季要神清气和,快乐欢畅。老年在夏季应培养良好的情绪状态,对外界事物有浓厚的兴趣,以利气机的通泄。

3. 秋季养神　秋内应于肺。秋天是宜人的季节,但气候渐转干燥,日照减少,气温渐降,草枯叶落,花木凋零,常会使老年人心中引起凄凉之感。因此,应培养乐观情绪,保持神情安宁。

4. 冬季养神　冬与肾相应,为保证冬令阳气伏藏的正常生理不受干扰,首先要求老年人精神安静,养精蓄锐,有利于来春的阳气萌生。

(四)传统运动养生

传统运动养生是指运用传统的导引、吐纳、武术等体育运动方式进行锻炼,通过活动筋骨关节、呼吸锻炼、意念控制、调节气息、安心宁神来疏通经络、行气活血,达到增强体质、防病治病、延年益寿的目的。老年人可根据自身情况,选择太极拳、太极剑、五禽戏、八段锦等。

1. 八段锦　八段锦由八段动作组成,可以柔筋健骨、通经活络,具有行气活血、调和阴阳、协调脏腑的功能。

2. 五禽戏　五禽戏是指通过模仿虎、鹿、熊、猿、鸟五种禽兽的动作,编制而成的一套保健强身的方法。经常练习,可起到调气血、益脏腑、通经络、活筋骨、利关节的作用。

3. 太极拳　太极拳以"太极"哲理为依据,以太极图形组编动作的一种拳法。太极拳动作舒缓柔和,注重外柔内刚、动静结合、意体相随,通过调身、调心、调息,以疏通经络、调和气血、平衡阴阳。

第四节　中医护理在社区常见慢性病患者健康管理中的应用

一、在高血压患者健康管理中的应用

高血压是指体循环动脉血压升高。高血压常用的治疗方法有非药物治疗和药物治疗。非药物治疗是 20 世纪 90 年代高血压治疗的第一阶梯,中医护理是高血压防治重要的非药物治疗方法,尤其是饮食调护、穴位按摩等。中医体质辨识在社区高血压的健康管理中也得到应用,研究显示高血压患者中以"阴虚质"和"痰湿质"最常见。根据不同体质类型,给予个体化管理,具有更好的效果。

(一)饮食调护

高血压患者多吃具有降压作用的食物:①粮食:小米、红薯、紫薯、大豆、豌豆、荞麦、绿豆等;②海产品:海参、牡蛎、海蜇皮、海带、紫菜、虾皮、淡菜等;③蔬菜:芹菜、荠菜、菠菜、马兰头、苦瓜、冬瓜、大蒜、茄子、花生、黄瓜、花椰菜、洋葱、山药、西红柿、茼蒿、冬菇、黑白木耳、芦笋、胡萝卜、黑芝麻等;④水果:柿子、苹果、香蕉、鸭梨、猕猴桃、山楂、桑葚、西瓜、葡萄、芒果、李子、荸荠等;⑤饮料:绿茶、菊花、绞股蓝、决明子茶、苦茶等。

相关链接　　　　　　具有降压作用的菜肴

1. 陈醋花生　①配方:带红衣的花生米200克,陈醋250毫升;②制法:将生或熟花生米浸泡于醋中,一周后即可服用;③用法:每天早、晚各吃10粒。

2. 双耳汤　①配方:黑木耳、白木耳各10克,冰糖适量;②制法:黑、白木耳泡发3小时洗净,装入大碗加水适量,加入冰糖,放入蒸锅中蒸半小时左右即可;③用法:喝汤吃木耳。

3. 芹菜炒香菇　①配方:芹菜200克,香菇50克;②制法:芹菜洗净,切寸段,香菇水发2小时后捞出洗净切开。菜锅烧热加入食油,稍后倒入切好的芹菜、香菇翻炒,炒热后加入调味料即可食用;③用法:佐餐食用。

4. 清蒸茄子　①配料:茄子250克,香油、味精、盐、白糖调料适量;②制法:茄子整条洗净入笼蒸,20分钟左右即可出笼,蒸熟的整条茄子可以用筷子撕开,盛入盘中,放上调料搅匀淋上麻油即成;③用法:佐餐食用。

(二)穴位按摩

1. 具有降压作用的常用穴位

(1)手阳明大肠经的合谷、曲池穴:①合谷穴定位:手背第一、二掌骨之间,约平第二掌骨的中点处;②曲池穴定位:屈肘90度,在肘横纹外端与肱骨外上髁连线的中点。

(2)手厥阴心包经的内关穴:内关穴定位在腕横纹上2寸,掌长肌腱与桡侧腕屈肌腱之间。

(3)督脉的百会穴:百会穴定位时,正坐,在头部,前发际正中直上5寸。

(4)足阳明胃经的足三里、头维、丰隆穴:①足三里穴定位:见本章第三节;②头维穴定位:头部额角发际直上正中心旁开4.5寸处,即在头侧部,动嘴时肌肉会动之处就是;③丰隆穴:小腿外侧,外踝尖上8寸,胫骨前脊前缘二横指处,按压有沉重感。

(5)足太阳膀胱经的攒竹穴:攒竹穴定位在面部,眉头凹陷中,额切迹处。

(6)足太阴脾经的三阴交穴:三阴交穴定位时,侧坐垂足,内踝尖直上3寸,胫骨内侧后缘。

(7)足少阴肾经的涌泉穴、太溪穴:①涌泉穴定位:坐位或仰卧位,在足底部,足底掌心前面正中凹陷处;②太溪穴定位:在踝区,内踝尖与跟腱之间的凹陷中。

(8)足少阳胆经的风池穴、阳陵泉穴:①风池穴定位:后项部,胸锁乳突肌上端与斜方肌上端之间的凹陷处;②阳陵泉穴定位:在小腿外侧,腓骨前下方凹陷中。

(9)任督的气海、关元穴：①气海穴定位：在下腹部正中心，脐下 1.5 寸处；②关元穴定位：在下腹部正中心，脐下 3 寸处。

(10)经外奇穴的太阳穴：太阳穴定位：头部眉梢与目外眦之间，向后约一横指的凹陷处。

(11)足厥阴肝经的太冲穴：太冲穴定位在足背第一二跖骨间，跖骨底结合前部凹陷中，有动脉搏动即是。

2. 常用自我按摩方法

(1)头颈部按摩：点按百会、风池、头维、印堂、太阳、攒竹。取坐位，依次点按各穴 1~3 分钟，以局部有酸胀感为宜。

(2)上肢按摩：点揉内关、合谷、曲池。取坐位，依次点揉各穴 1~3 分钟，两侧轮换，以局部有酸胀感为宜。

(3)下肢按摩：点揉太冲、足三里、三阴交、丰隆、阳陵泉、太溪、涌泉。取坐位，每个穴位依次点揉 1~3 分钟，两侧轮换，以局部有酸胀感为宜。

(4)腹部按摩：宜在睡前或晨起进行，先排空大便，取站立位或仰卧位，双手掌重叠置于腹部，先顺时针方向揉摩全腹 100 次左右，再逆时针方向揉摩 100 次左右。气海穴、关元穴点揉 1~3分钟。

（三）辨体调护

1. 阴虚体质高血压患者调护　①饮食调护：宜选用旱芹菜、冬瓜、茄子、芦笋、西红柿、苦瓜、菠菜、胡萝卜、香菇、山药、茼蒿、马兰头、鸭肉等；禁忌火锅、羊肉、雀肉、胡椒、辣椒、花椒、桂皮、炒瓜子、爆米花等食物；少吃大蒜、洋葱、生姜、龙眼肉、荔枝、佛手柑、杨梅等温性水果；禁忌红参、鹿茸、肉苁蓉、川芎等温热性滋补品及五香粉、胡椒粉等温热性调味品；②适宜按摩的穴位：三阴交、太溪、肝俞、太冲；③适宜的运动方式：太极拳、散步、八段锦、游泳。

2. 痰湿体质高血压患者调护　①饮食调护：宜选用山药、芋头、韭菜、金针菜、木耳、南瓜、冬瓜、黄瓜、洋葱、辣椒、葱、姜、蒜、薏米、荞麦、燕麦、玉米等食物；②适宜按摩的穴位：百会、足三里、三阴交、风池、丰隆、涌泉、曲池；③适宜的运动方式：散步、八段锦、五禽戏、保健功。

二、在糖尿病患者健康管理中的应用

糖尿病属于中医学"消渴病"的范畴，是由遗传和环境因素相互作用而引起的一组以慢性高血糖为共同特征的代谢异常综合征，以多饮、多食、多尿、形体消瘦为主要临床表现，多为"饮食不节，过食肥甘，情志失调，劳欲过度"所致。中医认为"消渴病"的病机以阴虚和燥热为主，阴虚为本，燥热为标，互为因果。因此，中医体质辨识以阴虚质和痰湿质为多。目前提倡采用"五驾马车"防治糖尿病，即药物、饮食、运动、健康教育和自我监测。其中饮食治疗是糖尿病最重要的非药物治疗方法。中医饮食护理在糖尿病防治中具有优势，尤其是通过中医体质辨识，达到个体化综合防治的作用。

（一）饮食调护

1. 服用具有降糖作用的常用中药　中药治疗糖尿病从整体观出发，不仅具有降低血糖的功效，还能减轻糖尿病对机体损害及控制、延缓糖尿病并发症的作用，而且疗效显著，甚至有许多药物在降糖的同时还能够调节血脂。最常用的中药有黄芪、生地、地黄、沙参、人参、枸杞子、天花粉、葛根、山药、麦冬、玉竹、黄精等。

    2. 食用具有降糖作用的常用食物   现代糖尿病营养学家提出食物的升糖指数,认为糖尿病患者饮食结构中,应适当减少升糖指数高的食物,增加升糖指数低的食物。常见升糖指数低的食物有:黑木耳、银耳、黄瓜、苦瓜、丝瓜、冬瓜、西葫芦、白菜、山药、瘦肉、鸭肉、鲫鱼等,其中黄瓜、苦瓜、丝瓜、冬瓜、西葫芦、白菜都属于低脂、低糖、低蛋白,富含膳食纤维、维生素 C 等营养成分的蔬菜,适宜糖尿病患者食用;银耳中的银耳多糖证实为有效的降糖降脂成分,且具有调理胃肠道、抗氧化及提高免疫力等作用;苦瓜也被证实含有一种类胰岛素物质,被称为"植物胰岛素",可减轻胰岛负担,利于胰岛功能恢复,同时对于血脂的调节亦有所作用。而萝卜、苹果、梨属于中等升糖指数的食物,糖尿病患者食用时应当适量。

(二)起居调护

    《黄帝内经》称起居调护为"起居有常",是指人们在日常生活中遵循传统的养生原则而合理地安排起居,从而达到健康长寿的方法。如果糖尿病患者生活起居失常、经常熬夜、房事不节,易使阴津耗损太过而伤及阴液,阴虚生内热,内热伤津,可以诱发和加重糖尿病。再者,起居无常也可以影响人体气血正常生理状态,对糖尿病的防治不利。因此,糖尿病患者应积极顺应大自然的规律,做好起居养生,对控制血糖、防止病情发展、延缓并发症的发生均十分有利。

(三)辨体调护

    1. 阴虚体质糖尿病患者的调护   治法以滋阴降火为主,选用枸杞子、玉米须、百合、银耳等药食,必要时可配合六味地黄丸改善症状,同时指导患者禁食羊肉、麻辣等热性食物,避免熬夜,控制出汗,及时补水,控制急躁情绪;运动可选太极拳等中小强度、间断性体育锻炼。

    2. 痰湿体质糖尿病患者的调护   治法以化痰利湿为主,宜清淡饮食,可选食冬瓜、萝卜、荷叶、荠菜、海藻等健脾化痰祛湿的食物,忌吃柿子、饴糖、肥肉及油腻等食物;将手掌搓热,以劳宫穴按摩腹部,也可有效化解痰湿;增加运动量,控制体重。

    3. 阳虚体质糖尿病患者的调护   治法以甘温益气为主,可选食牛、羊肉及葱、姜、蒜、韭菜等,避免食用生冷寒凉食物,如黄瓜、梨等;适合做舒缓柔和运动;日常可按揉足三里、涌泉等穴位,必要时可服用金匮肾气丸。

    4. 气虚体质糖尿病患者的调护   治法以益气健脾为主,多食用扁豆、山药、大枣、小米等食物,避免槟榔、空心菜等耗气食物;避免劳累,以免损伤正气;以散步、气功等柔缓运动为主,常自汗或感冒者可辅以玉屏风散。

    5. 湿热体质糖尿病患者的调护   多食用甘寒、甘平的食物,如绿豆、红小豆、丝瓜、莲藕等,少吃辛辣滋腻之物,避免火锅、烧烤等辛温助热食物;可适量做大强度、大运动量锻炼,酌情服用清胃散、六一散。

    6. 血瘀体质糖尿病患者的调护   多食用黑豆、海带、紫菜、黄酒、红糖,戒烟酒;可进行中长跑、球类等有氧运动;注意情绪稳定。

    7. 气郁体质糖尿病患者的调护   治法以行气解郁为主。可选食山楂、萝卜、海藻,睡前避免饮茶、咖啡等;运动可选用球类、爬山等,多参加集体性活动。

    8. 特禀体质糖尿病患者的调护   饮食宜清淡、均衡,粗细搭配适当,荤素配伍合理,避免食用致敏食物;行太极、经络操运动锻炼。

    9. 平和体质糖尿病患者的调护   应饮食有节,多食用五谷杂粮、瓜果蔬菜;年轻人可适当跑步、打球,老年人可散步、打太极拳等。

(沈翠珍)

学习小结

　　本章重点介绍了中医护理的基本知识,包括中医起居调护和中医饮食调护,分析了在社区开展中医护理的优势。对拔罐、艾灸、刮痧和推拿四项中医护理技术的应用范围、评估、用物准备、操作方法及注意事项进行了详细描述。从体质辨识入手,阐述了中医护理在亚健康人群、儿童、围绝经期妇女、老年人、高血压及糖尿病患者中的应用,主要介绍了饮食调养、起居调护、穴位按揉、情志调适等中医调护方法。

　　学生通过本章的学习,能识记中医护理的基本知识;理解中医护理在亚健康人群、儿童、围绝经期妇女、老年人及不同体质类型高血压、糖尿病患者中的应用;能正确进行拔罐、艾灸、刮痧和推拿操作。

复习思考题

　　1. 患者,女,60岁,有高血压病史6年,一直服用硝苯地平(5毫克/次、2次/日)控制血压。患者常感眩晕头痛,面红目赤,急躁易怒,口干口苦,便秘,舌红,脉弦数。请问:

　　(1)该患者为哪种中医体质类型?

　　(2)应如何根据中医体质类型进行饮食指导?

　　2. 患者,男,58岁。因"发现糖尿病12年,加重1月"就诊。该患者平时经常感到畏寒,手足不温,喜热饮食,精神不振,易出汗,大便溏薄,小便清长。检查:舌淡胖嫩边有齿痕、苔润,脉象沉迟而弱。请问:

　　(1)该患者的中医体质类型如何?

　　(2)如何对该患者进行辨体调护?

参考文献

<<<<<< 1. 白琴.舒缓疗护.北京：人民卫生出版社，2013.

<<<<<< 2. 包家明.护理健康教育与健康促进.北京：人民卫生出版社，2014.

<<<<<< 3. 常春.健康教育与健康促进.第 2 版.北京：北京大学医学出版社，2010.

<<<<<< 4. 陈长香，侯淑肖.社区护理学.第 2 版.北京：北京大学医学出版社，2015.

<<<<<< 5. 陈雪萍，李冬梅.社区护理学.杭州：浙江大学出版社，2014.

<<<<<< 6. 陈岩.中医养生与食疗学.北京：人民卫生出版社，2012.

<<<<<< 7. 郭桂芳.老年护理学（双语）.北京：人民卫生出版社，2012.

<<<<<< 8. 国家基本公共卫生服务规范.国家卫生和计划生育委员会.第 3 版.2017-02-28.

<<<<<< 9. 郭琳.医学生生命教育研究.天津医科大学硕士学位论文，2015.

<<<<<< 10. 郭清，王大辉.健康管理学案例与实训教程.杭州：浙江大学出版社，2016.

<<<<<< 11. 郝恩河，古传华，张菲菲等.老年人生命教育研究进展.中国老年学杂志，2014，34(17)：4093-4095.

<<<<<< 12. 何国平，赵秋利.社区护理理论与实践.北京：人民卫生出版社，2012.

<<<<<< 13. 胡学军，李静.老年常见病与社区护理.北京：人民军医出版社，2015.

<<<<<< 14. 黄金月.高级护理实践导论.第 2 版.北京：人民卫生出版社，2012.

<<<<<< 15. 姜丽萍，涂英.社区护理学.第 2 版.北京：人民卫生出版社，2015.

<<<<<< 16. 雷明，迪金森，庞洋等.温暖消逝：关于临终、死亡与

丧亲关怀.北京：电子工业出版社，2016.

<<<<<< 17. 李春玉.社区护理学.第 3 版.北京：人民卫生出版社，2012.

<<<<<< 18. 李惠玲.临终关怀指导手册(365 生活指导丛书).江苏：苏州大学出版社，2014.

<<<<<< 19. 李鹏.我国发展家庭医生式服务的问题及对策.学理论，2014，(11)：46-47.

<<<<<< 20. 李芹.社会学概论.济南：山东人民出版社，2012.

<<<<<< 21. 李尚伦，张擎，李开涛等.天津港"8·12"特大爆炸事故紧急医疗救援案例分析.中华急诊医学杂志，2016，25(11)：1462-1463.

<<<<<< 22. 李先凤.老年人心理护理.北京：海洋出版社，2015.

<<<<<< 23. 李小寒，尚少梅.基础护理学.第 5 版.北京：人民卫生出版社，2013.

<<<<<< 24. 李小妹.社区护理学.北京：高等教育出版社，2010.

<<<<<< 25. 李义庭.临终关怀学.北京：中国科学技术出版社，2015.

<<<<<< 26. 李玉红.社区护理学.北京；中国医药科技出版社，2016.

<<<<<< 27. 刘清彦.阅读里的生命教育：从绘本里预见美丽人生.北京：北京联合出版公司，2016.

<<<<<< 28. 刘薇群，杨颖华.社区护理.上海：复旦大学出版社，2015.

<<<<<< 29. 刘育韬.每天读点社会学（全民阅读提升版）.北京：中国华侨出版社，2015.

<<<<<< 30. 罗敏，沈玉洁.生命教育视角下医学生死亡教育研究.中国高等医学教育，2017，(2)：19-20.

<<<<<< 31. 吕探云，孙玉梅.健康评估.第 3 版.北京：人民卫生出版社，2012.

<<<<<< 32. 彭月娥，杨永庆.社区护理学.北京：中国医药科技出版社，2013.

<<<<<< 33. 邳建庭，甘静雯，巩亚楠.开展新型家庭医生签约服务的实践与思考.中国社区医师，2017，33 (11)：162-163.

<<<<<< 34. 齐海燕，丁兆红.社区健康教育指导.兰州：兰州大学出版社，2015.

<<<<<< 35. 戚林，王永军.公共卫生学基础.北京：人民卫生出版社，2015.

<<<<<< 36. 沈翠珍，王爱红.社区护理学.北京：中国中医药出版社，2016.

<<<<<< 37. 沈翠珍，沈勤，沈天赠.自我调治高血压.北京：中国中医药出版社，2013.

<<<<<< 38. 宋梅，李晓莉.社区护理学.西安：世界图书出版社，2014.

<<<<<< 39. 宋岳涛，刘运湖.临终关怀与舒缓治疗.北京：中国协和医科大学出版社，2014.

<<<<<< 40. 孙贵范.预防医学.北京：人民卫生出版社，2010.

<<<<<< 41. 孙秋华，陈莉军.中医护理学基础.北京：人民卫生出版社，2016.

<<<<<< 42. 隋娟.社区全科团队网格化管理探析.中国乡村医药杂志，2014，21(2)：81-82.

<<<<<< 43. 田向阳，程玉兰.健康教育与健康促进基本理论与实践.北京：人民卫生出版社，2016.

<<<<<< 44. 涂英.社区护理学.第 2 版.北京：人民卫生出版社，2013.

<<<<<< 45. 王培玉.健康管理学.北京：北京大学医学出版社，2016.

<<<<<< 46. 王永军.社区护理学.北京：科学出版社，2010.

<<<<<< 47. 吴增基，吴鹏森，苏振芳.现代社会学.第五版.上海：上海人民出版社，2014.

<<<<<< 48. 肖行.生命哲学视阈下的生命教育研究.福建：厦门大学出版社，2014.

<<<<<< 49. 薛红.大学生生命教育.北京：中国人民大学出版社，2015.

<<<<<< 50. 燕铁斌.康复护理学.第 3 版.北京：人民卫生出版社，2012.

<<<<<< 51. 于晓松，季国忠.全科医学.北京：人民卫生出版社，2016.

<<<<<< 52. 张群.社区护理学.四川：四川大学出版社，2016.

<<<<<< 53. 张先庚.社区护理学.北京：北京大学医学出版社，2015.

<<<<<< 54. 张先庚.社区护理学.第 2 版.北京：人民卫生出版社，2016.

<<<<<< 55. 张宵艳，王珏辉，姬栋岩.老年护理技术.湖北：华中科技大学出版社，2015.

<<<<<< 56. 突发公共卫生事件应急条例.中华人民共和国国务院.2003-05-09.

<<<<<< 57. 国家突发公共卫生事件应急预案.中华人民共和国中央人民政府.2006-01-08.

<<<<<< 58. 朱红.社区护理学（临床案例版）.武汉：华中科技大学出版社，2016.

<<<<<< 59. 朱晓敏，黄瑾，祝秋萍，等.监护安宁室在重症监护室人文关怀护理中的应用体会.实用临床护理学电子杂志，2016，(7)：160-162.

索　引

B

暴发（outbreak）　061
变量（variable）　058
变异（variation）　057

C

参数（parameter）　058
长期趋势（secular trend）　063
抽样调查（sampling survey）　065
抽样误差（sampling error）　058
初级卫生保健（primary health care, PHC）　006
传染病（infectious diseases）　093
创伤后应激障碍（post-traumatic stress disorder, PTSD）　092

D

大流行（pandemic）　061
单亲家庭（single-parent family）　103
等级资料（ordinal data）　058
地方病（endemic disease）　062
地方性（endemicity）　062
第二级预防（secondary prevention）　005
第三级预防（tertiary prevention）　005
第一级预防（primary prevention）　005
短期波动（rapid fluctuation）　062
队列研究（cohort study）　071

E

儿童保健（child health care）　129

F

发病率（incidence rate）　077

非婚姻家庭（non-married family）　103
分析性研究（analytical study）　068

G

概率（probability）　059
高血压（hypertension）　165
公共卫生（public health）　004
关节活动范围（range of motion, ROM）　184
观察对象（object of observation）　057
过程评价（process evaluation）　117

H

核心家庭（nuclear family）　102
患病率（prevalence rate）　077
婚姻家庭（married family）　102

J

疾病分布（distribution of disease）　060
疾病流行强度（intensity of disease epidemic）　061
计量资料（measurement data）　058
计数资料（count data）　058
季节性（seasonality）　062
家庭（family）　102
家庭病床（family bed）　124
家庭发展任务（family developmental task）　106
家庭访视（home visit）　118
家庭功能（family function）　105
家庭沟通方式（family communication patterns）　104
家庭价值系统（family value system）　104
家庭健康护理（family health nursing）　108
家庭健康护理计划（family health nursing plan-